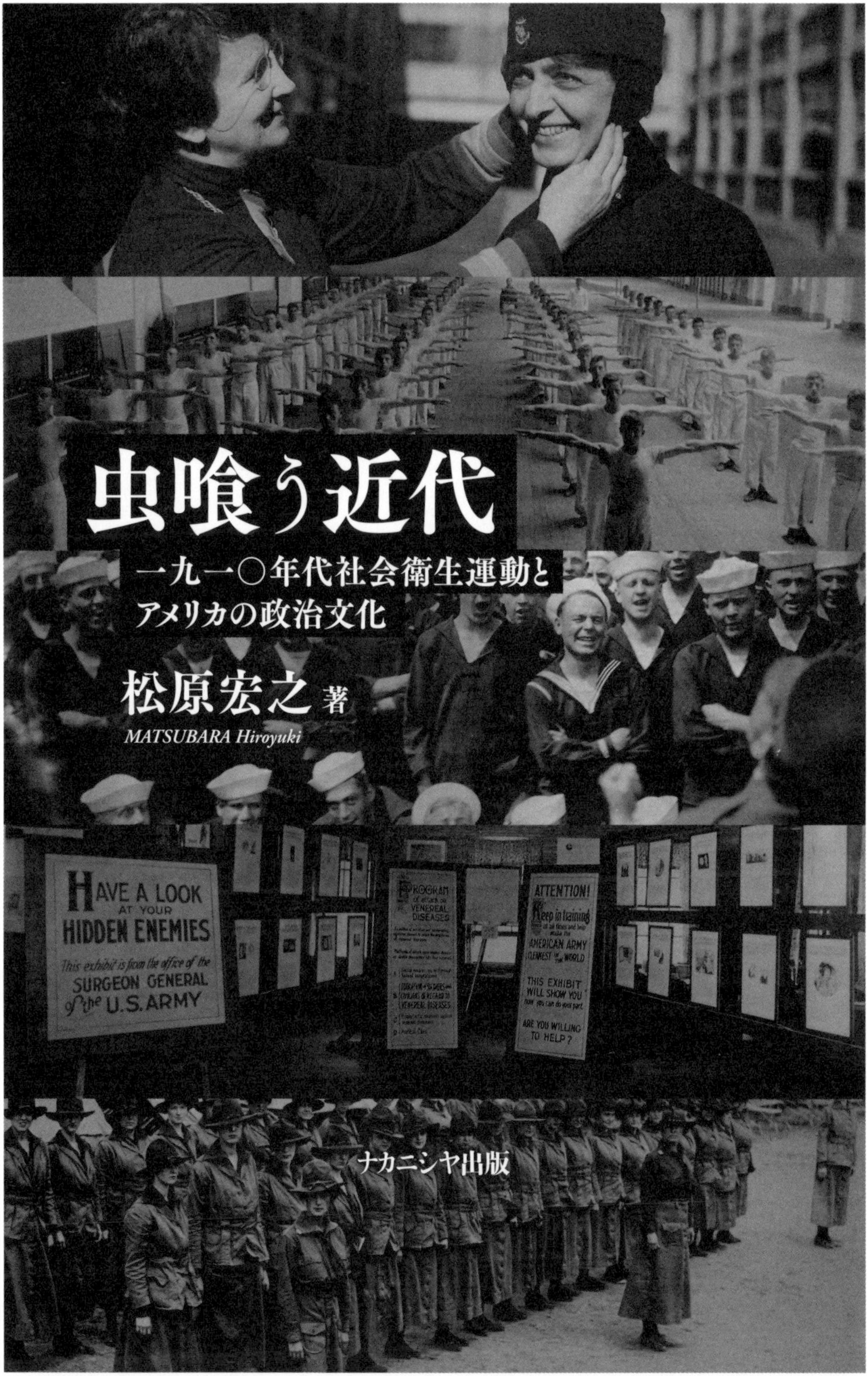


# 虫喰う近代

## 一九一〇年代社会衛生運動とアメリカの政治文化

松原宏之 著

*MATSUBARA Hiroyuki*

ナカニシヤ出版

虫喰う近代
——一九一〇年代社会衛生運動とアメリカの政治文化——

＊目次

# 虫喰う近代

——一九一〇年代社会衛生運動とアメリカの政治文化——

# 序章　ゆれるアメリカを担うのは誰か

——一九一〇年代「売買春問題」史をひらく——

十九世紀末から二十世紀のはじめにかけてアメリカ合衆国社会は大きく成長し、そして激しくゆれた。その振幅を吟味しよう。それははたしておさまったのか。それがアメリカの内奥におよぼしたものはなにか。こう問いながら、売買春や性病の防止をうたった社会衛生運動の展開を本書は追っていくことになる。それを通して、近代アメリカで織りなされる権威の網の目を読み解いていきたい。

## †「アメリカの世紀」を前に

「アメリカの世紀」はすぐそこだった。一八九三年のシカゴ万博はアメリカの富と力量とを満天下に誇示する。シカゴやニューヨークが先導して高層化していく諸都市のスカイラインは、技術力の具現に他ならなかった。建国から百余年のうちに十倍増の一億を数える人口は、この若い国家の吸引力の現われだ。百貨店のにぎわいが消費社会の兆しを示し、大型遊園地から映画館や酒場まで多彩な娯楽産業が起ち上がっていく。背景にアメリカ産業社会の台頭があるのは言うまでもなかろう。ロックフェラーやカーネギーらが率いた大企業の興隆とともに、かつて北米大陸に散在した町や農村はたがいに結びついていく。鉄道や電信の発展をともなって合衆国の版図は中西部から太平洋岸へとおよんで折り返し、一八九〇年にはフロンティアと呼びうる未開拓地を消し去った。六十万もの戦死者を出した南北戦争の傷は浅くないが、南部や西部の統合が進んでいく。かつて大西洋世界の辺境にすぎなかった旧植民地は、世紀末にはフィリピンやキューバあるいはハワイを手中にしヨーロッパ諸帝国に伍していく。まもなく第一次世界大戦で勝者の座につくアメリカは、自らが信じる道を国際社会に対しても披瀝していくことになる。

他方で、この社会は混乱していた。暮らしははたして良くなるのだろうか、とある者は独りごちる。ヘンリー・ジョージは「進歩」とやらが貧困をともなう定めだと唱えた。頻繁にクラッシュする市場は、昨日までの成功者を蹴落とし、人びとを職場から放り出す。かれらを助ける制度は弱く、失業者、高齢者、路上生活者は教会や慈善団体の炊き出しにならぶしかない。都市の整備も間に合わない。にわかに高層化しはじめた集合住宅は、日も差さねば換気口も足りないままに労働者家族をすし詰めにする。清潔な水が足りない。下水は垂れ流された。捨て場の整備されないゴミが街路に積もり、悪臭が漂う。感染症の蔓延は生死にもかかわる。そしてこの都市の住居や街路を埋めたのは労働者たちであった。ユージン・デブズらの労働運動は熱心な支持者を得て、シカゴ万博と同年のプルマン・ストライキをはじめ労使間の緊張は騒乱とも呼べるほどまで高まっていた。英語もままならない移民やプランテーションから流出した旧奴隷や黒人をふくむ新しい住民たちをむかえて、アメリカはその構成員と性質からしてすっかり変わってしまうと懸念もされた。

これを近代化の副産物と呼べば、驚きはぐっと減じる。急激な産業化や都市化が問題を突きつけるのは想像に難くないが、それはたとえ激動ではあっても起きるべくして生じ、やがて落着するはずではないか。ウォルター・リップマンが言ったように、論客たちが口々に掲げたのは「進歩」であり、リップマンもかかわった総合誌『新しい共和国』やセオドア・ルーズベルトの「新しいナショナリズム」からウッドロー・ウィルソンの「新しい自由」まで、時代のキーワードは新しさであった。[1]多くの者が改良を唱え、「新しい」時代にふさわしい「新しい」方法を力強く掲げた。政治、経済、社会から、衛生や生活にわたって改良の試みが無数に提起される時代の始まりである。おおよそ一八九〇年代から一九一〇年代に展開された革新主義と総称される諸運動とともに、社会政策を担う機構が次第に整備される。かくして、成長にともなう痛みはいずれおさまり、強いアメリカが確立するだろう。こう人は安心する。

## † 幻　滅

しかしこの楽観を支える根拠は脆弱だ。当時の巨大な不安を見落として、アメリカの近代化を当然と決め込んではならない。リップマンらとともに『新しい共和国』誌の主筆格だったウォルター・ウェイルの描写を引くなら、世紀転換期を彩ったのはアメリカへの「幻滅」であった。それが諸々の社会問題への失望にとどまらなかったのに注意しよう。その根底をなすのは、建国百年を経た「アメリカ民主制が腐敗し」機能不全に陥りつつあることだった。[2]噴出する諸問題が、それを統御できないアメリカ共和政の制度と原理そのものに強い不信を抱かせたからである。世界最先端の政体だと誇った自信は、夢から醒めるように色あせつつあった。アメリカはいわばその存立の根拠をめぐって危機に瀕していた。[3]

この「幻滅（disenchantment）」の深さを十分に読み取っておかねばならない。世紀転換期に噴出する諸問題は単なる不具合とは片づけ得なかった。底流にあるのは体制の根本からの変貌だったからだ。大企業が力を増すなかで、門地や不動産はもはや成功を保証せず、自営農や親方職人としての独立を手にする人びとも減った。かつて各地に点在し自足的だったタウンは、いまやはるか遠方の地域や市場と無縁ではいられない。たがいに顔がみえ、有徳の名望家たちの差配を期待できた小コミュニティの時代は終わっていく。都市化や産業化がつぎつぎと招き寄せる問題は、奔流となって人びとをゆさぶる。共和国アメリカの秩序を担うはずだった者たちは、生まれゆく巨大なシステムに圧倒され茫然とした。いまや、いったいアメリカとはいかなる原理で結ばれるのかという問いが浮上するのだ。

この混乱の大きさを強調した歴史家は少なくないが、かれらがその意味をどの程度の深さでつかんでいたかはまた別の問題だ。既存秩序の崩壊を見事に描いたロバート・ウィービーが、専門家たちの新時代がただちにやって来ると論じたのはその典型例と言えよう(4)。このとき、当時の動揺は近代化が完成していく踊り場にすぎないかのようだ。近代化論の強い磁場を感じずにはいられない。この圏域にいる限り、縁故がはたらくような社会はより近代的な制度で塗り替えられて行くと思えよう。近代社会の範型と呼ぶべきアメリカは、合理性を旨として組織されていくと信じるのだ。

近年の諸研究はしかし、こうした図式に疑義を呈するに十分な指摘を重ねている。ダニエル・ロジャースらによれば、革新主義期のアメリカは世界からの落伍に怯えていたという。噴出する社会問題を前になすすべがないのだ。このとき知識人らの不安は大きい。ウィービーの見立てに反して、アメリカの専門家集団はその地位を容易には確立できず、ヨーロッパ諸国での社会政策の展開に大きく立ち遅れた。しかもその原因は、アメリカ社会の編成原理にあったという。名望家の徳といった個人的資質に立脚すると構想され、大きな行政機構が暮らしに関与するのを最小限におさえてきたこの国は、専門家の知やそれを活かすための制度づくりを阻害してしまうからである。この行き詰まりこそが、ウェイルらの焦りや嘆息を生んだ(5)。

なるほど当時の発言者たちは先進性をうたい、進歩を誇った。ところが、進むべき方向やその導き手は自明でなかった。科学史や医学史の成果が示唆するように、科学もまた例外でない。都市問題への対処にあたって頭角を現わしていくとはいえ、社会科学や公衆衛生学といった専門知は当時そもそも論争的だった。思惑とともに「科学」を掲げる者もいれば、それを疎む者もいた。「科学」は、階層、職種、世代など異なる背景をもった者たちがそれぞれに用いる闘争の具でもあった。かれらは各々の価値や社会像とのかかわりで改良を構想し、そのなかで科学を位置づけるが、科学だけを奉じるわけでもない。諸問題が社会的な取り組みを要請したとしても、一枚岩をなす専門職集団が登場するとみるのは早計だ。こうしたなかで、社会問題に対処するテクノクラートもただちに独り立ちできたわけではなかった。改良を唱えるさまざまな人びと同士が競い合うように自己の権威を確立しようとする。このとき、「科学」もまた交渉の一要因でしかないし、その内実や意味づけは多様だった。新しいアメリカを担うのはいかなる者であり、どのような知なのかという問いへの答えは決して定まっていなかった。

アメリカへの不信や疑念こそが、世紀転換期を社会改良運動の時代にした。自信というよりもむしろ不安ゆえに、そして問題の根深さゆえに、現状の代案を探し求めてこれまでにないなにかをかれらは模索せざるを得なかったのだ。革新主義期と呼ばれ、社会改良を唱えてさまざまな思想や運動が競い合ったこの時代は、新しい秩序をめぐる実験と抗争の場であった。本書が追究するのはこの過程に他ならない。

### †秩序の再編と「売買春問題」

この視座に立つとき、一九一〇年代に盛り上がった売買春や性病をめぐる論戦はアメリカにおけるこの秩序再編過程を見通すのに絶好の切り口になる。いまでこそ公に論じるのをためらうようなテーマだ。いかにも説教くさい話だとか、医師や行政にまかせるべき個別の問題、あるいはまったく私的なことがらとみえるかもしれない。扇情的な関心を呼びはしてもあまりに些末とも思えよう。しかしこのテーマは当時たしかに論争の的であり、そこには多くが賭けられた。

かつてありきたりの争点だった売買春はにわかにその問いの設定そのものから問い直されようとしていた。個人の道徳や性欲の問題にすぎないとも思われた事態は、治安への不安、移民への懸念、さらには性病がもたらす社会的な損失と結ばれるばかりか、ことにあたるのがいったい行政、教会、医師、社会科学者、ジャーナリスト、慈善活動家やソーシャルワーカーらの誰であり、その際に用いるべき法や制度はなんなのだといった膨大な問いを呼び起こしていく。

ことはすぐれて公共的であり、誰に対処をまかせるべきか自体を問うべきだと、論者たちは考えた。運動が白熱したのは、かれらがこの重みを感知していたからではあるまいか。諸都市や運動ごとに個別に始まった論争や取り組みが、次第に全国組織を得て、第一次世界大戦期にはついに連邦レベルの事業になっていく。兵士を性病から守れというかけ声は主要な感染源として売買春を名指し、基地内外で広範な生活改善運動を展開した。運動や関心が全国化していくこの過程は、革新主義運動の典型と言ってもよいだろう。革新主義期の絶頂とも国家機構の飛躍的な成長期とも評される戦時にあって、この事業はその代表例に挙げられる(6)。都市問題のいわば縮図をどの視点で捉え、いかに対処すべきか。この拠点事業を誰がどのように制すべきか。こうした問いを通じて、論者たちはアメリカ社会のありようを折衝したのだ。

安易な新旧交代図式をとらずにこのせめぎ合いを検討せねばならない。おのずとおさまるはずの混乱を前提にすると足をすくわれる。賞味期限切れの伝統的処方に科学が順当にも取って代わるのなら、売買春論争のかつてない高揚は説明をつけがたい。論争の行方があらかじめ決まっているとは思えなかったからこそ、社会の針路を賭けて人びとは盛んに綱引きを繰り広げたのではなかったか。この行方の不確定さこそが興味深い。世紀転換期のアメリカはお定まりの近代化論とは異なる相貌をみせるかもしれない。

この探究は今日にいたるアメリカ像にも一石を投じることになるだろう。二十世紀にさしかかるアメリカでいったいなにが起き、そしてなにが起きそこなうのか。完了済みと思っていたことが実はそうでもないとすると、その完了を織り込んで築いていた現状や未来への見立ては変更を求められる。都市化への対処が進み近代アメリカができ上がったのだと完了形で語ってしまうことはできない。秩序の再編をめぐる緊張関係と、そこから生まれあるいは生まれそこなうものをあきらかにせねばならない。売買春論争というこの小さな窓口が、アメリカの歴史像と社会像を大きく書き直す糸口になるはずだ。

## 1 政治文化という機制
### ――権威をつくる相互行為――

ある社会の秩序がいったいどのように形成されるのか。行方を決めつけずに、その動態をいかに捉えるか。本書は、〈政治文化史〉の試みを鍛えながらこの問いに挑んでみたい。

進歩や近代化といった趨勢がもしも不可避で唯一の流れだとすれば、この過程を書くのは難しくない。秩序は落ち着くべき所におさまるに違いないのだから。財力や生産関係を重視する見方に則しても、大筋はなかば決まっている。力の強い者が行き先を決定するのであり、勝負の行方はみえている。議会の議事録で意志決定を追跡するような方法にしても、ことはあまり変わらない。経路の詳細は分かっても、ある終着点にいたるという基本的な筋道はそのままなのである。こうしたアプローチはいずれも、問いを立てているようでいて結論を前もって含み込んでしまうという弱点を抱えているのだ。

おきまりの落着をあらかじめ思い描く代わりに、いかなる秩序がどのように生まれるかをわれわれは追わねばならない。ある問題について誰に発言権がありどの方法を採用すべきかと議論するなかで、人は〈政治文化〉と呼ぶべき権威の布置を探っていく。正統性を支える制度、思考、了解といった文化の網の目を紡いでいく。ある種の合意を必要とするこの作業は、一本道ではなく複数の波が交錯し干渉しながらしか進まない。網の目は人びとが承認を求めて折衝するなかでかたちづくられ、またそれゆえにときに絡まりあい、ほころび、行き詰まることすらある。動的で、常にバランスを必要とし、それゆえときにあるいはしばしば乱調をきたすこの関係を追いたい。

## † 政治文化史の先駆け

先駆的な研究のひとつであるリン・ハントの『フランス革命の政治文化』が手がかりになる。フランス革命の歴史をひもとくこの書物はしかし、そこでの政治や経済や軍事には照準をあわせない。代わりに紙幅を埋めるのは、うわさ話から政治パンフレットにいたる言説であり、服装であり、図像や意匠であった。ハントによれば、革命の成就にはレトリックこそが決定的だったというのである[7]。

一見、奇妙で皮相な見解だ。社会経済的な背景なしにフランス革命はあり得たか。ブルジョワジー、地主、貴族、知識人、政治家、そしてなにより庶民の流血も辞さなかった行動なしに、あれほどの変化が起きうるのか。舌先三寸で社会が動くとでも言うのだろうか。

しかし同書はひとつの死角を指し示す。フランス革命が「一七九〇年代においていかに驚くべきものであったのか」をわれわれはまったく見失っていないかとハントは問う。革命の「起源と結果の分析に集中」する諸研究は、この体制転換が起きるべき必然だったと決め込んでいないか[8]。精緻な議論を戦わせつつも、すでに起きたことを跡づけるあまりに、あらかじめ知っているつもりの結末への道だけを歩いていないか。近代市民革命を必然視するあまりに、王の首を切り落とし、市井の庶民たちをふくむ人びと一般をその代わりに据えるという曲芸がことによれば失敗したかもしれないのを見落としていないか。つまり、この政体転覆を人びとがどのように正当化し、了解し、あるいは反論したのかという過程が盲点になっていると言うのだ。

痛烈な政治史復権の宣言である。人びとが革命とどうかかわっていったかを凝視せよとハントは言う。誰がなにをどう仕掛け、それがいかに帰結したか。アクターたちのやり取りがどんな軌跡を生んだか。この政治過程を予断なくたどるのを歴史家は怠っていないか、と叱責する。

同時にこれが、「政治史ではまったくない」のが重要である。[9] 革命の出発点と終点とをあらかじめ思い描いてその道のりの詳細を研究するのが力点ではない。出自や階級に基づく諸集団がいかなる綱引きをしたかと追跡するのなら、革命の衝撃をふたたび見失ってしまう。おなじみの諸グループがいつもの対立を繰り返すのは、狭義の政治史的に親しみ深くとも、「驚くべきもの」ではない。伝統が所与でなくなり、価値や権威がゆらぎ、そもそもいったい自分は何者かと人びとが問い直し、新しいアイデンティティや絆を探らざるを得ない状況が視界の外にこぼれてしまうのだ。

慣れ親しんだ王政秩序をなぜ断絶せねばならない。補正では不足か。新しい社会関係がどうして正当なのだ。こうした問いへの返答が「必然」や「自明」の座を占めない限り、革命は成就しない。革命期の衣装や図像や語り口こそが決定的だというハントによれば、そうした表象のやりとりこそが革命の正統性を人びとが折衝し了解していく機制なのである。権威や規範や社会関係のある特定のありようを、つくりだし承認し日々確認していくこの機制や状態の研究を〈政治文化史〉と呼ぼう。

## † 文化と秩序

ハントの方法は、一九七〇年代以降に浮上した「カルチュラル・ターン」の一環だと言ってよいだろう。社会の秩序は議場や戦場で決まるとは限らない。有無を言わさぬ実体として権力を思い描くのは妥当でない。世界は意味や物語が編まれることでできている。文化のこの動態と推力こそをみよ、と論じる者が出てくるのだ。『文化の解釈学』で知られる人類学者クリフォード・ギアツならば、十九世紀バリに取材してこう言う。高地と河川とに寸断されて、地政学的には誰かが支配的な優位を築けなかったはずのバリが安定した秩序をもち得たのはなぜだったか。決定的なのは武力ではなく、物語だった。ある世界観が演劇的な政治のなかでくり返し説かれ、それが人びとに受容される限りで、バリ国家は存続したという。あるいはエドワード・サイードが『オリエンタリズム』で列挙したのは西洋がオリエントの植民地支配を後付けで説明する偏見の数々ではない。順序はむしろ逆だった。「オリエント」なる劣等な一体をくり返し描き出し、それを消費し、流通をうながし、当の「オリエント」に組み込まれた側の人びとまでがそれを内面化するときにはじめて、西洋の東洋に対する優越がシステムとして動き出す。暴力や詐術で一瞬かすめとった権益はそれだけでは常に不承認と反論の対象でありつづける。反撃や反乱のおそれに日々苛まれる体制は転覆と奪還の対象であり、安定からはほど遠い。植民地の現状が当然でありやむをえないとみえるときにだけ、それは平穏なのだ。統治者はこの合意を取りつけるために文化装置を駆使せねばならないのだ、と。(10)

言説や物語といった文化過程を重視するこうした方法への理解は、いくつもの反問を経て成熟をみせつつある。わたしやかれ彼女といった存在はもはや存在せず、ただ言葉だけがあるのだろうか。事実や客観は果てしなく相対化されるのか。歴史家の仕事はヘイドン・ホワイト流に出来事を既存のいくつかの物語類型に回収する手伝いにすぎないのだろうか。こうした疑問や不安を、ハントをはじめ近年の議論は踏み越えてきた。表象への着目はそこに言葉しかなく、主体も現実もありはしないとあきらめることではない。言語は中空に突然生まれはしない。ある言説を誰かが提示し、それによって自他の関係を再編し、ある正統性を確保しようと努めるとき、そこでは既存の経緯が条件をなし、他者との折衝があり、交渉の結果としての新しい現実が生まれる。テクストとコンテクストとのこの分けがたさと相互作用に注目しようと言うのだ[11]。

## † 世界の動態を捉える

ゆるぎなく実証可能な事実だけに縛られないことの強みは、その事実の織りなす「現実」がしばしば乱雑なのを感知できることではないか。事態は完結でなく継続していくし、ときに緊張を孕み、ときに無理を覆い隠して、あるいは隠し損ねて進展していくかもしれない。ハントがやろうとしたのは、秩序をめぐって動き続けるこの政治文化過程を描き出していくことだった。そこに現われるのは、なにもかもが決まっていてもう動きを止めてしまった景色ではない。確保されるはずなのは、働きかける余地を抱えもち、なにか別のものに変わりうる世界なのだ。

このとき同時に、この動態を完了形の過去に封じ込める力そのものを射程に入れる道もまたほの見えてこないだろうか。それは、歴史家が自らの史料と実証とに居座らずに、自らの視点と記述すること自体の力に鋭敏になることだ。構築主義を濫用して自分が紡ぐ物語だけを特権化するような者と対峙して、ある史料の来歴を徹底して問い、それをあつかう自らの手つきもまた明示しておくのだ。提示する「事実」を、ひとつの歴史像として常に批判にひらくことで、問題を提示し、つぎなる介入と可変性を担保する方法である。

## 2　政治文化史にもっと歴史を
### ――世紀転換期アメリカ――

さてしかし本書にとってより重要なのは、そのハントの失敗である。フランス革命の「驚くべき」政治文化過程を解きほぐそうとする試みが、革命の成就を表象論的に説明し始めるとき、その驚きは消えていく。帰趨不明だった革命をその失敗への可能性や抑圧や停滞やあらぬ方向への漂流とともに探り直そうとしたはずのハントが、いつしかフランス共和国誕生への道を文化面から裏書きし始めるのだ。それは出来事の説明に文化的要素を加えることではあっても、革命の全体像を書き換えはしない。この意味で、政治文化史を書かねばならない理由は失われるのだ。

### †　もっと歴史を

こうしたつまずきは、秩序や権力に文化が果たす役割を問おうとする諸研究にしばしばみられる。権力の横暴を告発しようとする者にとって、それは避けがたい副産物なのかもしれない。糾弾すべき相手は強大でなければならないのだから。やや距離をとって権力や秩序の編制をあきらかにしようとする場合ですら、焦点はその権力装置の強力さが大きなテーマになる。[12]その力への抵抗を描くとしても、二項対立図式のもう一端には強大で一枚岩をなす既存秩序が想定され続ける。[13]物語が支えるにすぎない権力の内在的なもろさに関心を寄せるカルチュラルスタディーズはひとつの突破口であり得るのだろう。けれども、あるケースにおける言説の矛盾や弱さが露呈する瞬間をあぶりだす手つきは、その直後に出来事が秩序へとまた回収されてしまうと描きもする。[14]

政治文化の様態を一般モデルとして論じるときの陥穽だ。モデル化しようとするあまり、秩序のありようをめぐるせめぎ合いは均衡を目指すと前提してしまうのだろう。はじまりから終わりまでを描く定型に慣れ親しんだ歴史家にも身に覚えはあろうか。しかし政治文化史の可能性を活かそうとするなら、一般均衡モデルをはなれて、アクターたちの競合がいかなる状況でなされるかに注目せねばならない。

一般モデルでなく、状況の固有性に鋭敏であり得る歴史学の出番がここにある。落着をあらかじめ織り込んでしまって既存秩序の片棒をうかうかと担ぐまい。新しい正統性を賭けて人びとがさまざまに仕掛ける言説が、そのときどきにどう作用したのかと問わねばならない。(15)

## † ゆれるアメリカ

二十世紀初頭のアメリカとは、まさにこの均衡がたやすく見出せない時点ではなかったろうか。その版図や人口構成といった基礎条件からの激変を前に、復旧すべき秩序がなにかがもはや自明ではあり得なかった。その混乱の深度は原理の層におよんだ、というのが歴史家アラン・ドーリーやダニエル・ロジャースらの示唆である。

もとより、秩序を回復しようとする試みは盛んだったし、歴史家たちもそれを描いてきた。かつてリチャード・ホフスタッターは革新主義期の改良運動なるものが地位維持を欲した中産階級のいわば保守的な方便だったと喝破した。ロバート・ウィービーもまた混乱から秩序への回帰を描き出す。その著『秩序を求めて』は、ホフスタッター流の連続性の強調を退けながらも、旧い中産層に取って代わった新しい専門家たちによる秩序再建の取り組みを指し示すのである。

諸研究はさらに、こうした秩序の過酷さにも着目している。中産階級に照準する古典的な諸研究は、労働者や移民たちの存在感や、人種やジェンダーをめぐる合従連衡を捨象しがちだった。しかし、たやすくはひとくくりにできたはずもない多様で葛藤にみちた人びとがいかなる関係をもったのかが検討されねばならない。民族、人種、階層、あるいはジェンダーにおいて多様さを増すこの国がどのように一体性を保ち得たのかが大きな焦点だった。国民国家が自明でない構築物だとすれば、その統合がいかなる抑圧やあつれきとともにあったのかが問われる(16)。

統合のための技術や制度の研究は、生政治論に示唆を得る諸研究と関心を共有してより大きな近代史へとつながっていこう。国民のあるべき姿を規定することは、その管理と選別の機制を立ち上げていった。近代において、こうした規律は社会統治の根幹にかかわった。〈生〉すなわち社会国家にとって富の源泉である民力の維持と涵養こそが要点とみなされていくからである。東南欧をはじめ各地からの移民や北部都市へも移動してきた黒人たちが従来からの住民を数で圧倒するばかりが問題ではない。かれらは争議も辞さない労働者たちであり、救済を求める貧者でもあり、ときには傷病者や精神薄弱者や犯罪者かもしれない。こうした人口集団の混入がアメリカ人の総体を質的に退化させかねないとすれば、事態は深刻であった。移民制限が論じられ、センサスをはじめ社会調査が行なわれ、下層民たちの労働環境、生活様式、教育、そして娯楽の形態までもが監視の対象となっていくのである(17)。

しかしながら、と本書はもう一歩進んで論じたい。革新主義期の取り組みを批判するかどうかを別として、これら一連の研究はいずれも均衡回復の図式を共有してはいないだろうか。

歴史家ドーリーやロジャースらの指摘を敷衍すれば、その主張の核心はより長い歴史的な射程を導入する必要性である。国家や白人や中産階級が図る締めつけがいつも利いたと想定するのは非歴史的な予断と言わねばならない。ある時点での秩序再建の試みがどれほど有効だったかは、長い時間軸にも照らして吟味したい。世紀転換期を激動の十九世紀に位置づけてみるなら、産業化や都市化といった常套句で片づけて当時の変化がアメリカの編制原理に与えた打撃を軽視するのには慎重であるべきだろう。かつて世界の最先端だと誇ったこの共和国は、急速な産業化と都市化にともなう諸問題に対処できずに、世界の潮流から落伍しかけていた。アメリカ建国から百年を経て、人びとはこの政体の根本原理を見つめ直さざるを得なかったというのだ。こうしたときにアメリカはやすやすとその動揺をおさめ得たのだろうか。(18)

## †　建国理念の限界

十九世紀末までの変化は、建国以来の政治文化原理だった共和主義と民主主義と自由主義に無効を宣してしまった。内実ではたがいに緊張をはらみながらも、それら三つの原理は個人を基礎単位に据える点で共通だったと言えよう。顔の見えるタウンを念頭におきつつ個人の徳と責任とが問われた。連邦政府の力を重視するものがいたにせよ、共和主義が基礎に据えたのが徳ある個人なのに変わりはない。自覚ある主体の範囲をどこまで認めるかには異論があったかもしれない。あるいは、有徳の個人といった見方には距離をとって、個々が利益の最大化を図ることでもたらされる繁栄を良しとする立場もあろう。それでも、射程にあるのはいずれも個人であり、政体は個人の行為の帰結として想定されるにすぎない。原理的に社会という広がりやそこでの問題は視野に入らないのだ。(19)事態がもはや個人の手に余り、社会的対処が要請されても、この体制はそれに応じることができないのである。

あらわになったのは社会政策の立ち遅れといった個別の障害ではない。ドイツやイギリス、あるいはニュージーランドのような新興国家が果敢に実験する社会政策で遅れを取ったのも事態の一面にすぎない。(20)深刻なのは、アメリカをアメリカたらしめその先進性を誇らせた理念こそが諸問題への対処をさまたげ、ことによっては弊害を涵養さえしたことであった。

個人を尊重したアメリカ民主主義において大きな国家は忌避された。英帝国の機構から逃れようとしたアメリカにあって、国家はむしろ最小限にとどめるべきものであった。官僚機構に代わるべき二大政党は利益分配団体以上のものに成長していない。利害や信条に従って各々が党を組み発言すべきと政党人ならば言うが、その活動は、個別利害に汲々とする議会と、猟官制を促進して結果的に実務能力に欠けた行政を生んでいた。問題に対処しうる実力ある機構をアメリカは欠いたのである。各々の人が徳を高めて秩序を保とうとする共和主義もまた、一個人では御し得ない複合的な社会問題を前に無力であった。そしてなにより、自由な経済活動を支持するリベラリズムは産業化の野放図な拡張を許すばかりであった。自由放任を良しとする思想は、あらゆる規制を強力にはばみ、企業活動がまねく自然破壊、労働争議、市場の破綻といった問題をなすがままにしていた。建国期の基盤理念のいずれもが、二十世紀転換期にいたって公共益の保持に失敗するのである。[21]

こうした事態が十九世紀アメリカにはことのほかこたえた。アメリカという体制の卓越を、理論や道義が自動的に保証するわけではない。百年前に生まれたばかりのこの新しい政体の成否を分け、生き残りと繁栄を占う根拠は実績だけだった。世紀転換期の諸問題は、まさにこの根拠を直撃した。露呈したのは、古典的アメリカ共和制を支えた三理念の無力であった。噴出する社会問題は、単なる不具合である以上に、政体の根幹にある欠損を露呈してしまうのだ。[22]

ことの根深さゆえに、その是正は簡単でない。社会改良が既存の制度の取り繕いや補完のように響くならその印象は修正せねばならない。古典的な共和主義、民主主義、自由主義がいずれもその信用と実力とを疑われるがゆえに、それに代わる理念や知見はなんであり、その担い手は誰かが問われたのだ。

## † 秩序再建と科学?

ウィービーならばここで科学を携えた専門家たちの新時代到来と論じるだろうが、それは楽観と言うべきである。いや、罠とすら言うべきかもしれない。新しい時代がやってくる、旧いものに取って代わるという表現は、それがまるで自然のなりゆきのように響いて、その新しいなにかが権威を独占するのに都合がよい。ところが当時、その新しさの希求は不安の裏返しにすぎない。新時代を誰がどのように担うかは決して自明ではなかった。科学の台頭を疑わないその見込みは近代化論の枠組みに安易に依存して、科学の登場を前提に織り込んでいないだろうか。

そもそも、当時のアメリカ社会にあって「科学」の地位は定まっていなかった。科学的知見を政策に反映し、実施する仕組みを欠いたばかりでない。社会や人びとを調査しその状況に対処する技術が科学だと想定しては、世紀末アメリカの社会編制原理がまったく不確かだったことの深刻さを勘案できない。社会の不具合を科学という方便が取り繕えただろうという説明は、そこで回復すべき秩序そのものの動揺を視野におさめそこねている。既存秩序が信用を失いつつあったとすれば、それに取って代わるべきアメリカ像がまずもって模索されねばならない。それなしには科学が奉仕すべきがなにかすら分からず、科学が占めるべき位置もまた不明だ。噴出する社会問題に科学が万能だっただろうとは早計に過ぎる。

世紀転換期における「科学」を近年の科学史や医学史の助けを借りてさらに見直すなら、その内実は複雑でときに反体制的ですらあった。もちろん社会学や公衆衛生学は労働者や移民たちを管理するテクノロジーでもありえたが[23]、他方で旧来の秩序や知見への挑戦でもあった[24]。十九世紀アメリカで衛生学や細菌学あるいは小児科医学の確立に寄与した医師がしばしば社会問題への発言者であったのは偶然ではない。医科学的に良好な環境をつくるには、社会的な整備もまた必要であった。改善をしぶる体制があるとすれば、それが批判の対象となることはまれでない。シカゴ大学などに結集する草創期アメリカ社会学の指導者たちが、社会改良活動家という顔をもっていたのも同様に説明できる。既存の体制に満足できない者たちが自らの正当化を図る経路としてもこれら諸科学は機能した。

社会的・政治的な側面とあわせせると、「科学」を特権化せずに政治文化の動態を勘案する道がみえてくる。その批判性ゆえに科学や専門性を掲げる改良運動家たちは、既存の秩序とのあつれきや衝突と無縁ではいられなかった。医師や社会学者たちの権威は十九世紀末にいたるまでいまだ確立していなかった。科学の意味や役割そのものが論争的だったと言うべきであり、科学の台頭なる事態はこの複雑さとともに検討する必要があるだろう。ここでもまたわれわれは、アメリカの当時の状況に即して検分したいのだ[25]。

世紀転換期のこうした状況をふまえて、本書は照準をあわせ直さねばならない。統合や規律がいかにして進んだかという問いは、しばしば秩序の回復を見込むがゆえに安心だ。ところがアメリカではおりしも、復旧すべき均衡点が定かではなかった。このとき、いかに秩序が成立したかという問いをあらかじめ立てると的を外す。確立を約束された秩序はなかった。統治上の動機をもつ人びとや機構は秩序の維持を図り、後世には多くの史料を残すだろうが、この史料を額面通りに受け取るわけにはいかない。統治を云々する以前に、政体の根幹がゆれていたのだ。むしろ注目すべきは、均衡の困難や破れのはずだ。つまずきが補正されえない状況で、秩序の復旧でなく、その新しい形成がいかに進み、ことによってはどうねじれていくのかを本書は追わねばならない。

## 3　売買春史をひらく
### ――折衝の場――

ここにおいて本書は、一九一〇年代アメリカにおける反売買春運動というトピックを選び取りたい。政治文化の布置が大きくゆらいだ二十世紀初頭にあって、新たな秩序がいかに模索されるのか。この動態をつかむための絶好の地点が「売買春」をめぐる論争と運動だ。

## † 先行研究の限界

研究史をたどれば売買春がすでに歴史家たちの高い関心を集めてきたのはただちに分かる。もっとも、その射程には限界があったと言わねばならない。

いち早く手をつけたのは、一九七〇年代から隆盛を迎えた社会史家たちだった。いわゆる大文字の歴史が見落としてきた日常や庶民の経験からあらためて歴史を再構成せよという呼びかけは、歴史研究の範囲を飛躍的に拡張した。なかでも女性史の台頭と展開は、娼婦のような周縁的な人間の経験までをも歴史家たちの射程に呼び込んでいった。一人ひとりの経験に照らすことで、社会のありようと動きとを立体的にあきらかにしていこうというのだ。(26)

その先にみえてきたのは、下層民の経験が周縁的どころか実は社会秩序のありようと密接に関連する機制だった。娼婦たちをどうあつかい、性産業をいかに管理するかは、国民の統合やその活力の統治に関わる一大事だったのだ。都市化や産業化がアメリカのありようを大きくゆさぶるとき、その変化がむきだしになるのがセックスだと思われた。歓楽街で性を売り買いする者たちがわがもの顔なのは、かつての小さな共同体の規範がもはや無力なのを端的に表わしていた。そして売買春を根絶しようという試みは、そうした諸変化に介入しようとする意思の表われにちがいない。性愛への規制を足がかりに、暴走する都市と、増え続ける移民、労働者、旧奴隷黒人たちを監視下に置こうとする。生政治論の展望に即せば、〈生〉のありようをすみずみまで掌握する試みにとって、人びとのセクシュアリティやジェンダーは重要な戦略拠点であった。社会や人口の退化・変質

（degeneration）を警戒する者たちは、精神薄弱や犯罪傾向とならんで性的な放埒に目を光らせる。かれらによれば、それは健全な生を志向しない者たちに特有の性質だ。娼婦が媒介する性病は身体内部への脅威であり、感染を通じて社会全体に害をおよぼすという点でも、それは防止せねばならなかった。こうした規律志向は、より人道主義的な取り組みもが共有した。労働者や移民の子女を都市の害悪から守ろうとする活動は、しばしばかれらの生活のありようを事細かに指導しようとする。これらはいずれも、優生学的な関心とも通底しながら、下層民たちを既存の規範へと取り込もうとする統治上の必要に合致したという[27]。

こうした研究がこの一見些末なトピックの奥行きを広げたのは間違いない。なかでも行政、立法、司法が、医師、社会学者、ソーシャルワーカーや慈善活動家らとともにことにあたっていくさまは圧巻だ。狭義の売買春をはるかに超えて、この機制は移民や労働者たちを封じ込め、飼い慣らそうとする。日常のジェンダーやセクシュアリティを糸口に、社会の規律が進んでいくさまがよくうかがえる。

しかし同時に、こうした議論が秩序の安定をどこかで前提にしていたと指摘せねばならない。被抑圧者たちの経験と声を救い出していく作業は、かれらを押さえ込む制度の存在をしばしば裏書きする。性愛を糸口にした監視と管理をあばいていく手際もまたしかりだ。人びとを不逞の輩に仕立ててからめ取っていく機制の探究は、いつしかその仕組みの万全さを信じる道へとつながっていく。売買春に眉をひそめ、あるいは婦女子の苦難や末路に心痛める者たちは、圧倒的に多くの史料を残してかれらの力を刻印した。秩序の回復を必至だと思いながらこの記録をみていくと、秩序の締め直しはまるで動かぬ事実であるかのようだ。このとき、いったんは拓いたはずの地平は急速にしぼみ、細分化された個別研究が取り残されてしまう。国家やテクノクラートたちが結局はすべてを鎮めていくとすれば、娼婦の経験も、酒場の喧噪も、性医学の展開にもさほどの意味はない。それらはあたかも、大筋が分かり切った話の一こまにすぎないかのようだ。

均衡モデルを思い描くときの罠にはまっていないだろうか。おきまりの大枠に沿って史料を並べさせるような磁場に注意して、徹底した歴史学とともにこの罠を回避したい。自らを含め研究者たちの視座を拘束している物語までを検討しながら、決着を決め込むことなく、個々の事実が位置した文脈を探し直さねばならないのだ。

### † 転変する反売買春運動

あらためて俎上にあげてみよう。一九一〇年代の反売買春運動はひとくくりにするのを許さない紆余曲折を経ていく。

当時、売買春をめぐる論点は乱雑とさえ言いうるほど多様だ。さまざまな人びとが「売買春」という語に、男たちの不道徳、女たちの堕落、子どものしつけ、性病、公衆衛生、都市における娯楽や消費生活、移民や労働者の不健全で乱れた家庭、職場、居住環境、さらには政治の腐敗や連邦の責任といったあらゆる問題を突っ込んで取り上げる。この広がりを、中産階級が主導した秩序再建の試みという一本線だけだと即断するには慎重であってよい。登場人物の顔ぶれは決して一枚岩でないし、かれらの関心の方向性もまた一様ではない。そして実際、一九一〇年代を通して諸論者たちはしばしば競合し、連携し、それでもなお容易には一致できずに運動は変転していくのだった。

### † 「科学」の位置づけ

あつれきやほころびに満ちていると本書が見込む売買春史を、先行研究が案外と予定調和的に展開していくのには理由がある。世紀転換期の激動を知りながら中産階級が従来通りに下層民を馴致しただろうとなお信じるのは、科学の台頭を織り込んでいるからだ。

かつて道徳が争点である限りは全面開花しなかった廃娼運動がにわかに絶頂を迎えた。歴史家たちは、その要因を性衛生学であり社会学だとみる。旧弊や因襲を打ち破る新しい知が登場し、売買春には性病問題という医科学的な意味が与えられ、社会的な対処が必要だという合意が形成された。医科学やテクノクラート集団は噴出する問題を把握し、処方を示し、取り組みを実践する新しい知と機構である。ここに異論はなく、なかば必然だけがあるというわけだ。この延長線上には、医学や科学が社会規律のテクノロジーとして存分に稼働する世界がみえてくる。産業化や都市化を推し進める工業テクノロジーや建築技術だけでなく、社会科学や医科学は、進歩進化の行く末を占う生物学や優生学とも手を携えて、状況を掌握する知的制度として地歩を固めていくはずだ。科学的知見を備えた専門家、行政官、医科学者らの台頭である。ここにはアメリカの政体原理をめぐる迷いや、政治文化史の出る幕はなさそうだ。

ところがかれら専門家たちは、ときに「科学」をもって既存の秩序に異議を唱える人びとでもあった。世紀転換期アメリカにあって、国家機構の非力さは不信を呼び起こしていた。仮に下層民たちが従来の規範を踏み越し、都市の暮らしが問題に満ちていたとして、アメリカ型国家はそれにただちには対応できない。連邦から各地方自治体にいたるまで行政組織は小さく未熟であり、政党政治は社会全体を見渡すのに不慣れだった。こうしたいわば十九世紀アメリカ的な制度の不備ゆえに売買春問題への対処ができないのだとすれば、正すべきはこの制度ではないか。こうした理路をたどる者は、既存の制度を擁護や補完するどころか、機能不全に陥った旧体制に挑戦すらするのだ。

新しい局面を迎えたこの社会を担うべきは、いったい誰であり、いかなる知なのか。アメリカに秩序をふたたびもたらそうと願う者は、根本に立ち返ってこうも問う。このかれらにとって「科学」は、その専門性をもって下層民たちを管理していくための知とは限らない。それは「事実」や「実効性」に照らして、既存の制度や知の有用性と正統性とに疑義を呈する武器でもあった。

## † 発言権を求めて

このとき、本書が注目すべき顔ぶれは多彩さを増す。当時にあって「事実」や「実効性（efficiency）」といった概念と並置されるとき、「科学」の含意は狭義の科学にとどまらない。機能不全を起こした旧秩序に代わって、確かな成果をもたらしうるための具体的な方策の有無が要点だった。ここにおいて、名乗りを上げ得たのは医師たちや社会学者ばかりではなかった。むしろより大きな存在感を誇ったのは、社会福音主義の運動であり、慈善組織をはじめとする民間団体であり、その担い手には多くの女性たちが加わっていた。

売買春問題に十九世紀以来いち早く取り組み始めていたのは、まさにこれら社会福音主義者たちであり、慈善活動家であり、女性を中核とする社会改良運動家であった。セツルメント・ワーカーや女性医師たちがこれに続く。かれらを伝統的で、説教くさく、実効性も専門性も欠く偽善者たちと決めつけると実態を捉え損なう。脆弱な国家行政機構しかないアメリカにあって、数少ない実力を備えたのはこうした民間のアクターに他ならなかったのだ。ヨーロッパ諸国での社会運動と社会政策の立ち上がりから示唆を受けながら、アメリカの既存の体制への疑義を強め、代案を模索し始めていたのがかれらであった。本書で「ソーシャルワーク」と総称するこの潮流は、個人を基礎単位としてきたアメリカに「社会」というコンセプトをもち込んでいく。

こうした広範な男たち女たちは、一方であるべき規範の保持に努めつつ、他方で事態を掌握できない既存秩序を批判し、自らにこの公共空間への責任と参加権とを認めよと口々に迫る。かれらは「科学」を援用しながら、体制の護持ではなくむしろ改変についても語った(28)。売買春問題をめぐる取り組みは、これら多様な論者たちが発言を求めるがゆえに、正統な知のあるべき姿を折衝する機会であった。

この体制批判性ゆえであろうか、「科学」の地位は決して安泰でなかった。興味深くも、生政治論の図式に即すならゆうゆうと事態を掌握したはずの性衛生医たちですら実のところ苦戦を経験する。実力を買われつつも、ソーシャルワークに関わる人びともまた平坦な道を歩めなかった。全国的に組織されていく専門家協会は必ずしも優位を築けない。第一次世界大戦への参戦とともに連邦政府の全面的な後押しをうけたはずの連邦組織も、戦後その願いとは裏腹に撤退を余儀なくされていく。各々が掲げた科学はいつも無条件で承認されたわけではなさそうだ。こうした多くの頓挫は、旧体制を科学的な専門知が円滑に凌駕し引き継ぐだろうといった想定に疑問を付すことになろう。いったい新しいアメリカ政治文化はどういった布置を取ったのかとわれわれは問い直さざるを得ない。

繰り広げられたのは新旧体制の相克ばかりではない。売買春をめぐる運動は同時に挑戦者たちの競合でもあった。先行していたのは、女性たちをはじめとする民間の社会事業であり社会改良運動であった。男性専門職集団や地方自治体や連邦は、これを追走してようやく声を上げ始める。衛生医や社会科学者らはむしろ、「売買春」論争に割り込み、そこに新たな意味づけを施すことでなんとか発言権を確保しようと努めたとも言えるだろうか。かれらはこの問題について実績を欠いており、その「科学」が承認されるかは予断を許さない。それはまた女たちが「科学」を逆用する場にもなり得ただろう。かくして、繁華街の一室でのごく私的な営みは、社会的規範や知のありようをめぐって倫理や医学や社会学がきびすを接する場面であった。こうして賭け金が積み上がるほどに、この論戦を制することで正統性をわがものにしようと欲する者がさらに集まっても来よう。こう考えると、当時売買春をめぐる議論が沸騰した理由に説明がつく。ジョン・D・ロックフェラー・ジュニア、チャールズ・エリオット、ジェーン・アダムズ、さらにはウッドロー・ウィルソンと彼を支えたレイモンド・フォスディックやニュートン・ベイカーといった人物が発言するのも偶然とは言えない。公衆衛生医、社会学者、ソーシャルワーカー、その専門性をもって行政に携わろうとした者たちを含む諸論者らが織りなしたのは、変容しつつあるアメリカ政治文化の諸潮流がぶつかり合う場だったのだ。

## † 体制変革の起点を探して

この折衝を単なる局地戦と見ては、当時の政治文化の構造と動態とに迫り損なう。他ならぬ売買春問題ごときを通して、論者たちはアメリカ政治文化のありようを争ったのではなかろうか。

たとえ威信を損ないつつはあっても、いったん成立した体制は一朝一夕には消滅しない。そこここでの日々の了解がその都度に権威を確かめるこの柔らかく分散的な秩序を外からの一撃で変えるのは至難だ。かといって、中からの変革もたやすくない。世紀転換期に体制内で都市政治改革に乗り出す者が「善き政府（Good Government）」なんぞを夢見る薄っぺらな改革屋（Goo-Goos グーグーズ）とこきおろされたのは好例だろう。やつらはまともな男なのかねという揶揄は、参政権なき女たちと類比してかれら改革運動家たちをおとしめ、改革要求を取るに足らぬと門前払いにしてみせる。既存の権威のありかたに手をつけないままの改良運動は、その従来からの政治観念を梃子にした反撃にあうのだった。(29)

秩序が変わっていくとすれば、その起点となるのはどこか。こう問うなら、反売買春運動が一見ごく些末な出来事であり、泡沫的とも言われかねない者も含めて多くの論者が口を出し、諸都市の日常のなかから立ち現われたのは興味深い。本書は、そこで政治文化の布置になにがいかにして起きるのかと目をこらさねばなるまい。

政治文化の網の目をかいくぐり、同時にその網の目を織り直しうる場が売買春をめぐる論争と取り組みだったと言えないだろうか。いわば大文字の政治問題からこぼれながらも、旧来秩序の皮膜を一枚めくるとただちに触覚できるような地点からこそ、公共空間の編み直しが可能になったと見立ててみよう。それまで十分な発言権をもっていなかった人びとがかえって、現状に疑義を呈し得た。かれらは、体制の関心の外にありながらもすぐに隣接するような課題を手にしていた。しかもそれら批判者が、従来のやり方に確固とした根拠とともに異を唱えうるのが重要だ。いったん既存の公共空間の周縁や埒外に立ち、かつその旧体制では手に余る喫緊の状況を引き受け、その解法を提示する。アメリカという政体の不備が露呈する都市という場は、限定的とはいえ具体的課題への取り組みを許される政治空間という意味でまたとない足場だった。[30]医師、社会学者、「ソーシャルワーク」を旗印にする民間諸団体が、腕をふるいうるニッチだ。従来の地方議会や行政が御し得なかった課題群に答えてみせることで、その領分にそっと侵入し、公的領域の線引きに変更を加える。実績を積み重ねることで、このローカルな起点を次第に押し広げていく。諸都市での問題告発にはじまり、いつしか全国組織が立ち上がっていく反売買春の諸運動は、まさにこの経路をたどって権威のありようを書き換えようと図るのだ。

## † 政治文化再編の場としての革新主義期

ここに革新主義期を一望する視座がひらけてこよう。個別的ともみえる取り組みが乱立し、地方から連邦あるいはごく日常から政治や経済にまで広範におよび、ときに矛盾さえするような社会改良諸運動に歴史家たちはながく困惑してきた。世紀転換期の重要性を強調する一方で革新主義期をニューディール期に起ち上がる本格的な社会政策国家にいたるまでの序曲として位置づける試みもまたこうした苦心の現われだろうか。[31]しかし、この混沌こそが政治文化再編の現場に違いない。合従連衡を重ねた諸運動が第一次世界大戦へのアメリカの参戦とともに連邦政府の後押しを得て自治体レベルでの発言権をついに確保し直すさまは検討していく価値がある。ローカルな申し立てがいつしか全国的な広がりを獲得していくのは、張りめぐらされた既存政治文化の網の目をほどき、異なる糸を織り込み、また別様に編み直しを試みる過程なのだ。

ただし、落着をあらかじめ想定してはなるまい。政治文化のありようを賭けた思惑の錯綜ゆえに、反売買春運動の盛り上がりと成果といった一本道ではこの過程を描ききれない。売買春をめぐる不具合を正そうとする一方で、人びとはアメリカの新しい政治文化をどのように編み直すかという問いもまた各々に抱えていた。かれらは論じ、はたらきかけ、交わりのなかで変貌もしていく。こうした折衝過程であるがゆえに、一九一〇年代の反売買春運動は容易には決着しない。子細に見るとき、われわれはそこここに痛切な緊張と、妥協と、多くの頓挫と、そしてそれらが生み出すさらなるねじれとを見出すはずだ。現代アメリカの礎が定まったとされる二十世紀初頭になにが起き、あるいは生じそこない、どう帰結するのか。本書はこの動態を追跡しよう。

第一章は、一九一〇年代の反売買春運動を概観しつつ、通説が描くような一貫した高揚では説明のつかない紆余曲折に着目して始点としたい。第二章では、性衛生学について取りあつかおう。はたしてそれは生まれるべくして生まれた医科学の産物であり、下層民管理の制度だったのか。第三章でみるべきは、ソーシャルワークにかかわる活動家たちである。かれらを消えゆく道徳主義者と決めつけると、政治文化をめぐるダイナミクスを捉えそこなう。かれらの存在感を再現せねばならない。第四章では、アメリカ社会衛生協会の内実に迫りたい。一九一四年に諸団体が合同して、赤線地帯を撲滅しようとする陣形がいよいよ定まったのがこの組織だとされてきた。しかしそこで相対したのは、新しいアメリカの主導権をうかがう諸勢力ではなかったか。にらみあう諸アクターは、連携と牽制とを織りまぜていく。こうした政治文化の布置に着目するなら、状況が大きく動き出すのは第五章であつかう基地厚生活動委員会（Commission on Training Camp Activities）が発足する一九一七年四月だ。第一次世界大戦に参戦するアメリカが兵士と市民の性病予防を目的に設立したこの組織は、その事業を担うべきが誰のいかなる知と技能かを突き詰める。戦時にあってどうしても必要とされた実効性という規準は、既存の権威に批判的な者たちをも呼び込んでいく。連邦政府テクノクラートと社会改良運動家たちとの連合である。しかし、停戦とともにふたたび転機が訪れる。第六章は、基地厚生活動委員会の終幕にともなう帰結を検討したい。それが、アメリカ政治文化の行方を指し示すはずだ。

# 第一章　権威の争奪戦

――一九一〇年代反売買春運動のゆれる争点――

一九一〇年代アメリカにあって、反売買春運動はかつてない高まりをみせた。一九一一年のシカゴ、ミネアポリスに始まり、フィラデルフィア、ニューヨーク市をはじめ全米でつぎつぎと売買春問題についての報告書が生まれた。いたいけな少女をかどわかす国際的な人身売買の有無が取りざたされ、連邦議会が対策法を成立させたのは一九一〇年である。一九一七年に第一次世界大戦へアメリカが参戦する頃までに、全米七十五都市がその赤線地帯の廃止を公式に唱え、さらに多くの自治体がそれにならった。兵士の性病感染予防を目指して連邦政府が参戦直後に始めた試みは、監視と啓蒙の網をアメリカ社会の全域へと広げていくことになる。アメリカ社会衛生学協会を筆頭に、関連団体も枚挙にいとまがない。マスコミ報道から大衆文化にいたるまで、売買春やそれにともなう性病を問題視する声がおおいに高まった(1)。

## † 社会統制としての反売買春運動

歴史家ルース・ローゼンやマーク・コネリーらがこの運動の背景に見出したのは、下層民を封じ込め管理しようという中産階級の思惑であった。実態として売春宿が激増したとは言い難いし、そもそも狭義の売買春それ自体が運動のこれほどの高揚を呼んだとも思えない。懸念の焦点はむしろ、性の売買が象徴する社会の変動であり、規範のゆらぎであり、労働者や移民たちの台頭だった。諸悪をもち込む者を許すなといった声は、移民制限法を後押しした。歓楽街への手入れとはとりもなおさず移民や労働者たちへの攻撃であり、規律の締め直しだったたというのである。(2)

こうした働きかけは都市下層民への牽制や嫌がらせにはとどまらない。売買春やその原因を事細かに名指すことで、「売買春問題」を批判する者たちは人びとの生活のすみずみに立ち入って口出しする。当時ちょうどあきらかになりつつあった梅毒や淋病の病理は、感染を通じて社会全般におよぶ被害を知らしめた。対処のためにという掛け声のもと、ベッドの上ばかりか職場や生活の日常にいたるまで、矯正されるべきさまざまな「問題」を指さすことができる。よりよく生きよと迫る力が日々のふるまいのレベルにまで浸透するのだ。ついにはその要請を内面化させるような機制である。〈生〉すなわち社会国家の活力を維持し管理する具体的な局面を諸研究はあきらかにした。(3)

生政治に注目する諸研究が決定的な契機とみるのは科学的知の浸透だ。なるほどシカゴ売買春問題委員会をはじめとする諸報告のフォーマットを額面通りに受け取ると、社会科学や医学の台頭は必然のように印象づけられる。なにしろ諸報告の以前には沈黙があり、調査の光が当たってはじめて事実との対峙がある。性病感染源としての売買春という見方の登場をもってついに医科学的な議論と運動が始まるのであり、対照的にその前には運動の停滞があり、たかだか非科学的な論難があったにすぎない。状況を打開すべく科学という新しい知が浮上し、それはただちに労働者や移民たちをその生活の細部までを監視し管理するテクノロジーとして力をふるい始める。こうした見取り図は、売買春というテーマの広がりをあきらかにしていった。売買春批判とはいわば社会統制の糸口であり、都市下層民のふるまいを微に入り細に入り捕捉する機制という顔をみせるのだ。

### † 落着しない反売買春運動

しかしながら、と本書は問うてみたい。

売買春への懸念の高まりを一九一〇年代アメリカのそこここに見出すこうした指摘は、そのさまざまな運動がしばしば不協和音を奏でていたのを見落としがちだ。たしかに人びとは強い関心を示してはいたが、かれらは同時に「問題」のありかや性質をめぐってしばしば異論を唱えあっていた。

一九一〇年代の起爆剤になったのは、移民たちが犯罪組織をつくって売春業を展開しているという告発だった。ところがただちに、その論難の根拠はたしかかという疑義があがる。諸都市で組織された売買春問題委員会(vice commission)は、状況を偏見や先入観でなく事実に基づいて把握せよと唱えた。売春業を必要悪と諦めてきたそれまでの見方を批判し、下層民への不信を共有する一方で、委員会は別の見方を提示する。移民たちをスケープゴートにヒステリアを煽動するようなやり方は科学的でないと批判するのだ。

売買春問題委員会が唱えた方法もまた運動に合意をもたらしはしなかった。アメリカ性衛生学連盟(American Federation for Sex Hygiene)やアメリカ自警協会(American Vigilance Association)といった諸団体をはじめ、さまざまなアクターが提言した。科学的観察が指し示すのは、ある者にとっては性病という医科学問題であり、またある者にとっては貧困問題であり、倫理の問題だ。一九一〇年代を通じて、こうした論争はやまない。アメリカ社会衛生協会(American Social Hygiene Association)への合同がなり、第一次世界大戦期には基地厚生活動委員会(Commissions on Training Camp Activities)が組織され、一見すると統一的な運動が展開されるようでいて、ことはまったく単線的でない。反売買春を旗印にした動きはたしかに高揚するが、その旗の下には衝突や折衝が絶えないのだ。

二十世紀はじめのアメリカに吹きすさんだのは、下層民たちを律しようとする試みだけではない。そもそもそれはやすやすとは可能でなかった。一九一〇年代の売買春へと照準をあわせる前に、より長く広い歴史的な文脈を思い起こしておこう。十九世紀末から二十世紀にかけてのアメリカは、「深く苦い幻滅」(4)とともに、その編成原理の危機にあったのだ。

世紀転換期アメリカで問題が生じたとして、それに誰がどのように対処すべきかは自明でなかった。噴出する社会問題とそれへの無策が、従来の徳や個人をベースとした体制の限界を示していたからだ。そして、それに代わるべきがなにかもまた論争の的だった。都市化の進展に対応すべき新しい知や権威は、勤勉道徳や自由放任こそが正当だといった声と競合し交渉しつつ、自らの正統性を証し立てねばならなかった。「科学」もまた例外ではない。生政治論者が想定する近代的な知の必然視は楽観に過ぎる。新しいアメリカはどこに行き、それを導くのは誰のいかなる知なのか。権威をめぐって人びとは模索し、折衝を重ねていたはずなのだ。

売買春問題をめぐる諸運動はまさにこの渦中にあった。状況をあらかじめ制しうるようなできあいの秩序はなかった。その渦を生むのは複数の潮流のぶつかりあいであり、その行方は決して既定ではない。

この転変こそがしかし、売買春をめぐる騒動を探究すべき所以に他ならない。既存秩序にそった締めつけの一手段にすぎないのなら、驚くべきことはない。その当の秩序そのものの布置が問い直される過程がここにあったからこそ、セックスをめぐるいわば些事に血眼になった人がおり、いまだに研究者たちが魅了されるのだ。

既定の規範への落着でなく、規範のゆらぎと再編、そしておそらくはその頓挫に本書は注目せねばならない。関心の干満と、運動の進め方をめぐっての転調や座礁。このくりかえしこそが、一九一〇年代アメリカにおける売買春論争の展開になる。まず本章で明らかにすべきは、ひとくくりに反売買春運動と呼ばれてきた一連の過程で、関心の焦点が移り変わり、相争い、そして容易には収斂しなかったということである。

## 1　白人奴隷問題の高潮

### ――「野蛮」の排除と「文明」の擁護、一九一〇年――

いわゆるマックレーカー（暴露屋ジャーナリスト）だったジョージ・キップ・ターナーの報告がひとつの契機になったのは間違いない。一八七〇年代セントルイスでの公娼制導入とその撤廃の後も売買春をめぐる論争が絶えたことはなかったが、一九〇七年に『マックルーアーズ・マガジン』誌に掲載された一文は売買春反対運動の新たな火ぶたを切って落とす。シカゴ市における性産業とそれを取り巻く都市の暗部をターナーは鮮烈に暴露した。一九〇九年にふたたびこの人物が展開した告発は、「白人奴隷制」なる問題を世に知らしめた。

### †人身売買の発見

実はターナーの批判は、シカゴやニューヨークでのボス政治から独占的な産業体制まで広範にわたっている。[5]しかし、反白人奴隷制運動に拍車をかけていった論者たちが強調したのは、より性的で、センセーショナルで、そして人種的な物語であった。すなわち、外国から流入した女衒たちが白人女性たちをだまし、彼女らの意志に反して客を取らせているというのだ。

シカゴの地方検事であり、白人奴隷売買糾弾の急先鋒でもあったエドウィン・シムズによれば、問題は売春婦たちが女衒に無理強いされて性をひさいでいることであった。言うまでもなくその女衒とは主に移民たちである、と糾弾者たちは声をそろえる。コーネル大学教授であり、合衆国移民委員会（通称ディリンハム委員会）の主要メンバーでもあったジェレミア・ジェンクスは、「非道徳的な目的のための女性の売買に対する厳格な法の適用がなされねば」と指摘して、ことを移民問題のひとつに数えた。一九〇九年十二月十日、ついに連邦議会もが白人奴隷問題の存在を認めるにいたった。一九二〇年代にいたるまでアメリカの移民政策の指針となったディリンハム移民委員会は「不道徳的な目的のための女性の密輸入についての報告」と題するレポートを公表し、「非道徳的な目的のための外国人婦女子の密輸入および彼女たちによる売春の実践――いわゆる「白人奴隷売買」――は移民問題のなかでももっとも卑しむべきであり、もっとも嫌悪を催させる」と書き起こす。東南欧からやって来た女衒たちがいかに女たちをだまし、売春婦に仕立て、入国させ、そしてどのように管理し搾取するかを詳細に報告した。移民によるこの女性人身売買の規制を唱える委員会は、「邪悪な行為についてのもっとも獣的な洗練」が「大陸ヨーロッパからこの国に持ち込まれて」いると警告した。(6) そしてターナーによれば、アメリカ人女性もまた同じ危機にさらされる。「ひとたび野蛮が都市につくりだされ棲みつくなら、それは次第に触手を伸ばして周囲の文明化された一般のひとびとを餌食にしはじめる」のだ。(7)

警察発表や報道にも触発され、ときには逆に影響を与えながら、白人奴隷問題は小説や映画といったジャンルでも取り上げられていった。そこではとりわけ女性が移民によって陵辱され、彼女たちの意思に反して売春婦となることを余儀なくされるとくり返し描かれた。それはターナーらが告発したものをもっともグロテスクなかたちで表現して、ある種のポルノグラフィーとしても消費する。これら小説や映画が売春を強いられる白人女性の実在を広範な階層に印象づけていったと研究者たちは指摘している。(8)

一九〇九年の終わりから一〇年にかけて白人奴隷問題糾弾の声は最高潮に達していく。ディリンハム委員会の報告書をはじめとするさまざまなリポートは参照の連鎖をつくりだしながら、移民が女性たちを白人奴隷として組織的に売買するという見方に根拠を提供した。このような動きに応じて、連邦議会は一九一〇年に相次いで対処を法制化していく。三月に「白人奴隷」売買にかかわる者たちを排除しようとする移民法の改正がなされた。売春そのものだけでなく、ダンスホールなどに出入りする移民たちをも国外退去にし得ると定めた点でこの一九一〇年移民法は厳しいものであった。さらに六月には州境を越えての女性の不道徳な目的のための売買およびその幇助を規制する法案が可決された。提唱者であった下院議員ジェームス・マンにちなんでマン法と通称されたこの法は女衒や売春宿の主人に狙いを定めた。一九一〇年移民法が重点をおいた移民売春婦以上の範囲を規制する点でこのマン法は強力であり、売春業者全般の摘発に威力を発揮した。州権の侵害とみなされるのを慎重に回避しながらも、売買春問題に連邦が介入する道を両法は開いたのである。ターナーの提示に端を発した「白人奴隷」問題をめぐる騒動は、ひとまずの結実をみたのである。

### † 白人女性の危機というナラティヴ

こうした語り口を偏見やヒステリアと切り捨てると、この物語の力を捉え損ねる。この運動を主導した白人中産階級男性たちにとって、それはかれらが望むかたちで秩序をつくるための装置だった。

歴史家グリッツナーらが力説したように、男たちが呼び出したのは伝統的な捕囚物語の系譜だった。白人奴隷としてその意志に反して売春を強いられる女性たちとは、本来「良き妻、良き母、良き市民」に違いないとかれらは考えた[9]。つまり、ヴィクトリア期中産階級が理想とした貞淑な女たちが、移民という他者によって辱められるとすれば、そこで危機にさらされるのは女性たちだけではない。ある論者はこの問題を「この国を文明の伝統からふたたび野蛮へと引きずり降ろそうと」するものだと評した[10]。白人奴隷の問題とはすなわち「野蛮」と「文明」との決定的な対立であり、中産階級白人社会全体への挑戦だと告発者たちは位置づけたのである[11]。

この語りは同時にふたつの方向に作用する。一方でそれは、移民たちに「野蛮」という負のレッテルを貼りつけた。「アメリカ文明を守るか、さもなくば」「外国人に降参するか」と対決図式が描かれるのだ[12]。他方でそれは、ヴィクトリア期中産階級的なジェンダーのあり方を正統化する。あるべき性的規範からの逸脱者たちが自分たちの共同体に属すべき女性を犯すと語ることは、逸脱の対極にあるはずのその共同体のジェンダー像を規範として提示するからである。「女性の純潔を商品のように売り飛ばすことほど文明にとって脅威なのは他にない」というターナーによれば、「女性の純潔はアングロ・サクソン社会の基盤」であり、「われわれの法はそれに基づき、もっとも洗練され、もっとも重要なわれわれの社会関係がそれに基づく」のだ。この規定は同時に、その鋳型にそわない女性の存在を否認し、彼女たちを暗黙のうちに非難もする[13]。女性の危機を描いて、論者たちはその保護者の地位に立ち、反面でひそかにその被保護者たる女性たちを牽制する。保護を要する弱い存在が女たちだという描写は、裏を返せば、分をわきまえない女性たちを責めるべき対象に仕立て上げる言説でもあった。町へ出て、職に就き、コミュニティから離れかねない若年世代女性への掣肘であり、発言力を強めつつある中産階級女性への当てつけでもあっただろうか。

## 2　白人奴隷問題の退潮と売買春問題委員会
### ――「事実」の政治学、一九一一 - 一九一六年――

しかし本書がより注目すべきは、一九一〇年を前に急激に注目をあびたこの白人奴隷売買防止キャンペーンがただちに衰退していったことだ。

白人奴隷をめぐるキャンペーンを排して論争の主導権を握るのは、シカゴ、ミネアポリスを皮切りに全米諸都市が一九一〇年代に設置した売買春問題委員会であった。市長や市議会の委任のもと、企業経営者、法曹関係者、宗教関係者、ソーシャルワーカー、医師・衛生学者、社会学者らが売買春の実態調査と意見具申にあたるのが同委員会にほぼ共通のかたちである。売買春に懸念をもつ諸集団が一堂に会したと言えるだろう。一九一一年のシカゴ委員会報告に始まる一連の報告書群は、徹底した実態調査に基づく政策提案に努めた。

## † 変わらぬ下層民規律への意志

この委員会のもとでアメリカが一時の狂乱から醒めたわけではなさそうだ。白人奴隷売買の存否を問う報告は相次ぐが、売買春への関心そのものは沈静化しなかった。委員会が執着しつづけたのは他でもない売買春をめぐる諸事象である。その報告に世論もまた一九一〇年代を通じて高い関心を示しつづける。熱は冷めなかった。

多くの先行研究も指摘するように、中産階級による下層民の管理という色合いはここでも濃かった。表面的には性産業をあつかいつつ、委員会報告書は売買春行為をきわめて広くしかも独特の意味で捉えていく。白人奴隷撲滅キャンペーンとはかたちを違えながらも、移民や労働者たちへの委員会のまなざしは厳しい。

その規律はいっそう厳格でさえある。委員たちはここで労働者階級や移民たちの生活の細部にまで監視の目を向け始める。反白人奴隷制運動のように移民たちを排斥するだけではあきたらず、委員会は矯正までをも射程に入れるのだ。(14)

報告書が「売買春」とみなすものの広がりには驚くべきものがある。対象は売春宿でのセックスワーカーと客との性行為にはとどまらない。客観的で徹底した調査を標榜する委員会が名指すのは、労働者や移民たちの生活のごくありふれた場面である。問題の温床とされたデパートの従業員たちのありきたりのデートまでもが「売買春」と記録される始末だ。思春期の性体験は犯罪に数えられ、ある委員会は、そのセックスの相手の半数以上が恋人や友人なのを問題としてあげつらった。委員会が性的逸脱とみなす範囲にはなかば際限がない。(15)

売買春の多様な徴候を、親、兄弟姉妹、親類、さらには隣人たちにまでわたって委員会は見出そうとした。原因を家庭環境に求めて、家族の数、居住空間の広さ、周囲の環境、移民家庭にしばしばみられた下宿人の有無などに目を配る[16]。居住空間の狭さが少女を街へと追い立てたのであり、それは「売買春」への道に直結しているという。仮に街に出て行かなくとも結果は同じだ。親夫婦や間借り人との雑居状態では、「純潔を狙う攻撃と誘惑とに少女が打ち勝つためには、聖人のような道徳的勇気が求められる」と言う[17]。あるいはまた子どもへの配慮の有無も関心の的であった。親子の世代間ギャップによって、子どもへの教育が不十分になりがちなのに委員会は注目する。ここでも、女子が職をもった場合や、移民家庭において、子どものしつけはとりわけ難しくなると報告書は指摘した[18]。酒場、マニキュアハウス、ダンスホール、劇場、さらには恋人たちが集まる夜の公園など多岐にわたる場面に委員会は「売買春」の原因を見出す。セクシーなダンス、劇場や公園の薄暗い片隅での語らいや接吻、猥雑な会話などは報告書においてすべて「売買春」の要因とみなされた[19]。委員たちがみて適切なジェンダー関係からの逸脱行為は、ことごとく非難すべきものと描かれたのだ。

### †白人奴隷論への挑戦――事実という根拠

こうした下層民への管理欲求を共有していながら、しかし売買春問題委員会は白人奴隷論者たちと進んで手を組もうとはしない。移民や労働者たちを締めつけたいならばまだまだ有用でありえたキャンペーンに対して、むしろしばしば強い拒否感を示す。このちがいは、売買春問題委員会の特性をうかがう手がかりになるだろう。

白人奴隷を嘆く言説と比較すれば、諸委員会が「事実」という根拠を繰り返し強調しているのが目につく。客観的な調査の必要性を強調したシカゴ委員会の言明は、以後の委員会にとって踏襲すべき基本姿勢だった[20]。「われわれはその問題（売買春問題）をあらゆる局面において調査し、宗教的、道徳的、社会的な先入観によるのではなく、ただわれわれが見出した事実にのみ依拠して結論をだすことを決心した」と冒頭に掲げたのはフィラデルフィア委員会である[21]。委員会は、「経験豊かな専門の」調査員を迎えることで、その報告が不偏不党の情報を供すると強調した[22]。売買春の実態を調査し、それに基づいて改善施策を提言するのが流儀である。かつての道徳を機軸とした運動がいまや社会学や医科学の進展とともに科学的なノウハウを獲得していったと歴史家ブラントやピヴァーらがみる所以である。

事実を重視する者にとって、白人奴隷売買をめぐる言説は認めがたかった。「徹底的な調査」を行ったマサチューセッツ委員会によれば、白人奴隷問題なる見方は「根拠のないウワサ話であり、……ヒステリアによってつくられる想像の出来事であったり、まったくの作り話であることが分かった」という[23]。問題の責を「野蛮」な移民に帰そうなどというのは、ヒステリアでありセンセーショナリズムというべきであった。

## †「事実」とはなにか

しかし、事実に即すとはいったいどういうことだろうか。

科学的な真実がただそこにあるだけだといった整理のナイーブさは言うまでもない。売買春問題委員会が指弾したことがらの際限のない広がりは、委員会が依拠した「事実」の偏向を露呈している。中産階級的な規範が調査員たちに一定のバイアスをかけているのは否定できない。

さらに言えば、反白人奴隷キャンペーンよりもさらに踏みこんだ規律への意図を読み込むのも不充分だろう[24]。たしかに売買春問題委員会にとって、その手法の差は下層民の対処に大きな違いを生み得る。委員会の「科学的」見解に即せば、打つべき手ははるかに広く、深い。「売買春」とは「社会的病気」であり「(一般の)病気と同様にあつかわれうる[25]」。「売買春」とは社会的原因をもつのであり、その「除去」によってこの問題は治療・解決されうるし、そうせねばならないという。[26] 報告書のあげていった人びとの生活の一こまごとが介入し矯正すべき対象に他ならないのだ。一見穏当な売買春問題委員会は、その原因を調べ上げようと執拗にかぎまわり、社会の下層民たちの一挙手一投足までをも規律したいと欲しはじめる。野蛮な移民たちの悪行をあばきやつらを排斥したいと願う白人奴隷問題論者たちは、この委員会に言わせるなら手ぬるい。より徹底した規律こそが必要だと唱えるのだ。

ところが実は、一九一〇年代半ばまでの諸報告は売春業の廃止はおろか都市下層民の生活に具体的に介入するような経路を備えはしなかった。売買春問題委員会が臨時の取り組みに過ぎないのは当の委員たちもすでに承知していた。ミネアポリス報告の言うように、各界からの委員たちは臨時に応召したにすぎず、実効をあげようとするなら「暫定的な実験段階を越えて、恒常的に実践されるべき」であった。[27] 言い直せば、下層民の管理という点では必ずしも役に立たなかったのが委員会の活動だったのだ。報告書の言説をもって生政治の徹底を論じるのは、この委員会の実力を過大視している。

## † 旧秩序の乗り越え――「事実」の政治学

ではあらためて、委員会がその科学性をことさらに強調したのはなぜだったかと問わねばならない。中産階級による秩序維持というテーマへと視野を絞りきる前に、その秩序のありよう自体が揺らいでいた世紀転換期アメリカの文脈を勘案しよう。手法の違いが重要なのは、それが反白人奴隷論者をふくむ既存の権威と委員会との差異をきわだたせるからではなかろうか。長年にわたって政治や行政が手をこまねいてきた問題について、その実態を把握し、具体的な対処を提示する。これこそが、売買春問題委員会という装置が担った使命だった。「売買春」をめぐる論争は、社会のあるべき姿やそれを実現する方途についての交渉だった。

一九一一年四月のシカゴ委員会の報告書に立ち返ってみよう。「売買春が存在しないかのようにふるまうのはまやかし」だという同委員会は、事態を黙認する旧体制を強く指弾した。

「人間社会へのこの災いを制圧せねばならないというのが、数か月におよぶ徹底的な研究と調査ののちに当委員会が得た結論」だと、シカゴ売買春問題委員会は訴えた。[28]「売買春が存在しないかのようにふるまうのはまやかしであり、有害なることこの上ない」という市長の書簡を冒頭に掲げて、報告書は長年にわたる沈黙からの訣別をうながす。[29]シカゴに限らずおよそあらゆる都市に存在した売春宿とそこでの行為を知らない人はいないが、それはせいぜい小声で語られてきた。問題を取り上げようとする声は制止されてきた。しかし、「理知的な答申には地域の状況が徹底的に調べ上げられねばならないと決意した」[30]委員たちは、不偏不党の事実を公表して、シカゴ市民の公正な議論を待とうと言う。事実を前にするなら、シカゴはもはや売買春という問題から目をそらすことはできないだろうと詰め寄るのだ。

シカゴ委員会にとっての批判の対象が浮き彫りになろう。たしかに行政もまた廃娼運動に取り組んだ。ところがそれを既成秩序を維持しようとする体制側の試みとだけみることはできない。地方自治体から連邦にいたるまで、またこれに唱和しさきがけもする民間諸運動においても、問題提起に熱心だったのは改革を標榜する人びとだった。性産業を叩きつつかれらがあぶりだすのは無能なボス政治であり、利権まみれの警察であり、歓楽業ひとつ満足に規制できない行政であった。性病の医科学的な知見を備えもせず、事態に対応する術もない社会であった。ひいては、適切な社会政策を提供できない政体そのものが問題だった。娼婦たちを必要悪だとあきらめて、性産業はもとよりその環境を野放しにしてきた制度はもはや許容できない。焦点は旧秩序のありようであり、それが問題を放置し醸成することなのだ。

この関心に即せば、売春婦に転落した女たちの悲劇を嘆き怒るだけの反白人奴隷運動はもの足りない。歴史家クリストファー・ディフィは白人奴隷物語が社会問題への国家介入の足がかりだったと言うがはたしてどうか。なるほど、州境をまたぐ人身売買禁止を定めた一九一〇年のマン法は連邦政府が都市へと介入していく糸口にはなっただろう(31)。しかし売買春問題委員会に言わせれば、白人奴隷売買批判はいかにも力不足だ。性産業を放置してきた従来の市政を批判し、マン法の制定をはじめ成果を手にしつつも、その矛先はさほど深くへといたらない。女たちを守れ、移民よ出て行け、そう唱えて温存するのは現状の体制に他ならない。それも当然であった。既存の権威を突き崩すための武器をその運動は備えていないからだ。センセーショナリズムへの依存は、昔ながらの情動を喚起はしても、新しい権威を確立するための基盤的な知を欠いている。それでは新しい政治文化を築くなど望めないのだ。

対照的に、売買春問題委員会は既存の政治や行政が目を背けてきたものを明るみに出すだけでなく、そのための独自の方法として事実や科学の力を唱道した。つまりそれは、都市政治の新しいアクターとして名乗りを上げる行為だったのだ。それゆえにこそ、調査と報告書作成という言説レベルにとどまる売買春問題委員会が、それでも各地で盛んに設けられたのだ。事実や科学をなにか自明なものとみなしては、売買春問題委員会結成がはらむこの熱と緊張を捉え損ねてしまう。

## 3　売買春問題委員会の再検討
### ——新しい政治文化をめぐるにらみあい——

さらにもう一歩踏み込んでみよう。白人奴隷問題キャンペーンを追い落としはしたものの、この売買春問題委員会が時代を担う一枚岩をなしたわけではない。古い権威や政治への批判を共有しつつも、この臨時的な組織に参集したのは、新しい権威の所在をめぐって相争う人びとだった。

そのなかには女性たちをはじめ、それまでの政界には参与してこなかった人たちの姿を見出せる。それは、売買春問題委員会が既存のパワーエリート層内部での世代交代にはとどまらない断絶をはらんでいたのを示唆している。

そしてかれらの切り札だった「科学」の政治性や複数性にも注目せねばならない。新しい権威のあり方は決して定まっていない。むしろ、その権威や秩序のありようをめぐる交渉の場がここにあったのが重要だ。

## † 売買春問題委員会の構成

売買春問題委員会立ち上げの過程とその顔ぶれを検討し直せば、均質な中産階級がそこにいたのでないのはあきらかだ。委員たちが各々に代表するのは競合する諸潮流であった。そこには、都市問題、社会問題をめぐって複数のグループが連携と競合を織りなすのが垣間見える。売買春なるものをいかなるかたちで捉えるべきか。誰がどういった資格ゆえにその議論を導くべきか。古来の問題を新しい視角で捉えなおすと言い出すとき招き寄せたのは、社会問題を把握し、その改良を牽引すべきはいかなる知なのかという問いだった。売買春にまつわる性病、貧困、衛生、道徳といったテーマの広がりゆえに多彩なアクターがもの申し、その対立もまた鮮明になる。委員会は、アメリカの新しい政治文化をめぐる折衝の場であった。

各々の内部において多様でありしばしばグループの垣根をまたぎながらも、委員会を構成した大きく三つのグループを指摘するのが便宜だろう。第一に、実業家を中心とするいわばエスタブリッシュメントがいる。第二にあげるべきは、慈善活動、社会福音主義、セツルメント運動とかかわる一群の社会改良運動家たちである。従来の売買春史においてこの一団への関心は低かったが、ここに活発なアクターがいたことは特記しておこう。牧師、篤志家、婦人クラブ員、セツルメント運動家、それに草創期の社会学者にもこうした活動に加わる者がいたのだ。既存秩序の護持や下層民の管理とは必ずしも志向をともにせず、かれらは独自の社会改良を思い描いていた。そして第三に、多くの委員会が社会学者や医科学者をその一員に加えている。社会調査という方法や性病感染という観点が浮上し始めていたのだ。ただし、かれらは単に中立的な役割をつとめた専門家ではない。前節でも追いかけたように、一方でかれらは中産階級的な規範の押しつけを「科学的」に正当化するエージェントだった。他方で、その「科学」が既存社会の批判へも転じることを考えるなら、各地の売買春問題委員会が盛んに強調したその科学性についても再考が要るだろう。個人の徳を基盤にした古典的共和制が揺らぐなら、その再建や革新には既存の体制を凌駕する知見がなければならない。当時にあって科学とは、客観的な知を標榜するとともに、従来の知見と対決するのだ。捉え損ねられてきた「社会問題」をつかみそれへの処方を示すことで権威の首座を奪おうという武器なのだ。ここにおいて、委員会の科学を、従来のエスタブリッシュメントが都市の移民や労働者たちを管理する道具とだけみては見誤る。

## † シカゴ——交渉の場としての売買春問題委員会

あらためてシカゴ委員会の事例をみてみよう。

コネリーやローゼンの先駆的な研究は、同委員会を牛耳った実業家らが、既存秩序をゆるがすものの象徴として売春や諸風俗の規制を試みたという。すなわち、わずか二名の女性のほかは委員二十九名のうち二十五名が主流派であり、その内訳に実業界、法曹関係者、教会、大学関係者、医師を数えるのだ。[32]

しかしこの整理は、シカゴ委員会の報告書自体が書き記す経緯とうまく合致しない。一九一〇年三月にシカゴ市長をこの委員会の結成に踏み切らせたのは、ＹＭＣＡを会場に集った六百名余の教会関係者が突きつけた請願であった。これを、体制にからめとられた大手教会によるおざなりのポーズと決めつける理由はみあたらない。当時の状況に照らせばむしろ、シカゴをはじめ全米諸都市ではじまっていた社会改良運動の文脈でみるのが妥当ではなかろうか。[33]「状況を徹底的に調べ上げる」委員会を組織せよという要求に、教会だけでなく、新聞、セツルメント、そしてひろく市民が「耳を傾けるのは間違いない」という決議文の一節は意義深い。委員会設立を支持したのが広範なネットワークであり、「状況を徹底的に調べ上げる」ことでそれを怠ってきた既存の体制に圧力をかけようと言うのだ。事務局長には白人奴隷問題でも盛んに発言した連邦地区検事エドウィン・シムズが就くが、委員会の議長を務めたのはこの教会関係者の代表であったウォルター・T・サムナーであり、調査統括にはニューヨークで実績のあった社会学者ジョージ・ニーランドを迎えた。医学博士アナ・ドワイヤーはシカゴ道徳委員会をはじめ各種社会運動に加わっており、歴史家コネリーが主流派の大学関係者に数えたグラハム・テイラーは社会福音主義運動の有力者であり、チャールズ・ヘンダーソンは草創期のシカゴ大学社会学部の一員であるとともに、社会運動の指導者でもあった。

こうならべるなら、シカゴ婦人クラブのエレン・ヘンローティンが数少ない女性として孤立したとみるのは早計だ。慈善活動やソーシャルワークを基礎とした有力な社会改良運動誌『サーヴェイ』は、シカゴ報告を「理想的」だと速報した。[34]社会問題に手をこまねいてきた従来の都市運営からの訣別として評価したのだ。逆に言えば、全米大手小売りシアーズ・ローバック会長ジュリウス・ローゼンワルドをはじめとする実業家たちは、こうした改良志向の面々と席を囲んで合意をつくらねばならなかったはずである。ローゼンワルドが、労務面での実利的な関心も含めてグラハム・テイラーらとしばしば協働したことも知られている。[35]中産階級的な制約がそこにまったくなかったとは言い難いが、この調査委員会が、お仕着せの下層民管理だけを忠実に務めたとは限らない。むしろシカゴの公共的課題と社会改良の方向性を討議する場となったとみるべきであろう。

## † ミネアポリス――「市民」の覚醒

この社会改良というベクトルは、一九一一年のミネアポリス委員会報告とあわせて読むならいっそう明瞭である。シカゴと同様に、教会に基盤をもちつつセツルメント、教育事業、プレイグランド（遊び場確保）運動などに関与した当地の代表的慈善家マリオン・シャッター師を議長に、十五名のうち女性運動家二名、チャリティー運動系一名、医師、大学関係者をふくむ多彩なアクターが集っただけではない。注目すべきは、売春業の規制下容認政策を批判した委員会が、その報告を単なる政策提案ではなく「市民の覚醒！」の現われと明確に位置づけたことである。「「こんなことはいつだってあったのだ」と言い、「人間の性質はけして変わらない」と言いながらボス支配や汚職や社会的無秩序と闘う者に解答などはない」と叱咤激励して、実業家をふくむこの委員会の活動を報告書は改良改革の一環として提示した。

あくまでも「事実」を強調する点で、ミネアポリス委員会もまた「科学」を基盤とする一九一〇年代売買春問題委員会の系譜に連なっている。しかしその科学性は、単に中立的というよりも、「市民としての責任」と不可分だと了解された。この「市民」は既存のエリートたちと立場を違えて改革志向であり、新世代の社会学者やテクノクラートとは別のかたちで科学性を構想する。「われわれは問題から道徳的、宗教的要素を除外しないし、たとえそうしようとしてもそれは不可能だが、「ことにあたって実践的な者」とわれわれが呼ぶ人びとの賢明さに能う限り語らしめようと努めてきている」と同委員会は述べた。道徳と科学とは背反しないと言うのだ。諸潮流の調停や接合を試みつつ、ミネアポリスの委員たちはその科学性を新旧の社会改良諸運動との連続面におく。もっとも道徳的であり、かつもっとも科学的なのがわれわれだと豪語したのだ。(36)

## † アメリカ自警協会――科学の多面性

売買春問題委員会の科学性を担保したアメリカ自警協会（American Vigilance Association）の検討を加えて、協会員の多様性やその改革志向を確かめてみよう。シカゴ委員会の報告を承けてその提言の継続的な実現とその全国化を目指した同協会は、社会学的な実情調査とその取りまとめにジョージ・ニーランドをはじめとする調査員とノウハウを提供した。[37] しかし自警協会の来歴や構成を考慮すると、ここに単に社会学的な知見や専門家の台頭をみるのは妥当性を欠く。同協会もまた、社会学者にとどまらない諸アクターが名乗りをあげる場だった。

アメリカ自警協会の構成員はきわめて多様である。ニューヨーク・タイムズは同協会を実業家たち主導と報じたが、その母体は国際組織だった全国自警委員会とアメリカ純潔同盟とであった。[38] この合同を財政的に支援したのが、産業界の大立て者ジョン・D・ロックフェラー・ジュニアとともにニューヨークの女性慈善事業家グレース・ドッジなのは見逃せない。[39] スタンフォード大のデイビッド・スター・ジョーダンが会長、ハーバード大のチャールズ・エリオットが副会長に就くあたりに同協会の専門性・科学性志向をみることができようが、ほか二名の副会長はボルチモアのジェームス・ギボンズ師とシカゴ委員会の委員長でもあったウォルター・サムナー師であった。理事の一角をジェーン・アダムズが占めるこの布陣を、セツルメント活動やソーシャルワークの系譜から切り離して理解するのは無理があろう。歴史家ピヴァーらは科学指向へのシフトを一貫して指摘するが、実のところ「科学的かつ実践的」[40] であれという同協会のモットーは、世紀転換期のソーシャルワーク諸運動が共有し、場合によっては先導もした方法でもある。のちにロックフェラー財団に抱えられる社会学者ニーランドの存在をもって、実業家御用達の社会学がこの組織を制したとは言い難い。同協会の機関誌にセツルメントワーカー、ソーシャルワーカーの寄稿が多いのは、同協会の実働部分を誰が担ったかをうかがわせる材料だと言えるだろう。[41]

## † シラキュースとフィラデルフィア――ソーシャルワークの存在感

このアメリカ自警協会と密接に連携したシラキュース委員会とフィラデルフィア委員会の報告書は、諸アクターの角逐を物語って雄弁である。実地調査とその取りまとめをアメリカ自警協会の調査員にゆだねたシラキュース委員会だが、中立的なあるいは既存秩序に従順な社会学者たちにその主導権をゆだねたとは言い難い。十八名のうち女性だけでも五名をふくむ同委員会は、報告書のエピグラフになんとジェーン・アダムズを引用してその科学志向を説明した。アダムズを慈悲あふれる運動家としてでなく社会学者として提示するのが興味深いし、ラディカルとすら言える。委員会が示す事実は無味乾燥な情報であるというよりも、「沈黙の共謀」に支えられた「古来の悪徳」の弊害を知らしめ、しかしあくまでも先入観なき事実だと言うのだ。発足の起源を性医学者、婦人クラブ、聖職者、そして行政といった諸方面の呼びかけにもち、調査報告の吟味を五十余名におよぶ各界の市民に諮るシラキュース委員会は、社会改良を志向する諸運動とも分かちがたく結びついていたとみるべきであろう。[42]

全国的にも有力なソーシャルワーカーであったマーサ・ファルコナーらを委員に擁したフィラデルフィア委員会も同様である。たしかに、「偏見に基づかず」「ただ事実のみに拠って」というスタンスを可能にするのはニーランド率いるアメリカ自警協会からの調査員であった。ただし、その「訓練された調査員」とは、「シカゴをはじめとする諸都市で膨大な経験を積んだ男女」だという。五か月に及ぶその調査は、当地の「行政職員、教師、ソーシャルワーカー、諸団体指導者、医師、そして法曹関係者」との連携なしにはあり得なかった。ここでも、調査を可能にしたのは草の根に張り巡らされた諸運動・諸活動のネットワークだった。[43]

## † 政治文化闘争の場としての売買春問題委員会

科学を標榜した売買春問題委員会が一九一〇年代の論争に基本線を提供したのは間違いない。以後、運動とその提起の妥当性は客観的な事実に即しているかどうかで測られていく。しかし、その方法が誰を利するのかは検討を要する。「科学」が既存秩序をいつも補完するとも限らない。売買春批判を唱えた者たちが科学という道具とともに下層民統治に努めたにすぎないと思いこむのには慎重であるべきだろう。

事態はもう少し複雑だ。慈善事業、セツルメント運動、婦人クラブや社会福音主義にかかわってきた人びとは、まさにその科学を梃子にして既存の政治や権威への異議申し立てを図った。それどころか、その科学をもっとも体現できるのは、既得権益者たる実業家でもなければ、机上の専門家にすぎない学者たちでもなく、現場での「膨大な経験を積んだ」者、すなわち草の根の社会改良運動家たちだと示唆しさえするのだ。

こうした諸運動が、根源的な体制批判を内包したのに注目せねばならない。都市化と産業化にアメリカの政体が対応できないと悟ったとき、かれらの運動は補完や弥縫を旨とはできない。かれらは、白人中産階級女性といった分類に沿えばアングロ・サクソン系の減退を人種の自殺と憂えて体制を護持しようともするわけだが、他方で政体そのものの変革をも求めたのだ(44)。

もとより、こうした声が売買春問題委員会を制圧したわけではなかろう。実業家をはじめとする名士たちが黙っていたはずもない。第四章でみるように、この種の委員会に納得できなかったロックフェラー財団の二代目、ジョン・D・ロックフェラー・ジュニアは別組織を私設さえする。ニーランドら社会学者たちもまた、セツルメントワーカーらの言いなりではあり得なかった。

ただし、かれらが科学や専門性を唱えるだけで状況を打開できたとは考えにくい。かれらは、慈善活動家すらが科学を唱え、しかも先行して走り出しているのをよく知っていたはずだ。社会調査の足腰と言うべきコミュニティへの浸透ひとつをとっても、セツルメントをはじめとする諸運動には一日の長があった。売買春問題について言えば、十九世紀から関心を寄せてきた運動家たちは、売買春と性病との関連をとうに指摘して医学論争も仕掛けていた。イギリス帝国における公娼制度への批判と連携してきた運動は、むしろ男性医師たちの無責任さや非力さを攻撃してきた。専門医から臨床医までかれらはしばしば性病に関する医科学的知見を公にするのを躊躇したし、公娼制度に黙認すら与えてきたのだ、と。廃娼運動はそうした男性医師たちに医学的な権威を認めない。かれら運動家たちこそが、廃娼運動における科学性と主導権とをにぎっていた。むしろ、科学や専門性をもって地歩を固めようという中産階級男性はこれに対抗せねばならない。ここになんとか自分たちが割り込む余地をつくりださねばならなかった(45)。

ことは売買春をめぐる個別イシューにとどまらない。ここでの知的権威をめぐる論争は、社会改良運動をめぐる主導権を、ついには新しいアメリカを担うべき地位をめぐる折衝の場になりうるのに注目しておきたい。シカゴ委員会をはじめとする一連の場は、政治文化の布置をめぐる競合の機会でもあったと言えよう。売買春問題委員会は暫定的な組織だったが、ここにあいまみえた諸勢力はたがいの関係をいずれまた詰めて行かざるを得ない。

## 4　反売買春運動の絶頂？
### ――紆余曲折の一九一〇年代――

一九一〇年代アメリカにおける反売買春運動の初期を検討してきたわれわれは、いまやことの捉え直しを迫られている。これまで諸研究は、売買春問題へのさまざまな取り組みを一貫したキャンペーンとして描き、その隆盛を記してきた。こうした叙述の基底に座るのは、廃娼という掛け声の根本に下層民の管理と社会規範の締め直しという狙いがあったという見方であろう。また、社会学や衛生医学の知見を備えた専門家集団の台頭とともに、この方向性はいっそう確かになっていったとも論じている。しかし、こうした歴史像はことの半面しかみていないのではなかろうか。われわれが目撃したのは、一貫していると言うにはあまりにぎくしゃくとした展開だ。性の売買をさまざまに問題視するのは、なるほど移民や労働者たちを攻撃するのに絶好の糸口であった。しかし、白人奴隷への懸念が首尾良く燃え広がったと思いきや、それを鎮火しようとする言説がただちに立ち上がったのをどう考えるべきか。

入れ替わりに台頭した売買春問題委員会が調査という手法をことさらに掲げたのは、このとき別の争点があったことを示唆している。性産業や移民たちを叩ければそれで足りたわけではない。なにが問題であり、いかに御すべきであり、それを担うのは誰か。こう問いかける売買春問題委員会は、それができるのは自分たち以外にないだろうと誇示してみせた。調査と報告書刊行を通して、都市問題に取り組むための権威の専有を図ったのだ。ただし、そこで科学という権威を駆使したのは男性テクノクラートとは限らなかった。売買春問題委員会に加わったアクターたちのなかでもさらなる競合が始まっていた。とりわけ注目すべきは、社会福音主義者であり、慈善活動家であり、セツルメントをはじめとするソーシャルワーク諸運動にかかわる者たちであった。かれらがひとしく社会国家の守護者として発言したかは検討が要るだろう。その重心はむしろ社会改良にあり、既存の体制への強い批判をはらんでいた。

売買春問題が社会政策的な課題として浮上していく過程を、科学的な知見浸透にともなう不可避で必然的な一本道だったと言ってしまうと、そこにはらまれる緊張を捉え損ねるだろう。めまぐるしく様態を変え、常に衝突や競合や交渉を抱えもつのが売買春をめぐる一連の動きであった。「問題」の語り方そのものが焦点になるこの論争で真に賭けられていたのは、重大な社会事象をもっとも適切に捉え、処方を示し、その対策を実行できるのは誰なのかだ。それは、アメリカの行く末をめぐる闘争である。十九世紀アメリカの政体があちこちで破綻を露呈するなかで、新しいアメリカを導くべき新しい知とその担い手は誰なのか。これが問われていたのだ。

# 第二章　性衛生学と社会改良
## ——医師プリンス・A・モローのジレンマ——

二十世紀初頭アメリカにおける売買春の歴史を、われわれは解きほぐし、語り直していかねばならない。論者たちが争ったのは、変わりゆくアメリカを誰のいかなる知が担うかだった。そこでの合従連衡がいかなる帰結を産むのかを検討せねばならないのだ。

まず手を付けるべきは性衛生学に違いない。歴史家たちが一九一〇年代の運動を描くときに主軸に据えてきたのがこの医科学だった。それは論争に性病問題という医学的な視角を与え、売買春を社会的な問題として俎上にあげる。売買春をめぐる議論がその焦点を変え、この時代に大きな波を起こしていく契機であった。

### † 公衆衛生と社会の規律

性衛生学興隆の背景に、十九世紀アメリカにおける感染症への懸念があったとひとまずは言えるだろう。急速な都市化にともなう危機の増大は、衛生医学の地位をたしかにしていく。激増する都市民に清潔な食料や水を供給できない。生活用水や糞尿やゴミを十分に処理できない。換気の行き届かない住居に、複数の家族や下宿人が密集する。いずれも感染症の温床である。コレラ、腸チフス、黄熱病、結核に対応すべく、衛生学が要請されるのだ。(1) 軌を一にして性病に関する医学もまた成長していった。梅毒や淋病をひきおこす病原が発見され、検査法が生まれ、治療薬サルバルサンの登場が間近であった。性病に対処しようとする気運は高まる。(2) 医科学の発展は社会に着々と安全をもたらす。公衆衛生史の基本型に忠実な進歩の物語である。(3)

都市の衛生を改善しようという試みが、実は都市民とその生活への介入だったと諸研究は指摘している。衛生学は診療室のなかだけで営まれたのではない。社会史家たちによれば、病源が特定の地域や社会集団にみられるように思われるとき、改良運動は必ずしも背景をなす衛生状態や住居や賃金といった構造要因には向かわなかった。調査や風評が、都市下層民や移民や黒人たちを高い死亡率をもつ集団と特定し、かれらを他者として排除しようとする。(4) 生政治論に照らせば、移民や労働者への懸念と陸続きなのは、人口へのいっそう踏み込んだ関心であった。(5) 乳幼児の健康状態調査は医学的・社会学的な実態をさぐって終わりとはならない。その父母や兄妹たちがどこに住み、いかに働き、何を食べ、余暇や教育にいたるまでを把握したいと欲し始める。そうした生活のひとこまごとを監視下におさめ、矯正を迫るのだ。(6) こうした見立てに即せば、性衛生学に歴史家たちが注目する理由がよく分かろう。この医科学は、ジェンダーやセクシュアリティにまつわる諸局面を手がかりに規律の手を奥深く伸ばすのに絶好の地点に立つ。

### † 体制批判者としての医師

しかし本書にとってより重要なのは、この医学がただちには受け入れられなかったということだ。現場の力学は、医科学の発展と浸透とを当然視するのを許さない。立ち上げ期の衛生改良運動や性衛生学はしばしば壁にぶつかる。国民の〈生〉を引き上げるためにエリートたちが科学、医学、衛生学といった知を自在にあやつったと決め込んではならない。いまだ揺籃期にあって医学や科学を奉じる者たちは、ときに既存の秩序とぶつかり、孤立を味わい、たがいに自らの正統性を競い合う。社会のすみずみに管理が行き渡るといった像には、異論を挿まねばならない。衛生運動の苦闘は、権力の浸透というよりもむしろ、当時のアメリカにおける規範や権威のゆらぎを示唆するのだ。

本章はアメリカ性衛生学の始祖と呼ぶべきプリンス・A・モローの軌跡を追ってみたい。運動の立ち上げを担って性衛生学のリーダーと目される人物である。ところが生前のこの医師にとって、道のりは決して平坦でなかった。医科学の知見がただちに支持と承認をうけるのだろうと決めつけてその苦難を見落としてはならない。そして興味深くも、活路を求めるモローは医学とは縁遠いようにもみえる層にパートナーを見出していく。すなわち多くの女性たちであり、さまざまな社会改良運動だ。モローとかれらはしばしば既存の秩序への辛辣な批判を共有した。つまり、性衛生学は生政治の機制を導入するのと同時に、それとぶつかるような知でもあったのだ。モローが盛んに頒布したパンフレットやアメリカ性衛生学連盟（American Federation for Sex Hygiene）の機関誌『社会的病（*Social Diseases*）』を中心にみていこう。

## 1　性衛生学の興隆
### ――生政治のエージェント――

かつて、売買春を必要悪とする見方とその不道徳を難じる声との対立は平行線を描くばかりであった。医科学者モローの「性衛生学」は、この膠着状態が一九一〇年代に崩れる契機となっていく。

モローによれば、事態の核心は性病問題にある。売買春は単に私的な不品行でなく、性病を媒介し社会にまき散らすがゆえに問題だった。かれに言わせるなら、いっこうに合意を得ない年来の売買春問題論争は的はずれだ。性病被害が男たちから、その妻たち、さらには生まれくる子どもたちへとおよぶとすれば、道徳的に容認しうるかはもはや要点でない。不妊、死産、赤ん坊たちの病気、そして不仲から来る離婚にいたるまで、「人類存続のための自然過程のまさに根本を直撃する」がゆえに、「それはすぐれて「社会的病」」であった(7)。

### † 社会への脅威としての性病

この医師の眼目はもはや性病の治療だけではない。それは、「人間社会の至上の利害へのもっとも有害な病に対する社会的防御」であった(8)。種の再生産という根本領域を脅かすがゆえに、性病やその主要感染経路たる売買春は見過ごせない。ここに取り組むべき大きな社会的課題がある、とモローは主張した。

総体としての人びとの活力を維持しようとする生政治的な志向をここにみて取ることができるだろう。社会の隅々までをも監視せねばとモローは意気込んだ。いまや必要なのは、診察室を飛び出して社会的な病巣を発見し、それを治療・摘出することだとこの男は言う。「社会的病」としての性病に対処するためには、「健康と病気にとどまらない多くの困難で繊細な社会的問題に医師は取り組まねばな」らない(9)。このとき、ことが「健康、道徳、性愛、経済」におよぶ「われわれの社会生活の複雑な利害とからみ」あうとすれば、「あらゆる社会問題と同じくこれは科学的社会学に基づいて取り扱われるべき」であった(10)。すなわち、その社会的原因を探し出し対策をとらねばならない。狭義の医療にとどまらず、人びとの生活の細部にわたって介入すべき理由を性衛生学は用意したのである。

### † モローの働きかけ

ニューヨーク市を拠点にしたこの医師は、積極的なキャンペーンに打って出た。一方の柱は売春業の廃絶である。対となるのは、性病問題についての啓蒙であった。モローのみるところ、警察の手入れのような規制で性産業をほどほどに抑え込もうという施策は、性病予防には無力であった。それは感染の機会を温存しているからだ。後手に回って性病の治療に追われるのでなく、予防に必要な先手を打たねばならない。こう考えるモローは、男たちの性欲のはけ口は必要不可欠だといった主張も退けて、性病の封じ込めに邁進する。

モローが性衛生学に傾き始めた発端はあきらかでないが、一八九九年と一九〇二年にブリュッセルで開催された予防衛生学国際会議への参加は確認できる。梅毒や淋病が兵力をどれほど損なうかはよく知られ始めていた。それはイギリス植民地での課題として取り上げられ、ボーア戦争でいっそう痛切になっていく。フィリピン戦争の経験は、アメリカ軍にとってもそれが他人事でないのを教えていた。モローもまたフィリピンでのアメリカ兵の性病罹患に関心を寄せた形跡が残っている。(11)

一九〇四年に『社会的病と婚姻』を出版して活動を本格化したモローが、ニューヨークで医師たちを中心に「衛生と道徳的予防協会」を立ち上げたのが一九〇五年。その啓蒙活動は一九一〇年には、全米諸地域で生まれ始めた同種の協会をたばねるアメリカ性衛生学連盟に結実した。彼はこの間、医学会に限らず各地で講演を重ねる。執筆にも積極的であり、医学誌はもちろん、社会学会誌から諸社会運動誌まで手広く文章を寄せている。それらをさらにパンフレットとして再版して頒布に努めており、これは今でも入手しやすい史料として各地に残っている。

こうした史料から、性衛生学の知見が次第に浸透していくのをみてとれる。一九一〇年代前半の売買春問題委員会ではまだ、性病被害については報告書の終盤に繰り込まれるにすぎない。既存の政党政治への批判や、利権への懸念、都市の下層民や、酒場や歓楽街の現状が主な関心であった。とはいえ、委員会が性衛生学を知らなかったわけではない。一九一一年のシカゴ委員会はいちはやく、買春した男がその家庭に持ち込む性病が「罪人に感染するのみならず、無垢なる妻や子供を吐き気を催すような信じがたい確実さで汚染」し、「不妊、狂気、麻痺、目のみえない乳児、奇形児のねじれた腕、堕落、肉体的腐敗と精神的崩壊」とを広範にひきおこすと警告していた(12)。

委員会のみるところ、白人奴隷論のようなセンセーショナリズムはもちろんのこと、道徳的・宗教的批判もまた十分でない。あくまで事実に即せ。こう唱えるなかで、ことを性病の感染源として位置づけなおす見方が浮上していったのだろう。売買春について委員たちは多様な視座をもっていたように思われるが、梅毒や淋病がもたらす被害は動かぬ事実だ。性衛生学の視点は共通の土台になっていくのだ。関心や立場の違いはさておき、警官が娼婦を時折しょっぴいてもウィルス感染するこの病を管理するのは難しい。性産業を従来のように黙認することはできないという合意が次第に生まれていったようだ。当初、規制の厳格化を条件にしつつも性産業の容認を踏襲するのではと思われた諸委員会が廃娼論へと傾いたのは、実態調査の重みとともに、管理売春が性病を予防するかに強い疑問を呈した性衛生学の知見が一助となったとみるべきであろう(13)。

### † 全国組織への合同――アメリカ社会衛生協会の誕生

一九一四年に、モロー率いるアメリカ性衛生学連盟がシカゴとニューヨークを拠点とするアメリカ自警協会と合同して、アメリカ社会衛生協会が誕生する(14)。医学を機軸とする運動と、社会調査と立法促進に努める運動とが合同して、性産業の廃絶と広報に取り組む全国組織が設立された格好である。この合同劇に貢献したジョン・D・ロックフェラー・ジュニアの社会衛生局とあわせて、反売買春運動を先導する主体の登場であった(15)。

すでに高齢だったモローは統合交渉を見届けつつ一九一三年にこの世を去るが、この頃までに性衛生学はたしかな足跡を刻んだと言えよう。アメリカ社会衛生協会の初代会長に就いたチャールズ・エリオットにとって、売買春を必要悪と言えないのは性医学的にみてもはやあきらかであった。セックスを買うのが道徳に反するかどうかが要点ではない。事態の根本を捉えるのは、「医学の瞠目すべき進歩とりわけ予防医学におけるそれ」すなわち性衛生学である。問題の核心は、性病という「健全なる家族生活そして文明にとって疑いもなく実に最悪の敵」であった。それゆえに、社会的な介入は「義務と責任」として引き受けるべきものであった[16]。ここにはモローの口吻が受け継がれている。

こうした主張と同様の響きを一九一〇年代半ば以降の売買春問題委員会からも聞き取ることができよう。「法的・道徳的問題はともかくとして」と論じた一九一五年のルイビル委員会報告が核心とみたのは、売買春が「なによりも病気を生み出す」ことだった。「それは男と女を破滅させ、死ぬまで身体をむしばみ続け、身体を破壊し、何千もの胎児を殺し、白痴と盲目の子どもたちをこの世にもたらす」がゆえに深刻なのである[17]。社会的脅威としての性病という図式は一九一〇年代の論争の基本型となった。

## 2　モローの苦闘
### ――生政治論批判――

ただし本章が注目したいのは、この社会衛生学の功労者プリンス・A・モローの主張が、ただちには受容されなかったし全面的な承認も得なかったことである。生政治論に即せばその主導権が自明のように思える性衛生学は、きっかけは供しながらも、実は苦戦を強いられていた。

その盛んな運動にもかかわらず、当時の医学界をモローが掌握したとは言い難い。一九〇五年の夜、満を持したはずの「衛生と道徳的予防協会」の発足に参集したのはわずかに二十五人。モローは後々までこのことを苦々しく思い返すことになる。[18] 全米各地の性衛生学関連団体は会員数を増やしていくものの、本拠地ニューヨーク市においてすらその会員数よりも「はるかに限定的な人数が積極的な協力を示すに過ぎない」のをモローも認めざるを得なかったのである。[19]

### † 医師たちの多様な思惑

医師たちは一枚岩ではなかった。モローは性衛生学の国際的趨勢を体現するように自身を売り出すが、当の性医学の見解は一本ではない。なかでもヨーロッパ諸国を中心に広がりつつあった新管理派（neo-regulationists）と呼ばれる一派は注目に値する。たしかにイギリスの廃娼運動が英植民地での管理売春法を廃止に追い込むのに成功するなど、売春業廃止論者たちの勢いは盛んだった。しかしそれは、行政による規制を根絶はしなかった。代わりに警察の恣意的な手入れは制限しつつも、性衛生医とともに行政と警察とがかえって緊密に協力して娼婦たちの性病に対処するやり方が提案された。女たちに定期検診を受けさせ、罹患者は治療が終わるまで客をとらせない。この制度が、売春業の廃止か黙認かという対立を乗り越える妙案としてヨーロッパ諸国に広がりつつあった。[20]

アメリカの性衛生学界もまた均一ではない。一九一〇年にモローがようやく手にするアメリカ性衛生学連盟の発足大会がセントルイスで開かれたのもひとつの傍証だろう。歴史研究の多くはニューヨークを中心とする北東部都市に注目するが、セントルイスは中西部のハブと呼ぶべき場所であり、すでに一八八〇年代に管理売春政策を公式に採った最初の都市だった。後発であるがゆえに最新の知見、政策、設備を採用するのにも柔軟だった諸都市において、モロー性衛生学の頭越しにヨーロッパはじめ諸地域での動向に範を求める動きが存在した。[21] 最先端都市を自負するサンフランシスコで活躍した医師ジュリウス・ローゼンスターンに言わせれば、新管理派の施策こそが、「性衛生学の旗の下に勝利をたぐりよせる」のだ。[22] ニューヨーク医学界すらモローは制していなかった。そもそも性病問題からして活発に論じられているわけでない。たまさか発言があるとしても、性産業の閉鎖を唱えるモローらに対して、むしろ目立つのは売春婦の定期検診を軸とする管理売春の支持論であった。一九〇六年六月の『ニューヨーク医学ジャーナル』が「売買春問題」についての論説を載せているものの、そこですらモローに言及がない。ここでも代わりに提唱されるのは売春婦をいかに管理するかであった。[23]

そもそも医学の専門性が未確立な時期にあって、臨床医からの牽制も無視できない。研究医たちがその専門性を誇示するほどに、相対的に権威をゆさぶられる層はおだやかでなかった。患者のプライバシーにかかわるデリケートな問題にかかわり、禁欲の可否をはじめ論争的な提起をしてくる新興の性衛生医たちに、町医者たちは猜疑の目をむける。そうした緊張は、やはり専門化に取り組み始めてはいるアメリカ医学協会との関係にも影響する。傘下に臨床医を抱える同協会にとって、患者という顧客のプライバシーよりも社会的被害防止を優先せよといった主張は頭が痛かろう。一般男性でなく娼婦たちを管理する方が容易であり、同協会は性衛生学をただちに承認はしなかった。アメリカ純潔同盟の圧力が次第に性衛生医たちの医学界での地位向上を助けるものの、アメリカ医学協会は慎重だった。

### † 各界の壁

社会学界においても事情は変わらない。『アメリカ社会学ジャーナル』へのモローの寄稿は反響を呼ぶにいたらなかった。アングロサクソン系の人口減少を懸念して生政治的な関心を共有したようにも思える社会学者エドワード・ロスのような者ですら、モローにふれない。むしろ興味深いのは、そのロスへの反論を寄せた論者がモローの提起に言及していることだろう。「人種の自殺」という衝撃的なレッテルで人種間・民族間の競争を描き、

とくに労働移民たちの脅威を憂えるロスに対して、人口減少の原因は中産階級白人たちの性病ではないかと反問したのだ。(24)

行く手を遮る「伝統的な偏見という万里の長城」は各界におよび、性病問題の周知を阻んでいるとモローは憤慨する。(25) ニューヨーク・タイムズですら「性病が市民生活におよぼす危険とその広がりについてなにひとつ報じない」のだ。(26) 性衛生学の認知度は一九一〇年代に入ってもさほど高まらず、その消滅すら危惧されていた。連盟の機関誌『社会的病』の月刊化はついに実現せず、運動の不安定な財政状態も解消されない。(27) 全国組織となるアメリカ性衛生学連盟発足の前夜ですら、お膝元のニューヨーク市が売春業の容認姿勢をあらわにするありさまであった。社会への脅威としての性病という生政治的な主張は、国家的アジェンダとしてはいまだ承認されきっていないのだ。

## † アメリカ社会衛生協会での軋轢

この苦況からの一大飛躍だったはずのアメリカ社会衛生協会の意味さえ、子細にみるとゆらいでくる。もとより、同協会は性衛生学的な方法を掲げはする。しかし、統合劇の中心を担った顔ぶれに性医学者が加わっていないのはどう理解すべきか。モローの性衛生学連盟とはなじみの深いチャールズ・エリオットは活発だが、この知識人は医師ではない。モローやその側近と呼ぶべき性衛生医たちは表に出てこなかった。

諸運動合同の立役者とされるジョン・D・ロックフェラー・ジュニアが残した書簡記録によれば、一九一〇年にさかのぼる出会いの当初からロックフェラーとモローとは馬が合わなかったようだ。先に支援を乞うたのはモローだったろう。アメリカ国内の大学や、ＹＭＣＡ国際会議での好評などを挙げつつ、刊行中の啓蒙パンフレット配布のための資金援助をモローはロックフェラーに求めている。ロックフェラーからの返事はごく短く素っ気ない。二百ドルから三百ドルほどのごく少額の資金を提供しつつも、いつまでも援助は続けられないと釘を刺す。そろそろ性衛生学連盟の会員にというモローの誘いにロックフェラーが応じた形跡はない[28]。

社会衛生協会への合同が検討され始める一九一二年以降も溝は容易に埋まらない。統合劇の詳細は四章にゆずるが、アメリカ自警協会とアメリカ性衛生学連盟の連携は遅々たるものだ。ロックフェラーが盛んにこれを推進し、チャールズ・エリオット、クリフォード・ローらは呼応するが、モローをはじめ性衛生医たちは合流の効能に懐疑的であった。自警協会のシカゴの会員たちもまたローのロックフェラーへの接近を快く思わない。性衛生学を重視すると言いつつ、ロックフェラー・ジュニア、チャールズ・エリオット、クリフォード・ローといった面々は、モローからの支持を得るのが「困難であろうことを……よく承知している」と認めたまま、性衛生学者とは手を握りきらない[29]。実際、モローに近い医師らは独自組織を再開して、アメリカ社会衛生協会とは一線を画したのだ[30]。

〈生〉の統治といった整理ではこうしたさや当てを視野におさめるのが難しい。人口のメンテナンスに携わる医科学者や社会科学者の地位向上を強調する生政治論に反して、既存秩序とモロー性衛生学とはむしろ折り合いをつけかねたのだ。これはいったいなぜなのか。統治の道具として円滑に機能したのでないとすれば、この性医学は世紀転換期アメリカでどういった場所を占めていたのだろうか。政治文化の布置におけるその多面性を掘り起こさねばならない。

## 3　体制批判としての公衆衛生学
### ――「科学」の政治学――

順風のはずが実は逆風にもさらされる性衛生学を位置づけるには、その源流と言うべき公衆衛生学・衛生改良運動の歴史から棚卸しをせねばならない。

公衆衛生史においても、近年では生政治論が基本的な見取り図を提示してきた。諸研究が試みたのは、医科学の進歩が安全をもたらすといった図式にとどまらず、医療の社会的・政治的側面に光を当てることだった。医学の成長を必然としてきた従来の見方に対して、ミシェル・フーコーの示唆に導かれる歴史家たちは衛生学がはらむ規律的な力を暴き出していく。

しかし、問い直しもまた始まっている。生政治論においてすら医科学の台頭を必然とする枠組みそのものは温存されてきたのに注意せねばならない。医学的なまなざしが社会に浸透するときに生じる力関係に光を当てつつも、医者の発言力が高まることは避けがたいかのように検討の対象からはずれるのだ。科学史・科学社会学はこの限りで科学の優勢を裏書きする傾向にあった。そしてそれはしばしば、近代知を我がものにするテクノクラートをはじめ体制を支える者たちの従僕のように科学を描く。それは本当なのか、と再考を求める声だ[31]。

こうした指摘とともに、先行研究を読み込み、落ち穂を拾っていってみよう。注目すべきは、医科学がいつも既存の体制を補助し補完するわけではなかったという点である。さらに言うなら、その医科学は体制の批判へも広がっていくのだ。

## † 交渉する初期衛生運動家たち

公衆衛生の改善を目指す動きは十九世紀アメリカでただちには承認されなかった。都市民を感染症から守ろうという目標は異論の余地がないようでいて、その実践には紆余曲折がついてまわる。衛生学を持ち込もうとする者は、その知見の承認を求めて交渉せねばならなかった。

たしかに、十九世紀半ばにロンドンでエドウィン・チャドウィックが上げた声はただちに大西洋を渡り、ボストンのレミュアル・シャタックやニューヨークのジョン・グリスコムといった医師らが呼応した。一八四九年から五年に及ぶコレラ流行、南北戦争下の傷病兵問題、そして戦後のコレラ再流行を契機に、衛生問題への関心は高まる。一八七〇年代にかけて、衛生医たちの組織化とともに各地の自治体に保健局が設置され、上下水道やゴミ回収制度などの整備も進んでいく。問題が発見され、それに応じて必要な医科学が導入される。順風満帆かのようである。[32]

ところが、子細にみるとこの語りはほころびをみせる。ほんのいくつかの例を挙げておこう。名高いグリスコムの調査報告は、市長の委任を受けてまとめながら政党の息がかかった役人たちに無視されて自費出版せざるをえなかった。[33] ニューヨーク市の有産市民が強力に支援したはずの一八六五年の市民協会報告書もまたその提言を実現するにはいたらない。問題視した下層民居住区は、のちに都市の異界めぐりツアーに消費されるのがせいぜいであった。[34]

医科学がいまだ未成熟であり、人びとの信頼を確保していなかったことも想起しておこう。病院は死のにおいを漂わよわせていた。実際、細菌理論がよく普及する以前の医療施設は病原菌の巣でもあった。人びとがそこに行くことを忌み嫌ったのには一理あったのだ。産婆たちに遅れをとっていた産科医をはじめ、医師たちの実力は心許ない。多くの民間医療が健在だった。[35]

実のところ、医師たちが当初そしてその後もながく経験する困難についての言及を公衆衛生史のなかに探し出すのは難しくない。宗教家たちに取って代わって医師たちが台頭するのを描く医学史家ジョン・ダフィーの古典的な仕事は、同時に、医者たちがその権威を確保するには医学的には素人（laymen）である市民との協力が不可欠であったともらす。医学に内在する真理が自然と開花して医師たちの発言力が高まるのでは必ずしもないのだ。医学の伸張には社会的な折衝が不可欠だったのだ。[36]

衛生学の実践面に着目すれば、こうした政治的な過程を避け得ないのが了解できる。それは狭義の医学の領域では完結しない。平体由美の当を得た整理にもあるように、「誰が、どのように、何を対象として公衆衛生行政を展開させたのか、その際に何が配慮され何が後回しにされたのか、という問題が浮上する」のだ[37]。

下水道整備ひとつをとっても、それはただちに反問を招き寄せる。いったいそれは誰の負担で、何者が、いかなる資格で、前例や関係者とどう折り合いをつけるというのか。ことを進めるには、行政組織を動かすための技術や政治家たちとの交渉が要り、そこになにがしか既得権益でもあれば事態は容易に動かない。市民との関係も同様である。いくつもの精力的な取り組みをみせたニューヨーク市でも、安アパート（テネメント）の改善や上下水道の敷設といった提案に地主たちは費用面で難色を示す。下層民居住区を訪ねる医師や調査員に住民たちは猜疑の目を向け、ときにこのよそ者たちを石もて追った。さらに言えば、医科学の専門家を名乗ろうとする者は、現場で医療に携わる者からの反発や異論に苦しんだ。罹患者数の調査ですらが、風評をおそれる臨床医たちからは忌避された[38]。

こうしてみると、公衆衛生の改善を求める者たちは安定した地位などもってはいなかった。かれらは、未熟な衛生学のために奔走して、その新しい知について承認を得るべく努めねばならない新参者であった。のちにモローら性衛生医たちが経験するあつれきはどれも実に見慣れたものだったのだ。

## † 挑戦者としての衛生学

ここで重要なのは、かれらの目指すのが既存秩序の末席に加わることでは必ずしもないという点だ。政治家や行政組織や地域利害と格闘する医師たちは、むしろ体制への挑戦者であらざるを得なかった。

保健という視角が既存の知とどうかかわるかが衛生医にとって死活的であった。公衆衛生学が地歩を得るのに医学的に妥当かどうかは十分条件でない。政治家、官僚、企業家や地主、知識人、住民、あるいは慈善活動家たちといった人びとに、衛生学という領域そのものの意義や正統性を認めさせられるかどうかが分かれ目になる。反応が芳しくないとき、その先の道は二手にわかれる。既存のアクターが呑めるように角を矯めるか、それとも、公共空間での発言権のあり方そのものを俎上にあげるかである。

十九世紀アメリカの公衆衛生運動はしばしば後者の道を行った。衛生医グリスコムや小児科医アブラハム・ヤコビといった衛生学の開拓者たちがしばしば政治運動へと身を投じるのは示唆的である。公衆衛生の改善を求める者たちは、自らの権威を確立しまたその知見を実践するために、既存の権威と競合せねばならないと痛感するのだ。かれらの医学的知が当時の体制と親和的でないのなら、その体制そのものを変えねばならない。二十世紀転換期ニューヨーク市のジフテリア感染への対策史をおったエヴェリン・ハモンドによれば、保健局とその支持者たちは感染症対策に消極的な政治家たちを腐敗した敵として描き出す。近代都市を担うには不適格な者との対比をつくりだすことで、かれらは世論の支持を得ようとしたのである。(39)

## †　政治文化闘争としての衛生知

こうしたキャンペーンの深度を測っておかねばならない。それは医師たちが地位を築くための手管にすぎないのか。それとも政治文化のありようにかかわる提起なのか。

十九世紀末の状況に照らして整理せねばならないだろう。感染症やゴミや悪臭や清潔な水や食料が課題として浮上したのは、アメリカ社会が急激に変化するなかだった。都市化や産業化が日々の生活を変えていったのはそのひとつの側面にすぎない。より大きな懸念は、その展開にアメリカが対応できるのかであった。問題がつぎつぎと噴出すること以上に由々しいのは、それらへの有効な対処ができないことだった。

このとき住民の健康が、生政治論が想定する以上に大きくかつベクトルを違える課題として浮上する。人びとの健康・衛生状態はもっとも可視的な問題のひとつであり、「アメリカの赤ん坊たちの早すぎる死」は深刻であった。なぜなら、その根底にはアメリカという政体そのものの危機があるとも言えるからだ。人が死に、病の予感におびえ、乗り越えたはずの過去よりも状況がむしろ悪化しているなら、この近代化・産業化には大きな病巣がある。そして、もしも現存の体制がこれを解消できないのであれば、別の誰かが取って代わって既存秩序を改編すべきなのだ[40]。

不潔な下層民たちを管理せねばと言う前に、そもそも、進歩を遂げるはずの近代都市を貧困と疾病に任せている現体制ははたして信用できるのか。こう問いはじめる公衆衛生学は大きな課題を射程に入れる。それは衛生医たちの権威を認めようとしない政治家や行政や臨床医や庶民たちへの不満の表明にはとどまらない。既存の体制を擁護して社会構成員を規律する術でもいられない。その目指すところは、旧体制とそれを支えてきた知を退けて、自らの知見を押し出すことになるのだ。

公衆衛生学が手放しで受容されない理由の一端はこの不穏さにある。危機において、世紀転換期の「改良(reform)」を単なる補正にすぎないと決め込むのは早計だろう。それは、基礎からゆらぐアメリカをリ・フォーム——建て直し、作り直し——する試みとみるべきである。活動家たちにとって焦点は、手直しではなく、社会体制そのものの変革であった。したがって、ある運動の成否は、それが既存の秩序、知、権威にどう対峙し、いかなる代案を示すかにかかっていた。

## 4　モロー性衛生学の体制批判
### ——不可避のあつれき——

こうした公衆衛生史の文脈に照らすと、二十世紀初頭に発言を始めるモローが単に社会防衛を志向したわけでないのがみえてこよう。彼にとって性衛生学は、体制の補完ではなく刷新であった。「社会改革の歴史が示すのは、伝統が進歩にとっての敵でありつづけたということである」と言うとき、性衛生医たちは伝統に取って代わる進歩の担い手として名乗りをあげる。それまでの無知という敵を医科学的な知で駆逐するのが性衛生医だ。既存の体制を新しい知で乗り越える先にあるのは、社会改革に他ならない[41]。

## † 社会変革を志向するモロー

まずもってモローは医学界そのものの改革から説き始める。性病を患者個人のプライベートな問題として秘匿してきた同僚たちを彼は指弾する。性病はしばしば夫から何も知らない妻そして子どもたちへと感染し、しかも深刻な健康被害に結びつく。ヒポクラテスの誓いに隠れてこれを黙認するのが医師の務めだろうか。医師の「保護義務は［患者当人にとどまらず］その妻や未来の子どもたちにおよぶ」はずだし、さらに言えば、「かれらを通して大きくは社会へも通じる」ではないか[42]。この社会的責務に照らして、「医療におけるそういった嘆くべき沈黙はまったくもって釈明の余地がない」とモローは断じた[43]。従来の医療を批判し医師たちに覚醒を迫るこの人物は、医学界に弓を引くのである。

モローの射程は広がっていく。医師たちに診療室の中に閉じこもるのを許してきたのはなんだったのか。桎梏の核心は、「社会条件に依存」し「コミュニティ全体の協力によってのみ正しうる」事態を認識もできず、無策でもあった現状である[44]。構造的に存在する社会問題がありながら、そのことに気づきもせず手をこまねいているのが現体制なのだ。「社会的病」が存在するにもかかわらず、それを「無視する自由放任政策」とそれを支える思想こそが批判すべきであった[45]。娼婦たちに責を負わせてもことは片づかない。歓楽街に遊び、そこで働き、近隣に住む労働者たちを責めるのも十分でない。問題の広がりから目を背ける者たちとそれを容認する思潮とに対峙せねば、アメリカの危機は解消できない。モローはこうみるのだ。

ここに「社会」という問題系の浮上をみることができるが[46]、その焦点は社会国家の従前通りの維持ではない。あくまで個人を基礎に発想する自由放任主義には、社会という有機体への配慮が欠落していた。そこでは、性病の伝染経路である売買春が社会的になぜ起きるかといった問いが生まれない。誰かの淋病が別の誰かに伝染する結果どれほどの被害が生じるか、といった連鎖への目配りを欠くのである。憂うるべきは、社会政策の不在という表層だけでない。より深刻なのは、事態を放置してきた現体制であり、この体制がそもそも社会政策を持ち得ないことだとモローはみた。性衛生学が「人類の幸福のために」「偉大な貢献をしている」という彼の高揚感の源は、社会の護持よりもその根底的な改良にある[47]。

いまやこの性衛生学徒は、現状の革新を先導すべき責任を負っていた。医療にとどまらず性道徳にかかわることへの慎重論に対して、「不道徳な行為とその病理学的な帰結とを分けて考えることはできない[48]」とモローは言う。「結婚生活を性病から守ろうとすれば、医師たちは厳密に衛生面だけを見ればよいとはならず、「健康と病気にとどまらない多くの困難で繊細な社会的問題に医師は取り組まねばなるまい」と力説する[49]。社会の再生産という根幹にかかわって、性衛生学者たちは社会の中核を担う者として名乗りをあげ、承認を求めたのである。

## † モローへの賛否

こうして、モローがたやすくは支持を集められなかった理由が透けてみえてくる。臨床医たちの沈黙から自由放任思想の無策まで既存の権威に手厳しいがゆえに、モローの訴えは広い支持をただちには集められない。社会国家を護持すべき行政の反応は鈍い。社会学者はおろか医師すらも冷淡だ。マスコミもまた頼りにならない。プライベートなセクシュアリティにも踏み込む性衛生学への警戒感は、衛生学一般よりも高い。性病をめぐる権威の所在もまたデリケートな問題だった。日常にかかわる部分においてまで医師たちの浸食を許すべきか。さらにはかれらが公共政策のありようにまで口出しすべきなのか。こうした権威の布置に関心を寄せる者の数は決して少なくない。タブロイド紙的な興味にとどまらないやっかいな争点がここにはあったと言うべきだろう。既存の体制への挑戦心もあらわにモローがこの政治文化的な舞台に乗り込むとき、それがただちに受け入れられるはずはなかった。

しかし、モローは決して独りではなかった。当初多数とは言えないものの、性衛生学の知見に賛同する医師がいた。そして注目すべきは、婦人クラブ、ＹＭＣＡ、ＹＷＣＡ、女性医師、セツルメント運動といった諸グループをモローが有力な提携相手として当初から挙げたことだ(50)。

アメリカ改革の一環として性病や売買春問題を捉えよ。こう唱えるモローにとって、この広範な人びとは性衛生学徒にとって得難いパートナーであった。モローのラディカルな批判を受容してくれる層は厚くない。マスコミばかりかジャーナリズムから医学界や社会学界まで「公衆との通常の連絡回路は閉ざされているがゆえに(51)」、モローは売買春問題の深刻さにすでに気付いている人びとを頼らねばならない。女性たちをはじめとする社会改良諸運動こそが「貴重な同盟者たち」であった(52)。状況を個人の私的な問題として秘匿しようとするいわば守旧派と対比して、『チャリティーズ＆コモンズ』誌の積極的な取り上げは際だっていた。モローが感謝した所以である(53)。

賛否半ばするこうした状況をみるなら、われわれは性衛生学を位置づけなおすことになるだろう。モローは単に医学的治療を欲したのではない。この医科学が体制の擁護や下層民の管理に終始したと一概に言うこともできない。モローはときに既存の権威を批判し、社会改良を唱えたのだ。そしてこの志向ゆえに、モローと手を組む有力な潮流のひとつはむしろ反体制的な諸運動であり女たちだったのだ。

## 5　性衛生学と慈善・改良・母性主義の運動
### ——モローのジレンマ——

このときモローは難しい舵取りを迫られる。婦人クラブ、セツルメント運動、女性医師といった勢力は性衛生学にとってありがたい理解者だ。ところが、かれらの協力はその専門性をうたがわせ、権威をゆるがす材料ともなりえた。しかもかれらは、この医師を強く支持するとともに、その医科学的な権威を利用もし、ときにはそれをわがものとさえする。

本書にとって、このねじれが注目に値する。そのジレンマは、世紀転換期アメリカにあって科学的権威の内実と所在とを問い直す契機になるからだ。

### † 医科学的権威とジェンダー

性衛生学のマニフェストと言うべき一九〇四年の『社会的病と婚姻』は、モローがその専門性をどこで調達するかをうかがわせて興味深い。同書は、医師モローが社会的権威を確保しようと展開したふたつの戦線を示すと同時に、モローが標榜した医学的権威とジェンダーとの密接な関係を示唆する。

同書の狙いは性病問題をただ告発することではない。第一の課題は、ことを医科学的に捉えるべきで、それを担うのがモローら性医学者たちだと読者に認めさせることだった。梅毒や淋病の病理とそれらがもたらす害を同書が執拗に説くのに倦んではならない。無味乾燥で延々と続くようなその事例に次ぐ事例は、まさにここにそれまでの論者があつかい得なかった問題領域が広がっているのを証し立てるのに必要だった。ことが医学によってはじめて把握でき、医学によって適切に対処できるのを、事実をもって証明せねばならなかったのだ。

ところが、この科学性に徹したはずのモローは、その立証にもうひとつの梃子を持ち出す。医学界のなかにも異論を抱えて、モロー性衛生学の足場は実はもろい。ここにおいて、世の道徳家たちとの区別がモロー第二の目標だった。人身売買を告発し、男たちの性道徳を難じ、女こどもの薄幸を嘆く声に比して、モローは自らの知見をその科学性において際立つものとして提示する。女性団体らの「高尚な動機は称讃にあまりある」が、「そこで採用される方法がもっとも賢明で最上かには疑問の余地がある」と留保せずにはいられない。「善き人びと」による「雪崩のような抗議」や、「白いリボンで縁取りされ」「しみひとつない白いガウンをまとった乙女たちにともなわれた」反売春業嘆願書を、モローは熱心に揶揄するのだ(54)。

淡々とした事実の提示を基調とする同書にあって、突如湧き出すようなモローの呪詛は随分と異質だ。あたかも無駄な寄り道とも思える。しかしこれを余分として切り落とすと、彼がたしかにそう書いてしまったことの意味を検討し損なう。むしろこう見るべきではなかろうか。長い伝統のある売買春論争に新しく参入しようとするとき、それも性衛生学という専門知を押し立てて割り込もうとするとき、モローはこの対比をつくらずにはいられなかった。道徳や感傷のおろかしさを言い立てることで、対照的に自らの医学の客観性ひいては正統性を印象づけようとしたのである。

## † ジレンマ

ところが、そうした諸運動を「貴重な同盟者たち」と言わざるを得ないとき、モローのジレンマは深い。性病への関心の喚起につとめるほどに、当の非科学的なはずの人びととモローは手を組まねばならなくなるからである。

説教臭い女たちが支持するモローの医学とははたしてどれほど確かなのか。こうした問いが潜在するなら、これは断固として封じておかねばならない。協力を得ておきつつも、モローは女たちとの間になんとか一線を引こうと努めた。しかしことはそれほど都合良くは進まない。一九一〇年にニューヨーク市議会が管理売春の容認というべき法案を通した際の顚末は、この事情をよく伝える。

この通称ページ法案は、警察が女性浮浪者を保護した際にその女性が保健局で診察を受けるのを義務づけ、性病に罹患している場合には強制的に入院させるものだった。モローの見方に即せば、これが実質的に意味するのは売買春の奨励だという。いまや警察は、売買春の阻止でなく、性病のおそれが低いいわば安全な街娼たちを男たちに提供するのを手伝うのだと。こうして、性衛生学徒たちにとって喜ばしいはずの一九一〇年は暗転する。

アメリカ性衛生学連盟の結成は、全国的に医師たちがその専門知をもって活動していこうとする宣言だった。白人奴隷をめぐる騒動が巷間で注目をあび、連邦議会でのマン法の成立を頂点に売春業への批判は強まりつつあった。この好機に乗じつつ、そこでの主導権を医科学的な見地で奪い取ってしまうための準備を進めていたとひとまずは言って良かろう。ところがその高揚感は、性衛生学徒のお膝元だったはずのニューヨーク市で冷や水を浴びたのだ。(55)

モローにとっていっそう衝撃的だったはずなのは、ページ法案反対の論陣への同僚たちの冷淡な反応だ。彼が思い描く性衛生学の知見に照らせば、安全な娼婦は幻想にすぎない。潜伏期間の長い性病菌はしばしば検査をすりぬける。顧客もまた保菌者になりえるのであり、娼婦だけを定期的に検診しておけば安心だとは廃娼論をかわすための詐術に過ぎないとこの医師は言う。ところが発足間もないアメリカ性衛生学連盟の機関誌によれば、ニューヨーク市での性衛生学徒の集会であがったのはモローへの異論だった。

ニューヨーク市での討論で、同市保健局の有力者たちはモローに同意しない。有力な論者だった医師フレデリック・ビアホフも廃娼論の医学的な妥当性に疑問を投じる。ジュリウス・メイヤー判事が言ったように、ページ法案は仮に完全でないにせよ性病防止のための一歩なのは間違いなかろうと論じるのだ。モロー側に立ってページ法案に反対した唯一の同僚医の見解も、モローにはごく控えめな支援でしかなかったろう。性衛生学にいまだ統一見解がなく十分に効果的でもないと述べて、この医師が代わりに展開したのは社会経済状況の改善という非医学的な提言だった。[56] 議長を務めていたモローは、反対者たちを説得できなかったと自ら認めるにいたるのだった。[57]

こうしたなかでモローを強く支持したのは社会改良運動にたずさわる宗教家であり、女性であった。ユダヤ教会のモーリス・ハリスであり、女性訪問看護師の組織化に活躍していたラヴィニア・ドックがフロアから発言を求めた。医師でないかれらは、ページ法案が売買春にかかわる男女の双方でなく女性のみを狙い撃ちにすることを強く批判する。それは女性差別への批判なわけだが、しかしこのとき、かれらはまさにモロー性衛生学の知見を活用した主張をする。女性への不平等なあつかいは、性病被害の拡散を通した社会全体への脅威として看過できないと論じるのだ。それは他方で、モローの権威を梃子にみずからの議論を正当化する試みでもあったろう。モローの医科学的な権威を支持するのは、性衛生学を換骨奪胎して現状維持で良しとする勢力でなく、まさにこうした既存社会への疑念をもつ者たちであった。モローにとって、ページ法案への賛否といった決定的な場面においてすら頼りにできたのはこうした人びと以外になかったのである。[58]

## † モローの試みと苦杯ふたたび

モローには忸怩たるものがあったろう。売買春問題論争、公衆衛生問題ひいては社会問題全般に割って入るにはどうしても医科学的な権威を確保せねばならない。けれども、いまだ萌芽的な性衛生学を支持するのは、モローが非医学的で情緒的だと差別化したかったはずの既存の改良運動家たちであり女性たちだった。論戦で地歩を固めるため乗り越えねばならなかった当の競合者たちから手助けされるのだ。

一九一〇年のこの苦闘を彼がどうみていたかを直接に示す史料はない。しかし史料群は、こうした状況においてモローが男性化を通して専門性を確保しようと図ったのを示唆する。とりわけ目につくのは、アメリカ性衛生学連盟の結成を機にその連盟の主導権を誰がとったかである。端的には、同連盟の役員はすべて男性であり、もっぱら医師たちであった。「医師、教師、ソーシャルワーカーばかりでなく、実業家、判事、弁護士、出版者、労働組合員、女性クラブ、母親クラブ、YMCA、YWCAなどなど」の参加を歓迎すると言いつつも[59]、連盟は「純潔」概念の不十分さを力説し、「近代科学」の重要性を唱える[60]。連盟の機関誌『社会的病（*Social Diseases*）』から女性の寄稿者はがくんと減っていく。モローらは、性衛生学の権威を純潔十字軍からは切り離して形成しようと努めるのだ[61]。

その成果を問うべき機会は一九一〇年十二月にやってくる。幸か不幸か、議会を通過したページ法は違憲とされて失効する。この機を活かすべく、モローは積極的に動いた。再び討論会を組織して、いまいちどモロー性衛生学に即して管理売春の無効を証明しようとするのだ[62]。

このときモローはふたつの課題を抱いていたように思える。第一に、医科学に頼っても必ずしも合意を得られないなかで、それでもいかに性衛生学への支持を確保するか。第二に、今回は女性改革者たちの手助けを借りずにそれを達成することである。

売春の管理でなく廃絶へと進まねばならない。それを論証するためにモローが今回用いたのは「歴史の必然」と呼ぶべきレトリックだった。この日も議長を務めたモローは、興味深くもこの日の討議の冒頭で医学でなく過去の振り返りから語り起こす。十九世紀半ばに導入されるも失敗に帰したある法に言及しながら、この医師はページ法との類似性に注意をうながす。その上でこの法は「何年ものあいだ施行され、そして失敗として非難されたのです」と言うとき、含意は明白だろう。[63] 歴史に照らして、性産業を規制下で容認するのは無効だったのであり、採るべきは売買春の廃絶だと言うのである。いわば、モロー性衛生学とは歴史の趨勢を体現した知だというのである。

呼応して最初に登壇したのはエドウィン・セリグマンだった。コロンビア大学で経済学の教鞭をとる有力な知識人だが、ここでは一九〇二年の十四人委員会の座長として受け止められたことだろう。ニューヨーク市に設けられた同委員会は、報告書『ニューヨーク市の状況をとくに鑑みる社会悪』を出して一九一〇年代の反売買春運動の先駆をなしていた。ただし、この人物は医学的に性衛生学を語る立場にはない。代わりに彼が提供したのは、ヨーロッパ諸国とアメリカにおける売買春抑制政策の失敗の歴史だった。不成功に終わった管理売春に取って代わるべき新しい政策を担うのが性衛生学だ。こう述べて、必然的な進歩の道筋を描いてみせるのだ。

セリグマンによれば、規制下で売買春を管理する政策の限界は諸国での過去の経験からあきらかだという。「近代医学と近代科学の成長とともに、われわれは問題の衛生学的側面を強調することを学んできたのだ。……それは規制下の売買春容認制度全体へわれわれをして反対せしめる」とひとまずはモロー流性衛生学の知見を持ち出すが、セリグマンの本分は医科学にはない。そもそも性医学の妥当性がそれ自体ではあきらかでない。彼がその権威をもって保証するのは、この知見が歴史の趨勢にかなっているという点であった。そのみるところ、「この問題についての真の民主的で社会的な方法の進歩が近代において起きている」というのだ。[64] その含意は、旧いヨーロッパを凌駕していく新しいアメリカという図式であった。売買春管理政策は「日常生活の細々としたことに政府が介入するのに慣れているようなヨーロッパ諸国には通用するのかもしれない。しかし、そのような規制がアメリカの人々をひきつけることはないと言って良いだろう。[65]」こう述べるとき、モローが支持する売買春廃絶政策は、医学的に妥当である以上に近代化する世界における必然であった。裏返しに言うならまた、それゆえにこそ廃娼論は譲れない線として提示もされるのだ。

医学界の議論が割れており、モロー衛生学の地位は安泰でなかったなかで、この史的ナラティヴは得難いお墨付きだった。モローの一派はにわかに力づけられたようだ。二番目に登壇したニューヨーク保健局の医師ステファン・スミスはこう力説してみせる。「保健局が、そして保健局のみが」この性病問題を管轄すべきだと述べて、医師たちがこの問題をめぐる権威を占有しようというのだ。(66)

こう語る性衛生学徒たちが、医科学単独でなく、医学的廃娼論と歴史とアメリカとをある特定のつながりで論じているのには留意したい。スミスに呼応して「ここはニューヨークではなかったのですか？　ニューヨークは巨大な村ロンドンや疲れきった君主制ヨーロッパの町とはまったく別の都市ではなかったのですか？」とフロアから声をあげたのは、改革派の小児科医アブラハム・ヤコビだった。(67)医師トーマス・ダーリントンも唱和する。

アメリカは多くの衛生問題を解決してきましたし、ニューヨークは衛生科学の世界を引っ張ってきたのです。その都市がこの重大事について旧い土地の信用に値しない方法をただ模倣すべきでしょうか。それとも、他の問題がそうであったように整然たる科学的方法に基づいてそれを解決すべきでしょうか。(68)

ニューヨーク市における売春管理法の廃案に勢いを得てここでかれらは口々に性衛生学への自信を述べ立てる。廃娼論こそが医学と社会の近代化にともなう必然だと言うのである。しかも今回かれらは、女性たちをはじめとする競合する改良運動家たちの手助けを受けずに、性医科学こそが状況を掌握できるはずだとおおいに気勢をあげたのだ。

さてしかし、モローの策ははたして成功したのだろうか。ここでもやはり否と言わざるを得ないのが重要だ。言説上の楼閣をどれほど築いても、その言辞だけが状況を制するわけではない。この日モローに同調した医師たちはただちに批判にさらされるのだ。

フィリップ・マコックのコメントは辛辣だ。高揚した性衛生医たちの発言をひとしきり聞いた後に、彼は状況をこう整理し直す。端的に言って、ページ法案という売買春容認政策を葬ったのはなにも性衛生学の知見のおかげではあるまい。裁判所が、警察が性病罹患女性を強制的に病院送りするのが「単に正当な法の手続きにそぐわないと判断した」にすぎない。この判決は法学的な結論以外のなにものでもないのであり、医師たちがいったいなにを誇っているというのだと[69]。モローの側近エドワード・キーズもまたこの点について率直だった。

きわめて興味深くも、前回の会合では多数を占めたのはページ法案への賛同でしたし、そのときには法案はまだ生きていたわけです。いまや法案は違憲として葬られ、われわれは嬉々としてその死者の罪を語っています。まったくご立派な臆病さと言うべきでしょう。前回ページ法案に反対の声をあげたのはもっぱら女性がたでした。男性陣もいまようやく戦線に加わったということですな[70]。

自らの医科学に権威を確保したいという性衛生医たちの願いとは裏腹に、キーズはことがそれほど簡単でないのを知っていたし、そう指摘せざるを得なかった。議会や地域の支持があってはじめて保健局や生衛生医たちは機能しうる。そしてなかでも、日和見的な男性たちと違っていつも頼りになる女性たちとの協力関係こそが不可欠なのをキーズは認めるのだ。ジェームズ・レイノルズの発言を聞いておこう。「この問題が警察の力を排除し、何か代わりのものを持ってくることで解決するわけではないのです[71]」。そして実際、性衛生医たちの意向に無頓着に、ページ法の廃案後もニューヨークの政策担当者たちはくり返し管理売春路線をとろうとした。性衛生医たちはそのビジョンの実現に失敗し続けるのである[72]。

近代社会において秩序の維持に科学が果たした役割を強調する見方に、モローらのこうした苦闘は疑義を呈する。戦線ははるかに複雑なのだ。それ自体が体制への批判という側面をもつ性衛生学は、同時に狭義の「科学」とは言いがたい知や運動と手を結び始める、あるいは結ばざるを得ないのだ。次章はこの展開を追わねばならない。

# 第三章　ソーシャルワークの倫理と科学

## ――「社会」の発見と橋頭堡としての性衛生学――

性衛生医プリンス・モローが手を結んだ婦人クラブ、ＹＭＣＡ、ＹＷＣＡ、女性医師、セツルメント運動といった諸グループとはいったい何者か。[1] 本書はあらためてこう問わねばならない。モローの言う「貴重な同盟者たち」[2]を単なる支援者たちとみるなら、モローとかれらとの関係を見誤るばかりか、アメリカ政治文化のゆらぎをとらえ損なう。まるで、科学を基盤にした社会政策への道がひらかれつつあり、それへの声援があったにすぎないように映るからだ。

### †　母性主義福祉国家論の提起

めざましく進展した母性主義福祉国家論によれば、この活動家たちこそが社会改良運動の一大潮流であった。[3] 二十世紀初頭アメリカにおける社会政策づくりを牽引したのは、この頃すでに全米慈善矯正会議（National Conference of Charities and Corrections）に結集しつつあった諸グループであった。単体ではいまだ自立できないモロー性衛生学はもちろん、公衆衛生学や衛生改善運動それに社会科学は、「ソーシャルワーク」を大きな機軸とする社会運動・政治運動との相互関係のなかで展開したと言うべきだろう。すなわち、有徳の個人にまかせれば足りるという想定を虚構だと批判して、「社会」という単位で改編を求めていこうという動きだ。

たかだかきまじめな女たちの説教だろうといった予断からは身を引きはがしていこう。舞台に上がるのは女性ばかりでない。社会福音主義、慈善事業、セツルメント運動、訪問看護をふくむ医療、社会学、そして性衛生学・社会衛生学運動に携わる男たち女たちを「女性」や「母性」というカテゴリーに押し込めてその力を割り引いてはならない。かれらにとって母や子どもたちの危機は、モローにとってと同様あるいはそれ以上に、看過できない。その惨状を放置している既存の体制を認めることはできるのか。これを改良するとすれば、それは誰であり、いかなる知見や方法なのか。これらは政治文化のあり方をめぐる問いかけであった。

### † 拠点としての売買春問題

このソーシャルワークにとって、売買春あるいは性病の問題は戦略的な意味を帯びていた。医科学、社会学から、福祉の問題にまでまたがるこのテーマは、噴出している社会問題をどう定義し、いかに対処するかを問うに恰好だった。

本書が注目するのは、社会政策を必要とするアメリカでの知のありようそのものが問い直されていくこの過程である。性衛生医モローにとって欠かせないパートナーだった諸運動は、科学を重視する時勢から取り残される守旧派や道徳至上主義者ではない。かれらはむしろ、モローの医科学的知見や発言力を換骨奪胎してわがものにさえしようとするのだ。

## 1　ソーシャルワークの登場
### ――母性主義的な民間組織の伸張――

売買春史において、女性をはじめとする社会改良運動家たちの存在感はむしろ希薄だった。かれらの奮闘を書くような歴史においてすら、結末はその退潮で終わる。しばしば描かれるのは、因襲的なかれらが近代的・科学的な運動やテクノクラートによって取って代わられる過程であった。

これに対して近年の母性主義研究があきらかにしたのは、慈善活動家たちの運動が温情的な篤志にとどまらなかった機制である。十九世紀アメリカの政治や行政のあり方は、母と子どもの保護を結集軸とする一群の民間団体を構造的に必要としたという。噴出する都市問題を目の当たりに社会政策の必要性に気付く世紀転換期アメリカにあって、私的な慈善にとどまらず「社会」の改良を射程に入れた「ソーシャルワーク」の諸運動こそが時代の牽引者だった。売買春をめぐって発言したのが誰だったのかの検討は、いったんこの文脈を経由せねばならない。

### † アメリカン・デモクラシーと弱い国家機構

当時のアメリカを特徴づけたのは、その国家機構の未整備であった。急膨張する都市に諸制度の整備が追いつかなかっただけではない。そもそもイギリス王政の統治機構からの解放を求めて発足したこの新しい社会、とりわけそこで主導的役割を自任した男たちは、実力をもつ国家機構つくりに慎重であった。責任ある個人が主役を務めるのが共和政であり、民主主義や自由を尊ぶこの国の政府・行政は小さいほど良いと言うのだ。(4)

こうした国家はしかし、さまざまな社会問題が噴出する十九世紀末に弱点を露呈する。深刻な弊害をもたらし始めた都市化と産業化の前に、連邦政府はもちろん諸都市の政治や行政は無為無策であった。猟官制のもとで、実務的な人材もノウハウも育っていかない。統計データをはじめ実状を知るための手段に乏しく、政策を立案しそれを実施するノウハウを欠き、援助を届ける仕組みすら十分でない。アメリカン・デモクラシー下の国家機構は丸腰だった。

強力な国家機構がそれゆえ登場するという見通し(5)はこの時期のアメリカに妥当しない。西へと膨張をつづけ、爆発的に展開する都市化に、諸制度の整備が実際に間に合わないというだけではない。思想的基盤がないところに、国家機構の整備は困難だ。アメリカの政体はその原理からして、事態を知覚することもできず、それへの対処を自らの責任として受けとめることもできなかった。医学や社会科学の方法を携えた専門家たちが旧来の為政者に代わってただちに主導権を取るとみるのも早計である。アメリカ社会科学協会をはじめ専門家組織は立ち上がるが、その実力は未成熟で、支持は依然として広がりを欠いていた(6)。

### †　民間組織の台頭――母性主義運動の萌芽

国家機構やテクノクラートを欠くアメリカの窮状に対処したのは民間の力だった。アメリカにおける社会保障制度の歴史を探ったシーダ・スコッチポルによれば、その初期の担い手は婦人キリスト教禁酒同盟（ＷＣＴＵ）や婦人クラブだったという(7)。

その理由はこうだ。都市社会の痛みを身を以て知ったのは、平均でも一三パーセントにおよぶ死亡率におかれた乳児であり、その母たちであった。生死すら分ける危機に日々接したかれら彼女らこそが、古典的アメリカ共和国の限界を体感していた(8)。こうした子どもたちや母たちの悲しみや恐怖を感知し、また自らも恐れ得た者たちが、問題にまずもって取り組んだのだ。救貧活動の場で、友愛訪問員として訪れる移民家庭で、そして病院や高等教育から疎外された女性医療者の眼前で、世紀末アメリカはその脆弱さを露呈した。貧困や病に苦しむ人びとへの支援は、彼女らの自意識を変え、その能力を社会で発揮する場をつくり出していった。私的領域で育むべき子どもたちや母性が路地や都市において危機に瀕するのを知るにつけ、彼女らは公共領域へと活動の場を広げていく。

公共的な課題に取り組む組織や団体が他に見当たらないなかで、家庭を守っていた女性たちの重みが増していく。WCTU、婦人クラブ、慈善組織協会、各地のセツルメントといった一群の民間団体こそが実行力のある数少ない組織だった。教会組織や慈善活動の経験を元手にしたかれらは十九世紀半ばから抜群の存在感を発揮していった(9)。

この男たち女たちこそが、モローを体制批判へと駆り立てた同じ状況を切実に感じ取っていた。近代化していくはずのアメリカにあって、居住環境や食品衛生の劣化は、貧しい者とくに免疫力の低い者を直撃する。母性と子どもたちを視座に据えた者たちこそがこのことに鋭敏であった(10)。

## † ハルハウス――母性主義運動の開花

歴史家ロビン・マンシーらによれば、こうした慈善・社会サービス諸団体は、世紀転換期アメリカの社会改良運動のまさに中軸だった。他に担い手がいないので相対的にやらざるを得なかっただけではない。かれらこそが、「社会問題」に対峙するときの前提として「社会」を対象化し、その「社会」に働きかけるための知、すなわち現状を共有しそれへの処方を示すための「社会科学」を磨いて行かざるを得なかった(11)。

ハルハウスに集まる人材の来歴と活躍とが典型だとマンシーは論じる。ジェーン・アダムズが一八八九年にエレン・ゲイツ・スターとともにシカゴに開いたこのセツルメントは、高学歴女性たちを強烈に惹きつけた。政界への経路をもたず、投票をはじめとする政治過程から疎外され、職業選択の幅は狭い。社会問題という課題は、従来の政党政治が関与せず、私的経済活動の埒外にあるという点で、彼女らが進出しうる未開の天地だった。いまだ手探りで諸問題にあたらざるを得なかった自治体は、得難い援軍として彼女らを迎え入れ、その組織力に依存する。

議会をおさえているわけでもなく、財源も乏しい彼女らは、工夫をこらさざるを得ない。いかに世論を喚起し、自治体との連携を保ち、寄付を調達するのか。フローレンス・ケリーやジュリア・レスロップらが範を示すのは、データの収集と提示という手法だった。現状を広く共有可能なかたちで知らしめ、それへの具体的な処方を示し、その効果を実証することでまた次の支持を獲得する。ハルハウスがアメリカにおけるもっとも早い社会調査『ハルハウス・マップス&ペーパーズ』を取りまとめたのは必然だった。(12)

この実証性と実行力とが、ハルハウスが代表するセツルメント運動の力であった。個人を基礎単位とみなす行政や政治が想定しえなかった「社会」という広がり・つながりとそこにおける諸問題を射程に入れる人びとの登場である。対処の実践性を重視するこの人びとはかつてなく「科学的」であり、旧来の公徳や道徳に訴える運動とは一線を画す。アメリカの新しい状況に対応するこの新しいアクターたちは、社会政策の時代・社会改良運動の潮流の中心にすわる。連邦児童局に代表される初期アメリカ型福祉国家の中枢をハルハウス人脈がおさえたのは必然であった。母性主義論はこう論じるのである。

## 2　母性主義国家論に伏在する問題
### ――展開のために――

さて他方で、この母性主義福祉国家論が必ずしも広くは浸透していないことに留意したい。民間組織の役割が等閑視されてきたとは認めても、それを政治史の本流に据えようとする研究者がどれほどいるだろうか。母性主義研究の議論はしばしば慈善活動やセツルメント運動を狭義の女性史や社会事業史へと押し込めるような見方を誘発するのだ(13)。その所以を整理し直しつつ、母性主義運動あるいはソーシャルワーク運動の意味を考える準備をしよう。

## † 個別史の壁

たしかに初期社会政策の展開における女性運動は重要だ。既存の公的領域へは出られなかった女性たちが、弱体国家機構のニッチを足がかりにして社会政策という新しい公共領域へと進出する。

しかし女たちの政治参加に焦点を絞りすぎると、貢献する女たちの発掘にはなっても、当時のジェンダーそして政治文化の動態がみえにくくなる。たとえば高学歴女性たちの国家機構への食い込みに照準するマンシーは、その意図に反して母性主義者の重みを割り引いてしまう。女性たちもまた政治的地位を得たとは示しても、政治文化の布置全体は変わらないからだ。女たちもまた初期福祉国家制度の形成に貢献したとは言っても、そのとき彼女らは新規参入者にすぎず、その参入先の政治秩序そのものはゆらがないかのようである。このとき、大勢を左右することのない個別史の囲いのなかに女たちは封じ込められる。既存の体制への挑戦者といった論点はいつしか希薄になり、ソーシャルワークにたずさわる人びとは、従来の体制を補完するにすぎないともみえる。

## † 中産階級への包摂

母性主義運動が中産階級的な限界を抱えており下層民の規律に加わったにすぎないという批判や反省もまた同

様の含意を招き寄せる。

労働者、移民、その家族へのさまざまなサービスや支援活動はなるほどかれらの生活の向上に努めた。しかし、その「向上」が具体的に意味したのは、中産階級的な規範に従うことでなかったか。松本悠子らがあきらかにしたのは、しばしばそれが逸脱者たちを探し出し、矯正し、あるいは罰するという面であった。慈善活動やセツルメント運動といった試みを一面的に礼賛せずに、そこにはらまれる階級的な限界に目配りするものだと言ってよいだろう。(14)

ただしこの見方は、母性主義と既存秩序との親和性を際立たせる。母性主義論があぶり出そうとしたのは、いわば有閑女性たちの手なぐさみと軽視されてきた活動の政治的衝撃だ。行政や議会をはじめ既存の制度がその成り立ちからして都市の現状に対処できない。その根本的な原因に目を向けよと批判したのが、母性を共通項にした諸活動だった。ところが中産階級と下層民との二項図式に落とし込んでしまうことで、こうした政治文化の布置に関わる批判の重みを結果的には考量し損ねてしまううらみがある。世紀転換期アメリカにおける秩序のゆらぎは射程外におかれたまま、規律や統合の局面に光が集中していく。

## † 科学という諸刃の剣

母性主義運動の誇る科学性が皮肉にも歴史家たちをこうした隘路へと引き込んでいくようだ。女性たちもまた科学という道具を男並みに使いこなしたと描くことで、中産階級の一体性が強調されていく。

ハルハウスに集まる女性たちをはじめ世紀転換期のソーシャルワーカーたちは科学性・客観性を大きな武器にして世論に訴え、行政を動かし、資金援助を引き出した。しかし客観性という足場を確保するはずの方法が中産階級男性並みのやり方へと横滑りしていったと先行研究は指摘する。初期の運動の核心にあった既存の知への批判や下層民への共感を失ったと言うのだ。科学性を担保しようとするあまりに、正義や倫理といった論点は非客観的な価値として退けられ、社会改良よりは既存秩序の補完に終始する。支援の対象や方法を効果の検証できる範囲に絞ろうと努めるがゆえに、ワーカーたちは個別サービスに射程を限ってしまったという批判である。

コーディネートを本分とするソーシャルワークは、究極のところ専門性を欠いているという一九一五年のフレクスナー報告の残響もあろう。科学化・専門職化の努力にもかかわらず、かれらワーカーの方法は所詮は亜流にすぎないと割り引かれ、ここでも倫理や社会改良といった視点は科学の範疇に入らないものとして埒外へと押し出される。ソーシャルワーカーの科学はこのとき二級品と位置づけられ、そこに知のありようをゆるがすような威力は認められない。こう論じる限り、いずれにしても、母性主義運動は既存の政治体制との親和性や男性中産階級との共通性でくくられるのだ(15)。

## 3　ソーシャルワークと政治文化
### ――ラディカルな「科学」――

母性主義論のエッセンスをあらためて抽出してみよう。セツルメントやソーシャルワークは結局のところ既存の体制に中産階級女性たちもまた参加しようという試みにすぎないのか。とりわけ、かれらの科学は中産階級男性と一体化して社会の現状を追認するものにすぎなかったのか。こうした点は、史料に照らして検討せねばならない。

注目すべきは、従来の慈善活動から「ソーシャルワーク」への脱皮の局面である。このとき、その担い手たちがどこに核心をみたのか。「科学」の複数性や政治性を斟酌しながら、ソーシャルワークと既存の秩序との関係のあり方を探ろう。

## † 従来型活動の機能不全

ひとつの転機は一八九三年不況が露呈した旧来の慈善活動の機能不全だったとされる。膨大な失業者を前に救済が追いつかないだけでない。この苦境を前にしても依然として慈善活動家が懸念したのは、貧民を甘えさせていないか、適切な者だけに支援を与えているかだった。[16] こうした慎重さは、チャリティが都市の現実から遊離した有産階級の温情主義にすぎないという批判を呼び起こす。

慈善活動にたずさわる者であれ、それに取って代わろうとする者であれ、この状況は応答を要した。一八九〇年代半ば以降の全米慈善矯正会議でのひとつの焦点は、この批判をどう乗り換えるかだったと言えるだろう。慈善組織協会（Charity Organization Society）はすでに「慈善」の刷新を掲げて、チャリティを有産層の施しとする見方との差異化を図ろうとしていた。[17] 経済社会状況をはじめとする構造的な側面の検討も始まっており、労働運動の認知も進んでいる。[18] 全米慈善矯正会議の記録からも分かるように、一八九〇年代半ば以降の大きな焦点は旧来型のチャリティからの更新や脱皮をいかにとげるかであった。一九〇五年の会長演説にはいよいよ「ソーシャルワーク」や「ソーシャルワーカー」といった用語が、広範な活動や運動家たちの総称として登場する。シカゴのセツルメント、ハルハウスを設立したジェーン・アダムズが会長に就任する一九一〇年大会は、同会議が慈善の意味と方法とを練り直す過程の一環と言うべきだろう。この頃には大会部会でも「ソーシャルワーク」という用語は急増する。ニューヨーク慈善組織協会の『チャリティ・レビュー』誌とシカゴのセツルメント機関誌『コモンズ』とが合同するのが一九〇五年のこと。この『チャリティーズ&コモンズ』が一九〇九年には『サーヴェイ』へとさらに改称して、従来型の「チャリティ」と区別しようとする傾向はたしかなものになったのだった。全米慈善矯正会議がその名称自体を全米社会事業会議へと変更するのは一九一七年のこと。旧来のチャリティに代えて「ソーシャルワーク」を旗印に掲げていくのだ。(19)

## † 誰よりも実情に即せ――ソーシャルワーカーの自負

ソーシャルワークとはなにか。すなわち、未曾有の都市問題・社会問題を前にできることはなにか。事態に対処できない既存の政治、行政に取って代わり、従前のチャリティを進化させるとすれば、それを可能にするのはいかなる条件か。慈善組織協会がまずは取り組み始め、それを追い上げるセツルメント運動が目指したのはなんだったのか。これをみておかねばならない。

ソーシャルワークを救済事業とだけみてはその核心を見失う。要にあったのは、われわれこそが都市のリアリティに通じているという強烈な自負だった。一八九五年のロウエル報告で跡づけてみよう。(20) その論旨は一見すると貧民を懲罰し規律する旧型チャリティの典型である。ニューヨーク慈善組織協会のロウエル婦人は、一八九三年恐慌下の緊急支援が下層民の依存心を増大させなかったかを案じ、翌冬の救済依頼が常態に戻ったのを誇らしく報告した。しかし注目すべきは、ロウエルがこの成功の理由を、協会がひとくくりにすることなく個々の人びとと向き合ったことに求めるくだりである。

成功の要因は、われわれが助けようと努めた人びとの身体よりもその魂と性質とにわれわれがより多くのケアを施したことだと私は思います。ですからわれわれは一人ひとりを自立した個人として扱いました。数百の人びとをあつかわねばならなかったとしても、われわれは決して卸売り式に十把一絡げにはしなかったのです。(21)

ロウエルは下層民との密着を強調する。「十把一絡げ」にせずに「一人ひとりを自立した個人」として接することで、慈善組織活動こそが都市の現実に密着していると主張するのだ。「支援対象のあらゆる個人に関する事実についての信用できる情報[22]」を手にした「エキスパート[23]」としてロウエルは自己を表象する。ロウエル自身がカッコ付きで名指す旧来の「チャリティ」が「(人びとの)この日常生活について知ることもなく」「弱く非効率的なやり方」でやってきたことを反省し批判するロウエルは、自らの運動を新しいものとして提示するのだ。

一般人が日常の仕事に追われざるを得ないなかで、それとは対照的に「直接の見聞と事実の収集に挺身する者[24]」だという自負と自信とを彼女は表明する。都市下層民への近接こそがかれらチャリティワーカーの比類ない強みだと主張するのだ。ロウエルによれば、「人びとのなかに分け入る」ことこそがまさに「慈善的貢献の自然な発展[25]」である慈善組織協会のエッセンスであった。「労働者の実際の生活に学んでいるからこそ、これ(旧来型のチャリティ)はすっかり変わったのであり、変わり続ける[26]」のはロウエルにとって必然であった。

こうした姿勢がセツルメントと多くを共有しているのをみてとることができるだろう。人びとのなか、都市の現場に腰を落ち着けて活動すること——settlement——は、セツラーたちにとっても発言権の根拠であった。

## † 慈善組織協会とセツルメント運動の競合

こうした方法をひとくくちに「科学」と名付けてしまわずに、そこでおきる化学反応をみてみよう。

現場重視の姿勢をともにしつつも、慈善活動とセツルメント運動とはなだらかな連続面にあったわけではない。慈善組織協会が代表するようにチャリティがすでにセツルメント的な科学性をもっていたというと、政治文化と知のありようをめぐる緊張を捉え損なう。関心や方法を共有しつつも両者は競合もしていた。連携の一方でくりひろげられる競争や交渉においてなにが生まれるのかに目をこらしておきたい。全米慈善矯正会議での論争をさらに迫ってみよう。

セツルメントの運動家たちは先行する慈善活動を当初はげしく批判する。ジェーン・アダムズらが強調したのは、セツルメントが下層民居住区の中に入り込みかれらとともにあるという点であった。ハルハウスという施設そのものをシカゴのウェストサイドに実際に設置することの要点のひとつは、先行するチャリティワーカーとの差別化にあった。友愛訪問員としていつも外から一時的にやってくるだけのチャリティが決して知り得ない都市の現実を手にする方法がセツルメントだと言うのだ。(27)

慈善事業の側も対抗した。ジェーン・アダムズらが乗り込んで画期となったとされる一八九七年大会をみても、議論の行方は一方的ではない。チャリティ運動を代表するメアリ・リッチモンドは、専門的チャリティワーカーの立場から、セツルメント運動が唱えている者こそが実態を知ったような気でいたずらな施しに堕していないかとただちに切り返した。いったいどちらが都市のリアリティに迫ってきたのだと問い質すようであり、リッチモンドはセツルメントワーカーに一歩も引く気配がない。(28)セツルメント部会の報告者ロバート・エリーは、セツルメント活動の力を高く評価しつつも、セツルメントワーカーが労働者居住区への浸透を誇張してその特権性を誇示するのを疑問視し、広義の慈善博愛活動の一翼としてセツルメントを位置づけるべきだとした。(29)

次第に融和しつつも全米慈善矯正会議でつづくのは、都市空間のリアリティに迫るのは誰のいかなる方法かをめぐるこうした応酬である。ここでセツルメントワーカーはその科学性や近代性をもってただちに主導権を専有できはしない。慈善組織協会の友愛訪問員をはじめ、より広範なチャリティ運動家もまたその力量を盛んに誇示したのだ。

## † ソーシャルワークの鍛え上げ

この競合と融和の過程でソーシャルワークが鍛え上げられていくのは注目に値する。旧いチャリティを新しい科学を身につけたセツルメントが凌駕したのではない。チャリティとセツルメントがともに科学的だったと言って、その「科学」の内実を不問に付すのも避けよう。方法としての「卸売り」と「小売り」とが漫然と並存できたわけでもない。両者がたがいにコミュニティへの浸透度を競い、事業の実践性を比較するなかで、かれらはそのノウハウの蓄積とともに都市住民の生活実態についての情報や取り組みを鍛え上げていった。公共的な課題への発言権の所在を左右していくこの過程とその帰結に照準してみよう。

全米慈善矯正会議において、「科学と共感」がともにあることで「より理知的で、より共感に満ち、そしてより効果的な」な方法を手に出来るのだと諸論者が繰り返すのは美辞麗句以上の重みがある。(30) チャリティワーカーとセツラーとが競うのは、都市の諸問題の緩和や解決に真に有効なのはなにかという点である。論戦を勝ち抜いていくために、譲れない要点として「科学と共感」の両立が模索されていくのだ。

科学的な観察それ自体は大きな違いにならない。友愛訪問員であれ、セツラーであれ、かれらは現場にあって人びとの暮らしをみているのだから。実効性の違いを生み出すのは、「共感」であり、その広がりや深さだというのである。ポーランド系移民の母親にとって切実なのはなにか。食肉加工場に勤める家のこの男の子のためにすべきはなにか。職を失ったこの中年男の現実をはたして総体として理解できるか。こうした問いは道義的なのでなく、ソーシャルワークが実際に効果的かどうかを左右するがゆえに重大であった。

現状を追認しついには都市民の管理に堕してしまう狭義の社会科学への挑戦である。単に科学的調査技法に則っているかは要点でない。論者たちのみるところ、人びとの助けにつながらない観察は何も生まないからだ。同時にまた、慈愛の気持ちだけで正統性は保証できない。たしかな根拠を示さない限り、社会は動かないからだ。

狭義の科学でも狭義の慈善でもなく、社会という有機体において有効であるために、「ソーシャルワーク」の方法は「科学と共感」とを兼ね備えねばならない。慈善運動とセツルメント活動とが競うこの世紀転換期にあってそれは手放し得ない要点であり、このバランスを欠いた狭義の科学があるとすればそれは批判の対象とせざるを得ないのだ。

## †　科学の再定義——政治文化の変更要求

ジェーン・アダムズの『民主主義と社会倫理』に即せば、ここで起きるのは、倫理や道徳から科学への転向ではなく再定義である。都市の下層民を手助けせねばという倫理は、教条からではなく現実の徹底した観察から導き出される。責任ある個人たれと説く古典的アメリカ共和主義は、ある個人の運命を、いまや大企業から貧者までが織りなす社会という有機体が左右するのを知らない。貧困や病に苦しむ人びととじかに接し、路地に分け入りかれらの家庭を訪ねる者こそが、かれらとの共感と交感ゆえにその現実を知り得る。書斎にこもったエリートたちが鈍感でありつづけるならば、冷厳な事実に向き合うがゆえに社会倫理の実現を図るこの広範なソーシャルワーカー連合に主導権を渡せ。かれらはこう要求するのである[31]。

これは「科学」の意味や担い手をめぐる闘争である。もちろん、女性たちは科学や専門性から制度的に排除されていた。高等教育への道は十九世紀末にようやく開き始めたにすぎない。医療をはじめとする専門職の領域でも女たちの地位は周縁的であった。しかしアメリカにおいて諸科学を真に要請したのは、社会の矛盾や問題の噴出であった。事態を正確に把握し、解決できるのは、誰のいかなる知か。医学、衛生学、社会科学を駆動したのがこの問いだったとすれば、その科学の担い手ははたして既得権益層のままであり得たか。従来からの個人主義者たちは「社会」という新しい見方に適応できないのではないか。こうした疑問は、かつて公的領域から排除されていた人びとに発言の余地を与えるだけでなく、女性社会改良家たちの知とノウハウを無視できなくしていったのだ[32]。

科学についてのこうした主張は、警察を含む行政、衛生医、ジャーナリスト、社会学者、それに有産市民といった都市問題をめぐる競合者への挑戦でもあった。移民・労働者居住区の貧困、不潔さ、犯罪を告発する声は十九世紀半ばからすでにあった。しかしそれらが、管理願望であれ、憐れみであれ、いずれも外からの観察や働きかけであるのに対して、ソーシャルワークは都市下層民地区の内側にあるのだと主張した。都市の実態を人びとの実感にまで寄り添って知悉しているがゆえに、ソーシャルワークこそが世紀転換期都市におけるあるべき救済であり、被救済者だけでなく社会全体の改良を射程に入れた新しい運動なのだというのである[33]。

## † 避け得ない課題としての社会変革――「科学」の政治性

本章にとっていっそう重要なのは、こうした特性を獲得していくとき、「ソーシャルワーク」が既存秩序の温存でなく「社会」全体の改良を視野に入れはじめることだ。階層的な出自に照らしてチャリティやセツルメントが所詮は中産階級的な既得権の温存だったというのは、活動のなかで生まれる化学変化を軽視しすぎている。旧式を新型が乗り越えていく、道徳やセンチメンタリズムを科学が追い越していくと言ってしまうと、「新しい」「科学」を無批判に受け入れて、中産階級テクノクラートたちの優位を裏書きしてしまう。社会福祉思想の連続性を強調しすぎると、ソーシャルワークの固有性もインパクトも捉え損ねかねない。ソーシャルワークを無色透明な中立性・客観性で塗り込めてしまわずに、その社会的・政治的な衝撃を掘り起こしておきたい。

都市のリアリティに即すとは、その場限りの救済ではあり得ない。ある実態に接し、その原因を探り、その解消法を模索するとき、社会全体を対象とした取り組みが浮上せざるを得ない。ニューヨーク慈善組織協会の指導者でもあったエドワード・デヴァインの一九〇六年全米慈善矯正会議会長講演を引くなら、「われわれが現代のより大きな社会問題における意義をみて取れない限り、われわれのなすべきことは根源的に無意味」なのである。[34]中産階級が現状維持のための弥縫として下層民へ施しているにすぎないといった論難は、チャリティを突き詰めたときに社会という対象とそこでの改良課題が浮かび上がる機制を軽視していると言うべきだろう。

前出のロウエル婦人のような立場を取る慈善活動は、既存秩序の改良を志向せざるを得ない。「酔っぱらい、意気地なく怠惰で、子どもの世話をできない男ども女どもをみつけたときに「チャリティ」は、かれらからその子どもたちを取り上げ、「貧民とはこの程度の者なのだ」と言い、しかしなぜその者たちがそうであるかを問わず、かれらがそうなるのを防ごうと努めてこなかったのだ」とロウエルは言う。このとき彼女は、貧民個人でなく社会そのものの改良を射程に入れている。[35]たとえ善良なる人びとであっても「それにもかかわらず」「かれらがもたざるきわめて多くのものをぜひとも必要とし、それがどうにも不可欠」だとすれば、その「コミュニティ全体」は問題を抱えていると言わざるを得ない。それゆえに、セツルメントワーカーを含むチャリティに従事する者は、事実を調べるばかりでなく、「市行政の怠慢」や「雇用者による抑圧」を糾弾し、「われわれの都市に住む実に多くの男たち女たちのために、あらゆる意味でより快適でより良き生活のために、より多くの空気と空間のために声をあげねばならない」のである。[36]

チャリティ系とセツルメント系とが競いあい鍛えあったことで、母性主義運動の方法はひとつの果実を手にした。世紀転換期のソーシャルワーカーたちが用いたのは単なる「科学」ではない。科学はかれらがその地位を築くためのフリーパスを供してくれない。科学的慈善を掲げたチャリティワーカーたちはその科学の内実を厳しく問われる。逆にそのチャリティワーカーの反問を前に、セツラーは科学を唱えることに安住できない。問題の原因を問い、その問いかけの深さを競い、その解決を探らざるを得なくなる機制である。ここに登場するのは、社会福祉の狭義のエージェントには還元できない、社会への実効のある働きかけを模索するソーシャルワーカーである。かれらソーシャルワーカーが自らの中産階級的制約からまったく自由であったとは言いがたい。狭義の専門性への誘惑もまた強かった。それでも、ソーシャルワークのあるべき姿をめぐる論争は社会構造のありようの批判的再考へとかれらを絶えず差し向けていく。全米慈善矯正会議で続く論戦は、こうした機制がたしかに駆動しつづけていたのを伝えている。

せめぎあいはソーシャルワーク陣営内部でだけ起きるわけでなく、既存の秩序・知の担い手への挑戦の土台ともなるだろう。母性主義と呼ばれる潮流が女性の自治領の中でのみ許され、いずれ失速していったという見方に疑義を呈して、より大きな潜在力がなかったかと問い直さねばならない。下層民との二項図式で中産階級を一枚岩とくくる傾向を留保して、アメリカ社会を誰がどういった資格や力量で担っていくかをめぐる、より根底的なせめぎあいへと注意を喚起しよう。世紀転換期の都市空間を改良の名の下に中産階級が掌握したといった図式は短絡だと言わざるを得ない。

社会の実態をあなたははたしてどこまで知っているかと問うて、公共について発言する資格の有無をソーシャルワーカーたちは精査するのだ。都市問題が噴出すれば既存のパワーホルダーがその鎮圧を図るだろうとは過剰な楽観である。テクノクラートや社会科学者や医師といった専門家たちがその科学性・近代性ゆえに優位を占めるに違いないと決めつけるのも早計である。移民や労働者が職を失い、子どもらが早死にし、感染症が跋扈するとき、それに対して無策で無関心な体制や知の正統性が疑われるのだ。福祉の現場で着々と実績をあげつつ、その方法を鍛え上げていくソーシャルワーカーたちの存在は大きい。

## 4　ソーシャルワークと性衛生学運動
### ――科学をめぐる主客転倒――

さてようやく本書の主題に立ち戻ることができる。こうしたソーシャルワークの潮流において、一九一〇年代の反売買春運動とはいかなる位置を占めたのか。チャリティやセツルメント運動にかかわった者たちは、モローの性衛生学とどんな出会いを果たしたか。そして、売買春と性病をめぐるかれらの議論は、アメリカの政治文化にいかなるインパクトをもち得たのか。

売買春や性病という問題の戦略的な重みに、運動家たちは次第に気付いていく。女こどもの窮状や男たちの性道徳のダブルスタンダードは従来からも諸運動の関心事だった。しかしソーシャルワークという新しい光で照らすと、性産業が社会や政体に及ぼす問題が浮かび上がってくる。依然として多くのメディアがセックスについての発言をためらうなかで、事態の社会的側面に着目していた人びとはむしろここに踏み込むべき領域を見出した。それは同時に、ソーシャルワーカーとは誰であり、いかなる知を担い、社会にどういった責任を負う者なのかと問い直す契機になるのだ。

#### †一九一〇年全米慈善矯正会議

一九一〇年の全米慈善矯正会議での会長演説に、性衛生学問題が焦点として浮上する様子を垣間みることができる。会長に就いたジェーン・アダムズは、事後的手当てから予防へと運動の重心を移せと訴えた。新興のハルハウスを率いたアダムズが慈善組織運動の指導層から支持を取り付け、両者が融合してより包括的なソーシャルワークへの志向を明瞭にしはじめたのだ。旧来の慈善の限界を超えようとチャリティワーカーとセツルメントワーカーたちとが競うなかで浮上した方向性である[37]。

チャリティワーカーとセツラーの融合はなぜ必要で、いかなるものなのか。アダムズが会長演説で聴衆に訴えたのはこれにつきる。貧者たちを救いたいにせよ社会そのものの改革を目指すにせよ、世論の喚起とそれを支えるデータが欠かせない。穏健な慈善か急進的な運動かといった二択を斥けアダムズは、チャリティとセツルメントワークとの融合がそれを可能にすると論じた。一方で「センチメンタリストでなく科学の人」としてふるまわねば、議会を説得することはできない。他方で、「単なる知識」では役立たない。科学か共感かの二分法に堕ちることなく、どこまでもコミュニティの実態に寄り添ってこそ調査が可能であり、世論を動かし、実質をともなった改善ができるのだ[38]。

さて、こうした主張を論証すべくアダムズがとくに持ち出すのが公衆衛生だった。「個人の健康がその環境の衛生状況に左右されるのがもしも分からなければ、現代都市はまったく存続し得なかっただろう」ことを考えると、その知見や方法は「きわめて強力」だと彼女は言う[39]。このときアダムズは、昔ながらの慈善の課題に新しい光を当てようとしている。その場限りの救援は、都市民の健康を改善しない。病気の原因はどこにあるのかと問わねばならない。公衆衛生を問題にするとただちに立ち現われるのは、ある個人の治療にとどまらないこの社会的な局面だ。ここに、社会を射程に入れるソーシャルワークの出番がある。原因に踏みこんで有効な手を打つには、コミュニティの実状に共感とともに精通したワーカーの力が必要なのだ[40]。

## † 売買春問題の再発見

アダムズはこのとき性病問題に直接は言及しなかった。しかし、その論理が性衛生学をめぐる運動へと援用されていくのは必至であった。
アメリカ性衛生学連盟の例会に参加していた改良運動家については前章でもみた。性衛生医モローがたびたび謝意を表したように、ソーシャルワーク運動のオピニオン誌『チャリティーズ&コモンズ』やその後継誌『サーヴェイ』は売買春や性衛生学関連の記事をたびたび掲載している。一九一〇年全米慈善矯正会議の様子をアダムズ演説とともに伝えた『サーヴェイ』は、その二週間後の六月二十五日号でニューヨーク市での売春業規制についての論争を大きく扱った。「このところの諸兆候は、この問題全般についての大いなる覚醒を示唆している」という同誌は、白人奴隷問題、連邦議会移民委員会での関連調査、アメリカ医師協会での関心の高まり、アメリカ性衛生学連盟の発足、そして訪問看護婦運動の旗手ラヴィニア・ドックの『衛生とモラル』刊行とを並置した。『サーヴェイ』誌はこれらを対岸の出来事とは言わないのだ。多くのソーシャルワーク系運動家がかかわるこうした動きを、わがものとして一連の脈絡で描いた。伝統的な売買春問題という課題にいまや全国的で広範な関心が注がれつつあり、『サーヴェイ』は公衆衛生という足場に立って主導権を握ろうとするのだ。[41]
こうした展望を得つつあった『サーヴェイ』やその読者は、シカゴ売買春問題委員会報告の意味をいち早く感知できたようだ。一九一一年四月十五日に一報を伝えた同誌は、三週間後にさらに書評を集めて特集を組んだ。ソーシャルワーク系にとどまらず財界もふくむ多彩で「かつてなく強力な委員の顔ぶれ」に鑑みて、記者はこの委員会を好機とみる。道義ではなく、事実の力が委員会を動かすはずだ。委員会に集ったシカゴの有力市民たちは、売買春が社会にもたらす悪弊に向き合わざるを得ないだろう。しばしばみられる「肩をすくめる」諦観でなく、性病に対してなにをなすべきかを問うことになろうと言うのだ。[42]

## † 一九一二年の全米慈善矯正会議――ソーシャルワークと性衛生学

社会改良運動における性衛生学への注目の着実な高まりは、一九一二年の全米慈善矯正会議がついに性衛生学を主題とする部会を立ち上げたのにもみて取ることができる。モロー率いたアメリカ社会衛生学連盟やアメリカ自警協会と並走し、一九一四年のアメリカ社会衛生協会の結成には先んじて、ソーシャルワーカーたちはこの問題への関与を強めていく。

性衛生学部会の議長チャールズ・バートウェルにとって、性衛生学はもちろん単に医科学の問題ではない。従来の売買春の黙認と性病の甘受が「突然の溶解」をみたと切り出すこのマサチューセッツ性教育協会事務局長は、その要因をひとまずは医科学と社会学の貢献に帰す(43)。セックスについて口外しないという因襲は、医学や社会科学が指摘する実態を前にもはや存続できないのだ。ただしバートウェルはここに、社会改良運動家たちにとって見慣れない新しい科学の台頭を見出すのではなかった。変化の核心は、昨今の発見が「知識や理性は生活の根源を左右しないという考えの放棄へとわれわれを導く」ことだ(44)。すなわち、社会への責任や倫理を射程に入れる立場の正当性が科学的知見にもあきらかになりつつあるとみた。科学的知見もまた支持するのは、まさにソーシャルワーク的な発想であり領分なのだ。

したがってこのとき、中心は医師や社会学者たちにとどまらない。報告者の一人でもあった優生学者ヤークスの発言を引いて、ここで作動するのは「科学というよりも技芸（art）」だとバートウェルは言う。「人間の資質を向上させる系統だった努力」が優生学だとすれば、そのエッセンスを担いうるのはソーシャルワークが誇る総合力なのだ。

十三人に及ぶ部会報告者の顔ぶれは、このバートウェルの見方と自信とに対応する。シカゴ売買春問題委員会の議長サムナー、アメリカ自警協会幹部、ソーシャルワーカーといった面々だけでなく、むしろ多数を占めたのは優生学者であり医師たちであった。売買春問題を部会は「科学的」に把握しようとする。(45) ただし、この問題をかれら医科学者たちにゆだねるわけではない。議論の焦点は、社会全体の調律であり、とりわけ性教育が中核を占めた。諸州の保健局の試み、アメリカ自警協会やアメリカ性衛生学連盟の取り組み、学校教育、そして「もっとも主要な機関」としての家庭といった多岐にわたる局面の全般を包括できる広がりが欠かせない。(46)

性教育の実践には「主情主義やセンチメンタリズムぬきに」「生物学の十全な理解」をもった者があたらねばならないとフロアから発言した医師は、ソーシャルワーカーたちに釘を刺したのだろう。(47) しかしこうした警鐘は大勢を得はしなかった。それは、コミュニティの実情を知り尽くし、総合的な対応が可能なのはソーシャルワーカー以外にないといった自負に打ち消されたのだ。ソーシャルワーカーの一人ジョージ・ジョーンズはこう大見得を切った。「家族の、近隣の、町の、州の問題のすべてを勘案するのがソーシャルワーカーの務めです。ケースワークで分かる個人的なものから、公的なものから民間のものまで慈善と矯正の運営を左右するデータの整理、研究、調査で分かるものまですべてです」と言うのだ。(48)

## † ソーシャルワークとしての医学

同年の全米慈善矯正会議が「医療とソーシャルワークの関係」部会をさらに設けているのは示唆深い。端的に言って運動家たちは、医科学とその担い手の座を掌中におさめようと図るのだ。この部会は、「慈善とソーシャルワークの近代的原則」の典型的適用例として医学との連携の内実の検討に取りかかった。

委員長ジェームズ・ミラーらは、梅毒・淋病を、結核、鉤虫病、アルコール中毒などと列挙して名指した。(49) 医学的に対処できる結核、南部の風土病とされる鉤虫病、生活改善もしくは道徳的規律の領域に入るアルコール中毒に比して、いわば中間地点にある課題として性病が浮上する事情が透けてみえる。

そこはまさに「進歩的ソーシャルワーカーによる医学的視点のごく必然的な開発と、保守的な医師たちの側における社会的知覚のより苦しい獲得」とがついに「対等でたがいへの敬意ある」かたちで出会う「共通の舞台」と位置づけられた。性衛生という切り口は、女性社会改良運動家がすでに十九世紀半ばから得意としてきた領域を「ソーシャルワーク」として仕立て直すだけでない。ことが「公共的な利害と責任」にかかわることを「医師たちがいまやようやく認識し始める」とき、かれら医師たちもソーシャルワークの意義と実力と実績をついに承認し始めているというのだ。(50)

こうした主張が、ソーシャルワーカー以外にもただちに承認され得たかは疑わしい。全米慈善矯正会議の常連でもあった医学博士リチャード・キャボットは、医師とソーシャルワーカーとの連携を評価しつつも、ワーカーたちの医学的知識の不備を指摘するのを忘れなかった。(51) 有力ワーカーのメアリ・リッチモンドもまたそうした弱点への懸念を吐露した。(52) チャリティの系譜をひく善男善女たちと合理性や科学性との距離が近いとは必ずしもみなされていないのだ。

しかしそれでも、医療や公衆衛生といった領域はソーシャルワークと科学との関係を論争の場に持ち込むのには絶好だった。十九世紀後半からの医学と女性との関係を追った歴史家エレン・モアによれば、公衆衛生は女性たちが集中的に参入した領域であった。病院や高等医学教育での障壁は、公衆衛生や子どもの保健をあつかう行政、各種シェルター、セツルメントなどにもある診療所や薬局といった働き場の魅力を相対的に高めた。衛生、医学、慈善救済と社会改良といった諸潮流が合流するのはなじみの光景であった。(53) 一九一二年大会での報告者が次々と実践例を示しえた所以だ。ホームドクターが保っていた患者との関係を欠いた大規模病院は十分な医療成果を上げるのに苦心していた。「より効果的な医療」のために大きく貢献したのは院内ソーシャルワーカーだとある報告は述べる。さらには、こうした医療との複合はソーシャルワークが進むべき方向性だとも提唱された。

患者しか診ようとしない医師たちはもちろん、かってのチャリティが貧者へのその場しのぎの救援に終始したのと対比しても、患者、その家族、そしてコミュニティというより広い対象を射程に専門的な対処ができるというのだ。社会問題の根源を叩くための橋頭堡として、医療ソーシャルワークがあり得ると言うのだ。[54]「社会的医療（socialized medicine）」の提示である。[55]

## †性衛生学の政治文化的意味――ソーシャルワークの橋頭堡としての性衛生学

衛生医学と社会運動との接点をさぐるソーシャルワーク諸運動にとって、性衛生学の旗手プリンス・A・モローは得難いパートナーであったろう。「この病気［性病］の予防は単に衛生問題ではないし、衛生面のみでは解決できない」ばかりか、「道徳的要素が決定的な要素として入るのであり、無視できない」とモローが思わず漏らすとき、それはソーシャルワーカーたちにとって絶好の糸口だ。[56]医師自らが狭義の医療の限界を認めるからだ。

しかもこの男は、性衛生学にとって女性たちこそが現場での主要なエージェントであり、女性医師たちをふくむ彼女らが公衆衛生によく通じているのを承知していた。[57]「ソーシャルワーカーたちと公徳心ある市民の効果的な支援」が性衛生学に不可欠だと強調するこの医師は、ソーシャルワーク運動の意義を認めていた。[58]

専門医モローの権威はかくして逆用へと開かれる。一九一二年の「医療とソーシャルワークの関係」部会報告の一番手として性衛生問題をあつかったシラディは、「ただ社会的目配りのある医療のみが……［性病をはじめとする］諸病に打ち勝ちうるのだ」と述べてソーシャルワークと医学との連携を主張した。このとき、その報告書は抜け目なくモローを引き合いに出す。「もっとも事情にあかるい者」は、「『売春婦が悪人や犯罪者というよりも劣悪な社会・経済条件の被害者だと認めない限りわれわれはこの社会悪を正当にも効果的にも決して扱い得ないだろう」という……プリンス・A・モロー博士の結論に同意している」と指摘して、社会的病との対峙には医学だけでなくそれを包摂するソーシャルワークこそが重要だと論じるのだ[59]。

性衛生学を足場に、科学をめぐる主客を揺るがそうと仕掛けたわけだ。既存社会をそこでの正統な知の所在のありかから変更しようとするソーシャルワークの運動にとって、この公衆衛生知はきわめて重要な位置を占め得たのである。

## † 転倒する主客

反売買春運動の展開を追っているわれわれは見取り図を修正せねばならない。

あまりにしばしば、一九一〇年代反売買春運動における「女性たち」の役割は軽視されてきた。旧態依然たる性道徳を唱える声は大きかったかもしれないが、性衛生学をはじめ医学や社会科学的な知見が主流を占めはじめるなかで、そうしたモラリストたちの地位は低下していったのだと。

しかし、それはちがう。一九一〇年代アメリカでの反売買春運動には実に多くの男たち女たちが加わった。慈善活動、セツルメント運動、婦人キリスト禁酒同盟やアメリカ純潔同盟のような社会改良運動、婦人クラブやYMCAやYWCAといった諸組織、訪問看護婦をはじめさまざまな医療ワーカー、性教育、衛生医学、福音主義運動などなどである。その活動は多様だが、世紀転換期アメリカの既存の政治文化に必ずしも満たされず、しばしばその改変を射程におさめていた。深度を違えつつも「社会」の改良をそれぞれに射程に入れたソーシャルワークの潮流だ。その水勢はたやすく無視できるものではなかった。そしてかれらが、いわば戦略的な要衝として注目し始めたのが売買春をめぐる論争だったのだ。

このときかれらを動機づけたのは、道徳に照らした是非ではない。ソーシャルワークを推し進めつつあった者は、因襲的な道徳だけに依拠しはしない。急激な変動にさらされるアメリカ社会を捉えそれに対処できるのは誰かと問うかれらは、その知見を鍛え直し、科学という武器を手中にしつつあった。かれらがモロー性衛生学にいち早く呼応し、それを調律し変奏さえして我がものにしようとしたのは当然だっただろう。かれらにとって性衛生学は、自らの知を医学や社会科学の言葉で語り直す場だった。分厚い蓄積のあった売買春論争の土俵で、誰よりも実践的に社会改良できるのは誰かと科学的に論じてみせるのだ。それはまた、より実効的な知や技術や制度はなにかと問うて、医科学をソーシャルワーク的なものへと再編する試みでもある。新しいアメリカを担う主導権をよこせと要求するのだ。こうした戦略目標とともに、ソーシャルワーク運動家たちは反売買春運動への関与をあらためて活性化していった。

# 第四章　連携、競合、膠着
## ――アメリカ社会衛生協会という場――

一九一四年に発足するアメリカ社会衛生協会（American Social Hygiene Association）へと筆を進めよう。三つの潮流がここに流れ込んだ。第一に、モロー率いるアメリカ性衛生学連盟である。第二に、諸都市での売買春問題委員会を支援したアメリカ自警協会だ。ジェーン・アダムズらも名を連ねるこの組織は、前章でみたソーシャルワークの系譜に連なる。そして第三に、ジョン・D・ロックフェラー・ジュニアの資金とその人脈であった。

### †　運動の本格化?

機関誌、ニューズレター、パンフレットなど同協会が残した大量の記録は、歴史家たちに協会の成功を印象づけてきた。社会衛生協会は、アメリカ史上はじめて売春業の廃止で世論をまとめようとした希有な例だった。もとより、娼婦や男娼たちそしてその客たちへの批判が絶えたことはない。しかしそれまでその論拠は千差万別であり、売買春を必要悪として容認する声もまた大きかった。コンセンサス不在のこの論争に、協会は諸知見を総合して乗り出した。

歴史家たちは、この協会の誕生を一九一〇年代アメリカで反売買春運動が本格化する画期と位置づけてきた。なるほど、性衛生学の知見を柱にして自らの提案こそが先進的であり妥当なものだと論じる同協会の筆致は呑み込みやすい。従来の道徳的な非難に比して、医科学的で専門的なトーンへの変容は近代化論の枠組みと相性がよいからだろう。医学的な提言、啓蒙、立法促進活動、そして社会調査といった動きが、問題の根絶を目指して手を結んだ恰好になる。道徳的な可否をひとまず措いて、科学的・医学的に売買春を捉えようとするのが結節点として浮上する。「社会衛生学」を掲げたこの協会は、性病が社会におよぼす弊害の防止を唱えて運動のいわば近代化を推進したと多くの研究は言うのだ。(1)

## †　求められる再検討

しかし本書の視点に即せば、ことはそれほど一面的ではない。

性衛生医モローの苦闘をみてきたわれわれは、近代化や科学化を直線的な過程と描くのにはためらいを覚える。ソーシャルワークを旗印にした者たちの存在感の大きさと、かれらと性衛生医たちとの愛憎半ばする関係に注目した前章に照らしても、諸潮流の融合とははたしてどれほどのものだろうか。こうした留保を利かすなら、ロックフェラー・ジュニアが加速したという運動の近代化なるものもまた吟味が要るだろう。アメリカ社会衛生協会への合同劇とはいったいなんだったのか。協会がのこしたパンフレットや雑誌が当時広報の具でもあったのは割り引かねばならない。ミネソタ大学文書館の社会衛生協会議事録やロックフェラー・ジュニアと関係者との交信を伝えるロックフェラー文書館史料などと照らし合わせると、この組織は順風だけを受けていたわけではない。

われわれはアメリカ社会衛生協会像を再検討する必要がある。

かたや社会衛生協会はその取り組みをアメリカの運命として描き出していった。因襲を脱し、先進的な方向に舵を切るのがアメリカの定めであり、そのために自ずと取るべき道があろうと言う。こうした言説を織りあげて、売春業の廃止を正当化するのだ。社会衛生学というプラットフォームは、アメリカの使命という枠組みと一体化を図って、諸潮流を糾合していく。

しかし、この連合体は一枚岩をなして時代を制していったわけではない。一九一〇年代の反売買春運動において、同協会はたしかに大きな結節点だった。第二章、第三章で見てきた運動と、ロックフェラー・ジュニアが持ち込もうとする潮流とが合流する。しかしそれが一本の静かな流れを意味するとは限らない。諸運動はむしろ互いがいかなる結び目をこしらえ、またどこでぶつかるのかと検討せざるを得なくなっていくのだ。協会は化学反応の場であり、融合と緊張という両モーメントにさらなる力を加えもする。

とりわけ、あらためて存在感を示したのはソーシャルワークの運動家たちだった。かれらの提起は、反売買春運動の帰趨を左右しただけでない。新しい事態をむかえたアメリカ社会を担うのは誰のいかなる知かとかれらは問うた。社会衛生運動の成否がアメリカの使命にかかわるとすれば、この問いはたやすく看過できない。多くの反応を誘発するのだ。

## 1　アメリカ社会衛生協会の発足

――三潮流の合同――

機関誌『社会衛生』を一瞥すると社会衛生協会の目的はひとまず明瞭とも思える。一四年の発足大会で「感染症のなかでも人類にとってもっとも破壊的」なものとして性病をあげた会長チャールズ・エリオットは、これとの対決を協会の根幹に据えた[2]。性病を防止せねばならないというのだ。

具体的な焦点は、売春業容認政策からの転換である。従来、多くの自治体は一定の規制下に赤線地帯をおいて売買春を管理してきた。警察の協力のもと店の取り締まりや売春婦の検診を行なって、野放図なセックスの売買や性病感染を抑制しようとする。しかし、「警察が売春（vice）を規制し、性病感染を防止し、不道徳を低減させようとするこれまでのあらゆる試みは、洋の東西、ヨーロッパからアメリカ諸国を問わずまったく失敗に終わったのがいまやあきらかだ」とエリオットは言明する[3]。「規制（regulation）」と呼ばれた施策が無効であり、管理とは名ばかりにむしろ売買春の黙認であったと批判した。

こうした言説が都市下層民への中産階級的規範の押しつけへとつながっていく経路でもあったことはもうくり返すまでもないだろう。なすべきは性産業の実態調査であり、政策・施策の案出であり、これまで性病問題を見て見ぬふりだった臨床医も含む広範な性教育こそが肝要だと、協会はその取り組み課題をあげた。ところがそこで具体的に問題視されたのは、実にしばしば移民や労働者階級の職、住居、娯楽、人間関係におよぶ生活の細部だった。

## † 大合同

アメリカ社会衛生協会が一九一〇年代アメリカにおける反売買春運動の屋台骨であったと先行諸研究の評価は一致している。

合流したアメリカ性衛生学連盟（American Federation for Sex Hygiene）とアメリカ自警協会（American Vigilance Association）とはともに売買春批判を先導した有力組織だった。医師プリンス・モロー率いる「衛生と道徳的予防協会」を主軸に、性衛生学への支持者が広く集って一九一〇年に発足したのが前者である。後者は、十九世紀以来の国際的な反売買春運動の系譜を引いた。ジョセフィン・バトラーが英帝国における事実上の公娼制度を批判した運動をその起源と言えよう。これに呼応してアメリカで生まれた全国自警協会とアメリカ純潔同盟(American Purity Alliance)とが一九一二年に合流して生まれたのがアメリカ自警協会である。

両協会の合同を、ジョン・D・ロックフェラー・ジュニアが大口の資金を投じて支援した。大財閥をなしたロックフェラー家の二代目は、当時その資金力で社会政策、社会改良運動、そして学術の展開に多大な影響をおよぼしていた。売買春問題にも早くから関心を示し、ニューヨーク市大陪審での白人奴隷問題調査をはじめ一連のブームの初期から事態にかかわってきた。一九一三年には社会衛生局を立ち上げロックフェラー財団の一翼に加える。「科学的探究の精神」を標榜した同局の人材もまたアメリカ社会衛生協会の活動に加わっていった。(4)

## † 必然としての社会衛生協会?

社会衛生協会の誕生を、歴史家たちは近代化のパラダイムで説明した。一九一〇年頃までに衛生医学は急成長を遂げる。細菌の発見は研究の焦点を深化させ、検査法や治療法の開発をうながした。性病についていえばワッセルマン検査法の登場が一九〇六年、梅毒や淋菌を攻撃する抗生薬サルバルサンの登場が一九〇九年である。医学への信頼は深まっていく。それまで信仰や道徳にしか根拠を求められなかった売買春批判者たちは、より広範な人びとに事態の弊害を説く手がかりを得る。医科学を携えた新しい運動家たちが、純潔を守れと唱えてきた旧来の運動家たちを説得し、乗り越え、糾合して、広範な社会改良運動を立ち上げた。性規範の護持を掲げて長い活動歴を誇る人びとと、道徳でなく科学を奉じる医師たちとの合流は、この歴史の趨勢に他ならないと歴史家は言う。(5)

社会衛生協会が残した史料はこうした見方と合致するものが多い。季刊『社会衛生』に加えて、『アメリカ社会衛生協会会報』、そして今も各地の図書館に保存されているパンフレット群まで、協会は盛んに発信した。充実した媒体を通して協会は性病問題を告発し、自らの正統性を訴え、規制下での売買春容認に対して挑戦していく。

同協会はウィルソン政権とも太い人脈をもち、第一次世界大戦への参戦を機に連邦レベルで始まる試みにも中心的要員を提供した。一九一七年以降、連邦軍兵士の性病罹患防止を眼目に売買春規制はついに全国化することになる。(6)

## † 歴史家たちの困惑

ただし子細に見ると、この社会衛生協会については矛盾するいくつもの見方が併存している。規制という名の売春業容認への批判を共有しつつも、協働する諸派がただちにひとつに溶け合ったわけではない。この多面性に歴史家たちは手こずっている。

大合同とはいえ、その内実はおぼつかない。ロックフェラー文書館史料によれば、この合併に諸派は強い警戒感を示し続けた。一九一二年から始まる交渉で、自警協会はたびたび席を蹴り、性衛生医たちは不信の念をあらわにしている。

諸研究はまた、近代化の進展を描く一方で、消えゆくはずの旧い声が社会衛生協会に響き続けるとも書く。歴史家デミリオとフリードマンは、医学、道徳、あるいは社会衛生学といった種々の知見が寄り集まるこの運動は矛盾に満ちていると困惑を隠しきれない。(7) 性衛生学の知見を強調するこの協会がモラルや純潔といったテーマにもこだわり続けるのに、歴史家たちも気づいてはいる。施設、資金、医療技術など、実際的な問題もあった。モローをはじめ性衛生医たちはサルバルサンやワッサーマン検査法の有効性には懐疑的で、必ずしもただちにこうした療法や検査を採用しない[8]。とりわけ筆致が乱れるのは、売買春批判の近代化を主導したはずの医師たちがたびたびもらす非科学的とも呼ぶべき証言にふれるときだ。対立するはずの医師たちと女性運動家が連携もするのを整理できないのだ。

結果として、歴史家たちが描き出すアメリカ社会衛生協会は捉えどころがない。一見ごく近代的なこの組織は、実のところ輪郭が定まらない。矛盾とすら思える協会参加者の多面性を無視してその科学性を強調するか、漫然と諸潮流の共存を描くかの両極で社会衛生協会像はぐらりぐらりとゆれるのだ。

## 2　ロックフェラー・ジュニアと社会衛生協会
——ある財界人の企図——

ここでも研究者を縛っているのは、「科学」の台頭を必然とする見方だろう。新しい科学がモラルや信仰をベースにした旧い運動を駆逐するとみると、衛生学をめぐる男たち女たちの折衝は些末なできごとにしか見えない。どのみち勝負の行方は決しているに違いないからだ。

ところが、ジェンダー史などと手を携えるより広範な医療史や公衆衛生史が示唆する図柄は少し違う。本書がすでに見てきたケースに照らしても、「科学」や改良の提唱がいつも既存秩序への服従を意味したとは限らなかった。われわれはこうした政治文化に目配りして再検討しよう。

### † ロックフェラー・ジュニアの科学と政治文化

足がかりは、社会衛生協会の発足過程を詳細に追ったデイヴィッド・ピヴァーの研究だ。その著書『純潔と衛生』は、純潔（purity）の保全を中核にした十九世紀末からの運動が退潮し、新しい性衛生学運動がそれに取って代わったとみる。ごくオーソドックスな近代化論にすぎない。

ただしピヴァーは、医科学がごく自然に台頭したとは描かない。アメリカ純潔連盟や全国自警協会からアメリカ自警協会へと引き継がれていた社会改良への志向は次第に姿を消す。代わって性衛生学者たちが台頭したのだが、その知見を押し立てたのはジョン・D・ロックフェラー・ジュニアだったと指摘するのだ。ピヴァーはそのとき、社会衛生協会の結成が必然というよりもこの実業家の介在で可能になったと感じている。[9]

注目すべきは、ピヴァーが描くふたつのアメリカ社会衛生協会像の違いである。

一方でピヴァーは、純潔の保護から公衆衛生の維持へと運動の重心が移っていくのを必然として、その後援者としてロックフェラー・ジュニアに言及した。他方でピヴァーは、社会衛生協会の結成を運動から社会改良の色合いが消えていく過程とも描く。性の二重規範、女性差別、都市化や政治のありようへの告発がきこえなくなると言うのだ。[10]

このふたつの描き方の差にピヴァー自身は自覚的でない。道徳から科学への趨勢をこの歴史家は疑わない。たしかに、アメリカ自警協会とアメリカ性衛生学連盟との合同をロックフェラー・ジュニアは盛んにうながした。ピヴァーによれば、統合にあたってこの男は科学性を重視し、その観点から従来の売買春批判論者たちに強い圧力をかける。資金援助をちらつかせつつ、協会役員の人選にあたって「オールドスクール」として彼が退場を求めたのは、シカゴのO・E・ジェニーのようなベテラン活動家であった。[11]対照的に性衛生学への評価は高い。売買春批判のありようを新旧に区分して、ロックフェラーは「より知的でより効果的」な性衛生学を重視すると言う。[12]科学が台頭していくのを当然視すれば、社会改良を目指した道徳陣営が消えていくのは避けられないかのようだ。ピヴァーは、同じ過程のふたつの側面をみているつもりなのだろう。

迂闊にもこのときピヴァーは、ロックフェラー・ジュニアが後援した「科学」を吟味しない。「純潔」や「道徳」を唱える者がただちに非科学的だという了解も不用意だろう。たとえば、セツルメントワーカーらの先進性や科学性を掘り起こした諸研究をわれわれはすでに知っている。第二章や第三章で見てきたのは、性衛生医たちとソーシャルワーク運動家たちとの愛憎をはらんだ合従連衡だった。「科学」をはじめ知の正統なあり方が問われたのが世紀転換期アメリカだった。ピヴァーは科学の進展を自明視して、政治文化過程への目配りを欠いているのだ。

## †ロックフェラー・ジュニアにとっての科学？

われわれは、ロックフェラー・ジュニアの掲げた科学の内実を検討せねばならない。

まずもって、社会科学や医科学はロックフェラー・ジュニアにとって至上ではない。この人物は複雑だ。その父もまたそうだったが、産業化に邁進する一方で、宗教や社会福音主義的な慈善活動とも疎遠ではない。実際、売買春や性病問題への関心を深めるなかでロックフェラー・ジュニアが当初連絡を取ったのは婦人クラブやYMCAといった組織だった。科学志向という側面だけで、この人物の社会的・政治的な位置取りを見失ってはなるまい。

アメリカ自警協会との関係もまた多面的だった。O・E・ジェニーをはじめシカゴの主だった活動家たちとは距離ができる一方で、同じシカゴを拠点に、それも科学的とは言い難い白人奴隷問題に取り組んできたクリフォード・ローは重用し続ける。自警協会のもうひとつの本拠であったニューヨークの人脈は社会衛生協会に生き続ける。性医学者以外を一様に排斥したわけではなく、法律顧問として要の一人になる改良運動家ジェームズ・レイノルズをはじめ顔ぶれは多彩だ。資金援助の面でも、ロックフェラーはモローら性衛生医たちでなくアメリカ自警協会を優遇していた。

第二章でモローの経験を追ったわれわれは、ロックフェラーと性衛生学との関係が順風では進まないのを見てきた。たしかにモロー亡き後の性衛生医たちをまとめたエドワード・キーズらへの働きかけは熱心だ。「いまや私は性衛生学にたいそう関心を抱いており、お便りする次第です」と書き送るロックフェラーは、キーズをかき口説いて社会衛生協会への性衛生医たちの合流をうながした。[13] しかしロックフェラー文書館史料からは、チャールズ・エリオット、ジェローム・グリーン、クリフォード・ローといった面々といわば仲間うちの交信を重ねるのと比べれば、性衛生学連盟との関係はよそよそしいままなのをうかがえる。照応するように、社会衛生協会への合流を最終的には承諾しつつも性衛生医たちはニューヨーク市で独自組織を再活性化させる。社会衛生運動と性衛生学との微妙な距離をうかがわせる傍証だ。

この文脈で、ロックフェラー・ジュニアが「オールドスクール」として誰を排したかと問い直そう。医学博士でもあったジェニーをその非科学性ゆえに退けたなら、医師でもないベテランのローやレイノルズが残るのをどう説明するのか。社会衛生局のジョージ・ニーランドに調査をまかせるので、ジェーン・アダムズらは無用だともらすのは興味深いひとこまだ。[14] ニーランドはなるほどロックフェラーの活動に社会学的な知見を提供した。しかし、そのニーランドと対比されたジェーン・アダムズらは、『ハルハウス・マップス＆ペーパーズ』でアメリカにおける最初の本格的社会調査を発表したのではなかったか。合併協議の席を蹴ったジェーン・アダムズをはじめシカゴの主だった自警協会員たちは、売買春問題やそれを取り巻くシカゴの実情に精通していた。

### † ロックフェラー・ジュニアの売買春問題委員会批判

科学性が動機でないなら、ロックフェラー・ジュニアが社会衛生協会の設立に奔走した狙いはなにか。

手がかりをこの人物の売買春問題委員会批判に見出せる。一般に、一九一〇年のシカゴ委員会にはじまり各地で相次いだ調査報告は、ヒステリックな反白人奴隷キャンペーンを卒業して反売買春運動が科学化する過程と描かれる。社会衛生協会への序曲とも言うべきものだ。しかし科学を掲げたはずのこの調査委員会にロックフェラー・ジュニアは不満なのだ。

私設した社会衛生局の設立趣旨にロックフェラー・ジュニアの言い分を聞き取ってみよう。第一に、委員会方式への不信がある。それら委員会が専従委員をもたず所詮は時限的にすぎないがゆえに性産業はたかをくくったままだというのだ。第二に、広範な市民代表を首長の呼びかけで集めるような組織の答申はどうしようもなく玉虫色だと言う。行政から自由で恒常的な民間組織こそが重要だとロックフェラーは主張した。寄せ集めの委員にはない一貫した強みがあると言うのだ(15)。

ここには妥当な指摘も含まれている。実際、多くの委員会はその活動を引き継ぐ恒久的な仕組みを求めていた(16)。臨時の委員会の権能はごく限られたものでしかあり得まい。

しかし、ロックフェラー・ジュニアが各地の売買春問題委員会と自らの社会衛生局とを連続や展開ではなく断絶として描くのが注目に値する。多くの歴史家は、白人奴隷問題、売買春問題委員会、アメリカ社会衛生協会、そして一次大戦期の基地厚生活動委員会をひと連なりの運動と描いてきた。それに対してこの男は、売買春問題の解決という大同につくのでなく、強いこだわりとともに私設の組織をつくろうとするのだ(17)。

## † 封じ込め――新興財界人ロックフェラー・ジュニアにとっての社会衛生協会

いったいなぜ断絶にまでこの男は踏み込むのか。売買春問題委員会もまたその調査の客観性に立脚した。科学性が要点ならば、補正で十分だろう。諸都市の委員会は広範な層の参加を得たが、それがいつも不得要領な妥協になるとは限らない。衆知を集めたとも言いうるし、実際『サーヴェイ』誌はそこを評価した。ロックフェラー・ジュニアが受け入れられなかったもの、それは売買春問題委員会の体制批判色ではなかったか。

第一章でみたシカゴ委員会の事例を思い起こせば、市長を突き上げたのは、この巨大都市の現実を直視せよという社会改良運動だった。旧来の政治、行政、権威の機能不全を告発し、別のやり方と新しい担い手を認めよという要求が委員会設置の推進力だ。財界も含む諸アクターを席に着かせたのは、社会福音主義者からセツルメントワーカーにいたるさまざまな声だった。委員会は単に科学性を体現しただけではない。ロックフェラー・ジュニアが忌避したのがこの圧力だったというのはうがちすぎだろうか。

資本家による締めつけといった図式に矮小化してはならない。ロックフェラー・ジュニアもまた新しい政治文化の主導権をうかがっていたとみるべきだろう。父が築いた大帝国の経済力と政治力とに、いわば知的なバックボーンを備えるのがこの二世の仕事であった。その彼の目の前には競合者がいる。同じく新しいアメリカを担おうとする、しかもキャリアが長く実績豊富なソーシャルワーカーであり、医科学者である。第三章でもみたように、全米慈善矯正会議や雑誌『サーヴェイ』などを結節点にした諸運動は、「科学」を武器に都市政治での主導権を手中にしようと働きかけを強めていたのだ。産業化と都市化がもたらす社会問題に対応できない既存の体制への強い批判だった。

かれら体制批判者を退け、あるいは取り込み、かつ自らの側に「もっともすぐれた」知を結集するのがロックフェラー・ジュニアの課題である。科学という権威を確保して新時代の主導権を取りつつ、秩序批判は封じ込めるのがその戦略だったとすれば、この人物の「科学」を無色透明なものとして額面通りに受け入れるわけにはいくまい。

ロックフェラー・ジュニアの思惑を探っていくと、アメリカ社会衛生協会の個性の一端が浮かび上がってくる。幾筋もの小さな流れが集まるべくして大河をなすのではない。「科学」ましてや性衛生学が本流をなすのとも違う。ロックフェラー史料が伝えるのは、ロックフェラー・ジュニアがモローやソーシャルワーカーらの挑戦を制しようとする試みである。改良志向で既存体制に批判的な声の大きい売買春問題委員会をも嫌ったこの人物は、性衛生学やソーシャルワークの角を矯めるように社会衛生協会を設けようとするのだ。

## 3 拮抗する諸潮流
### ――ロックフェラー・ジュニアに抗して――

さてしかし、ロックフェラー・ジュニアがその資金力にものを言わせて圧力をかけようとも、彼のもくろみ通りにことが進んだかは別に検討せねばならない。なるほどロックフェラー文書館史料からはロックフェラー・ジュニアが事態を掌握しているかのようだ。ところが、社会衛生協会の議事録、機関誌類、そして協会外部の史料と照らし合わせるなら、様相は違ってくる。

むしろ注目すべきは、ロックフェラー・ジュニアの思い通りにさせない力、すなわちソーシャルワーク系の諸アクターだ。ロックフェラー系の人脈が介入を試みながらその意図は一方的に貫徹しない。ロックフェラーの水圧が強いほどに、それに抗するものの大きさが浮き彫りになろう。

### † たすきがけ人事

アメリカ社会衛生協会の運営の内実はいかなるものだったか。ミネソタ大学文書館が所蔵する同協会の議事録史料に手がかりを求めよう。

人事を追うと、協会がロックフェラーの意向を反映したとは言い難いのを見て取れる。彼が退けようとした両極の人材は社会衛生協会に残るし、ロックフェラー派と呼ぶべき役員が協会を掌握したとも言えない。協会はむしろ多様な人脈を抱え、それらが単に併存するにとどまらず新たな化学反応を準備していくのだ。

統合が合意される一九一三年十二月から立ち上げ期にあたる翌年にかけて理事と執行役員の人選が進む。性衛生学連盟が社会衛生協会への統合を承認した十二月三日、理事会に出席したのは十四名。協会の運営実務には加わらなかった会長のチャールズ・エリオットとオレゴン社会衛生協会長でもある副会長ウィリアム・フォスターとをひとまず置こう。給与付きで実務の中心だったニューヨークのジェームズ・レイノルズとカリフォルニアのウィリアム・スノーはロックフェラー・ジュニアとの関係が深い。会長エリオットのハーバード大総長時代にその秘書を務めたジェローム・グリーンのほか、理事に追加されるヘンリー・ジェームズ・ジュニアもまたロックフェラー医学調査研究所の幹部だった。

しかし、ロックフェラーが名指しで排除しようとしたシカゴのO・E・ジェニーが名を連ねているのは注目に値する。同じくシカゴのベテラン活動家ワート・ハラム、ボストンの禁酒運動家デルセヴァレ・キングといった名前があがり、かれらの声は小さくない。

有力なフィランスロピストであり、ともにアメリカ自警協会の共同出資人でもあったグレース・ドッジにはロックフェラーも一目置いた。初回の理事会冒頭のあとは理事たちに一任したエリオットに代わって議長を務めるのはこのドッジである。ロバート・ヘバードはニューヨーク州慈善委員会の有力者であり、彼がヘンリー・ジェームズ・ジュニアの他にフィラデルフィアの有力慈善活動家マーサ・ファルコナーを理事会に加える動議を出す。トーマス・ヘップバーンはコネチカットの医師だが、運動家としての色合いが濃い。

性衛生医からはボルチモアのドナルド・フッカーとボストンの泌尿器科医ヒュー・キャボットがおり、モロー亡き後の性衛生学徒の声を代弁したかたちであろうか。教育学者のトーマス・バリエットがこれに加わる。そのうえ第一回理事会でただちに諮られたのは、アメリカ性衛生学連盟とアメリカ自警協会の現役員を交代で社会衛生協会の理事に横滑りさせることだった。人事原案に修正をかけて、両団体の融和を図ったのだ。諸グループからのバランスを重視した構成と言うべきだろう。[18]

実務の中心を担った執行役員会はより少人数の七名からなり、うち四名はロックフェラー・ジュニアとの関係が深い。すなわち、ジェローム・グリーン、ヘンリー・ジェームズ・ジュニア、ジェームズ・レイノルズ、ウィリアム・スノーである。ただし、有給のスノーとレイノルズを執行役員とするのには牽制が入り、レイノルズがYMCA、セツルメント、そしてニューヨーク市の改革運動だった市民同盟の指導者でもあったのには留意しよう。[19]強い発言権をもつ慈善事業系のドッジやヘバードがおり、レイノルズはシカゴを中心とするソーシャルワーク系運動との連絡役でもあった。[20]モローの後継者エドワード・キーズもまたこの執行役員会の一角を占めた。つまり、執行部レベルでも誰かが一方的な運営ができるわけではない。

さらに一九一四年二月にはこの執行役員会が増員される。[21]理事でもあるキャボット、ファルコナー、ハラム、ジェニーの他に、デンバーの性衛生医エドワード・ジャクソン、ピッツバーグの医師ローレンス・リッチフィールド、さらにはアメリカ純潔同盟のアナ・スペンサーを含む九名である。性衛生学連盟と自警協会の活動歴の長い顔ぶれが社会衛生協会の中枢部に入ってくるのをうかがえる。[22]

## † ひしめく潮流——対峙の場としての社会衛生協会

衛生医学が他の潮流を楽々と併呑していったとみることはできそうにない。財界人ロックフェラー・ジュニアの思惑が協会を牛耳ったともまた言い難い。資金力も思い入れも大きいが、この人物の思惑が貫徹したとみる根拠は乏しい。人事からみても、諸グループは各々の独自性を保持している。ロックフェラーが意図したような排除は貫徹されておらず、彼が強調した「科学」は協会参加者の行動を変えはしない。

むしろ逆向きの力にこそ注目すべきだ。ロックフェラー・ジュニア率いる社会衛生局に連なる人脈が入りつつも、その強い圧力を押し返すように性衛生学連盟系と自警協会系のアクターとが併存する。医科学を軸とする運動の近代化と言いつつ、長い活動歴をもつ純潔運動、禁酒運動、慈善活動、セツルメント運動の人脈にあらためて光が当たったのだ。

## 4　あらためて、社会衛生学とはなにか
### ――正統性の模索――

アメリカ社会衛生協会はたしかに大合同ではあったが、先行研究はそのことだけでなにか決着がついたように早合点している。同協会は、複数の潮流がすみやかに合流するのでなく、一方向に流れるのでもなく、むしろせめぎあう場だ。社会衛生学という新しい専門知が、旧来の偏見や道徳や臆断をすみやかに塗り替えていくといった想定は妥当でない。社会衛生学とはなにか。その正統性の根拠はどこにあり、いかなる紐帯が見出しうるのか。諸派が合流したからこそ、かれらは互いの関係をどう取り結ぶのかという問いに直面せざるを得なくなる。

### †　認知されない社会衛生学

「社会衛生学」の旗印にひとまず集まった諸派は、あらためてその正統性の確保に奔走せねばならなかった。

運動への認知は高まっていない。一九一〇年代半ばの社会衛生協会の活動は実践面でさほど活発とは言い難い。機関誌の刊行は続き、パンフレット類はたしかに膨大だ。情報と人材の交流拠点として協会が役割を果たしたのは事実と言えるだろう。しかし、理事会や執行役員会が手がける具体的なプロジェクトとしては、一九一五年のパナマ太平洋万国博覧会への出展が目立つにすぎない。社会衛生運動が消滅を危惧されたという後年の述懐は、第一次世界大戦を契機とする運動の再活性化との対比で出てくるので割り引いて聞くべきだろうか。それでも、一九一〇年代半ばの協会が他に目立った成果もあげず、機関誌の発行は重ねつつもごく淡々とした議事録を残すにすぎないのは事実だ。「おおっぴらな商業売春の抑制が可能だと世論はいまやおおかた納得している。しかし、それを徹底して完遂し、実効的な事後対処法を開発するのが可能だとは思っていない」と事務局長スノーは認めた[23]。この協会がアメリカ人の日常のすみずみを監視し統制する権力機構とみるのは誇張がすぎる。事態は依然として協会に関わる諸潮流の間の意見交換や情報共有の域にとどまっていた。

社会衛生学の主張を呑まない者は依然として少なくない。診察室から飛び出していくと意気込む社会衛生運動は、中産階級をも含む人びとの価値観にも抵触する。買春を必要悪だと言い立てる者ばかりではない。売買春を封じ込めるべきだが、それは医学の領分にはおさまらないモラルから法にいたる広範な改革を必要とするのだと唱える者もいる。あるいは、性衛生医の発言を不信の念でみる他の実験医がおり臨床医がおり、法曹人がいるのだ。すりあわせを進めようとするほどに摩擦もまた大きくなる。性病や売買春が他の衛生問題と位相を違えるのがここであろう。狭義の科学におさまらず、道徳の領分とも言いきれない。さまざまな立場が交差し浸食しあう領域なのだ。

さらに、管理売春を推す声も決して消えていない。新管理派（neo-regulationist）と呼ばれる動きは、性病研究の成果を織り込んで、あらためて感染防止の方策を模索する。性産業規制と売春婦検診の無効を指摘する廃娼運動に対して、検査法と治療法との開発があらためて規制政策に光を当てた。

売買春を、性病を、子どもと母たちの苦しみを放置し、ひいてはアメリカ全体を危機にさらしてきた旧い体制を批判する者たちの舌鋒は鋭い。しかし、その旧来の政体や知に代わるのはいったいなんなのだ。医学界をはじめ、科学的にも政治的にも性衛生学への警戒感は強い。性医学を社会で全面的に展開するには、医師たちだけではとうてい手に負えない。頼みのソーシャルワーク陣営もまた、承認を求めて奮戦するさなかであり、科学という足がかりをいかに再定義するかを含めて課題は多かった。

## † アメリカの使命としての社会衛生学

たがいの違いはさておき、協会に集う諸グループは売春業廃止論を正当化せねばならない。廃娼論を支える科学的に異論のない根拠を欠き、多様な人脈が混在するなかで、どう論陣を築くか。これが課題だったとすれば、機関誌『社会衛生』創刊号で、性衛生学を代表するエドワード・キーズ論文が四番目を占めたにすぎないのも説明がつく。社会衛生学を正当化しようにも、協会は医科学を自明の根拠とはできずに別の理路を模索せねばならなかったのだ。

社会衛生協会が選択したのは、アメリカの世界史的位置と重ねて売春業の廃止を必然として描き出す物語だった。『社会衛生』創刊号の冒頭、会長エリオットの演説につづいたのは、カリフォルニアの政治ジャーナリスト、フランクリン・ヒッチボーンだ。医師ではないこの男が科学的な必然や妥当性を論じ得るはずもない。代わりに提供したのは、歴史の必然としての廃娼政策という見立てだった。先進的実験州カリフォルニアとその中心都市サンフランシスコで、利権まみれのボス政治が擁護してきた売春業黙認政策がついに終わったと報告した(24)。

以後の『社会衛生』でも、ヒッチボーンをはじめとする多くの寄稿者がカリフォルニアそしてアメリカ西部を売買春問題の帰趨を占う地として提示した。東部に比して前例の拘束力が弱く、よりラディカルで先進的だと自負する西部諸地域は、アメリカの未来を映す場所と描きえた。一九一五年までに赤線地帯廃止法を成立させた十八州のうち十四州が西部である。[25]『社会衛生』の寄稿者と読者にとって、こうした地域での経緯は有益な情報だったろう。それは廃娼政策の是非を吟味する機会であると同時に、それを避け得ない歴史の流れと位置づけるのにも絶好だった。

情報収集と運動の正当化とがないまぜに進むさまを、ニューズレター『アメリカ社会衛生協会会報』にも見て取ることができる。西部、とりわけカリフォルニア大学バークレー校やスタンフォード大学といった衛生医学運動の拠点をかかえるサンフランシスコ湾岸地域で、活動家たちがさかんに会合や勉強会を催しており、会報はその通知や報告を熱心に掲載した。医科学に重きを置く者から道徳的な告発者までさまざまな立場の違いはあれども、従来の売買春黙認政策への反対という一点で社会衛生協会の諸派は合意点を見出すのだ。[26]

未来としてのアメリカ西部の状況は、乗り越えられるべき過去としてのヨーロッパ諸地域との対比でいっそう際立つ。『社会衛生』創刊号でヒッチボーンに続いたエイブラハム・フレクスナーは、ヨーロッパ諸国における管理売春政策の失敗を歴史的に説いた。[27]

当時アメリカの医学専門教育の立ち後れを指摘して衝撃を与えていたフレクスナーが、売買春問題については『ヨーロッパにおける売買春』を出版して逆にアメリカの先行を示唆する。ドイツ、イギリス、フランスをはじめヨーロッパの主要国において、管理売春政策は相次いで転進をせまられていると伝えたのだ。[28]

フレクスナー報告の焦点はあくまでヨーロッパでの売春業管理政策の機能不全とそれにともなう政策転換であった。裏を返せば、具体的な代案としてなにが真に有効かは別に検討せねばならない。廃娼（abolition）とは、売買春根絶の処方箋というよりも、性産業を規制下において性病をはじめとする問題の抑制を図る方法への批判にすぎない。規制（regulation）政策を廃したうえでなにをどうなすべきかには、諸案の実効性の有無を含めて論争の余地がある。

ところがそれゆえにこそ管理売春制の不備の指摘は、従来型の政策への強力な反証であり、安全な合意地点だった。機関誌『社会衛生』にこうした米欧比較が実にたびたび登場するのは、赤線地帯廃止政策という基本線をまずは確保しようとする試みだと言って良かろう[29]。

やはり実験の地である新興国や植民地の状況を『社会衛生学』の短信欄や『会報』が執拗に報じ続けているのも傍証として挙げておこう。これらの報告は多くの場合で断片的でしかないが、あそこでもここでもと廃娼政策の具体事例を積み重ねて、社会衛生協会はその活動方針が進歩の大勢にかなっているのを印象づける、あるいは自ら確認しようとするのだ[30]。

ここに、アメリカン・ナラティヴとも言うべきものが浮かび上がる。先進社会アメリカの使命として提示してみせることで、論者たちは社会衛生協会の正統性を自らに言い聞かせ、そして読者に印象づけようとしたと言うべきだろう。寄り合い所帯をまとめていくのに欠かせないモーメントである。

## † 審問される社会衛生学――実働部隊としてのソーシャルワーク運動

こうした団結と自信の一方でしかし、社会衛生学の内実と実効性とが検証されざるを得ない局面があった。機関誌『社会衛生』は、売春業廃絶という一点でひとまずまとまった諸活動家がふたたび多くの関心を持ち込み始める様子を垣間見せる。

歓楽街から売春宿を一掃せよ、それが歴史の必然だと語るところまではたやすい。ところがその主張をどう実現するのか。社会衛生協会のキャンペーンが実を結ぶには、いかなる準備や体制や実践が必要か。こう問うとき、この運動に参加した人びとはたがいの顔を思い浮かべて、誰になにができるかと具体的に考えねばならない。

本章でまたしても注目すべきは、ソーシャルワークを標榜する社会改良運動家たちである。反売買春運動の合理化や近代化として社会衛生協会を描く視点は、かれらを周縁に追いやってきた。母性主義研究の論者もまた、官僚化・制度化を進める男性たちとは別の領域に居る者としてかれらを描いた[31]。しかし人事構成を洗い直せば、医科学者やテクノクラートたちと協会に同居したのは慈善活動家やセツルメント運動家だった。新旧図式を持ち出して廃娼政策が必然だとひとまず言ったとしても、協会の成功が約束されてはおらず、いっそうの実績こそが求められるとすれば、ここにいよいよ実践面が射程に入ってくる。母と子らの現状に鋭敏であり、事態の重要さをよく理解でき、性衛生学の知見を伝えるための具体的な経路や人材をかかえ、日常生活におよぶ広範で長期的なプロジェクトを支えうるのは誰か。こう問わねばならないのだ。

## † パナマ万博での社会衛生学展示

社会衛生協会が発足早々の大型プロジェクトと位置づけたパナマ太平洋万博での啓蒙キャンペーンが典型だ。協会発足のための人事などが一段落するや、機関誌の刊行を待たず一九一三年からすでにパナマ博覧会は理事会や執行委員会の議案にあがった[32]。

博覧会という装置の政治性についてはよく知られていよう。このイベントが果たす規範提示力に注目する視点にならえば、パナマ博での展示もまた売買春に関わる人びとを律しようとする機会ということになろう。サンフランシスコ市で一九一五年に開催されるこの博覧会は、シカゴ万博の系譜をひいて時代の最先端を披露しようとする。近代性医学の最新の知見で裏付けられるはずの性病防止キャンペーンはぜひこの機会に展開すべきものだった。

ところが、協会執行部の関心は必ずしもそこになかった。展示内容についての記録は必ずしも多くない。さかんに言及されるのは、いかにして展示を成功に導くかというはなはだ実務的な課題だった。

事業を率いたトーマス・エリオットやジェームズ・レイノルズの見解は一致している。カリフォルニア社会衛生協会や州保健局との協働ですべてに片が付きはしない。ＹＭＣＡやＹＷＣＡや婦人キリスト教禁酒同盟（ＷＣＴＵ）といった諸団体との提携が必須だった。カリフォルニア大学バークレー校やスタンフォード大との協力とともに、公立学校にいかに浸透しうるかが肝心だ。[33] これら諸団体は、残存勢力でもなければ、単なる体制批判家でもない。ロックフェラー・ジュニアの資金力や「科学」にも、実力をもって抗しうる勢力だ。課題に実践的に応えうる者として、その存在が浮上する。

## †「次のステップ」

ソーシャルワーク諸組織の必要性をより一般的に提起したのはまたもエイブラハム・フレクスナーだった。売春業の廃止を貫徹しうると言い立てるのは幻想だと彼は指摘する。警察の手入れが一時的に売春宿を閉鎖しても、それはまた別のところに移動するし、街頭をくまなく監視することなどできはしない。世論、恒常的な組織、そして行政に支持された日常的な取り組みが「次のステップ」として必須だと言うのだ。[34]

売買春は「個々人の根本的な改善と社会の真の改良の結果としてのみ減少する」とフレクスナーは書きつける。[35] 売買春であれ性病感染であれ、問題を医療が一掃できるわけではない。性衛生医たちがクリニックの中でのみ御せるものでないことはモローをはじめ医師たちの多くがすでに認めていた。歓楽産業の政策的禁止が事態を解決するわけでもない。もとより脆弱な基盤しかもたないテクノクラートたちだけの手には負えない。ＹＭＣＡやＹＷＣＡ、婦人キリスト教禁酒同盟、あるいはセツルメント、慈善組織協会といった諸運動の協力がぜひとも必要なのだ[36]。

社会衛生運動の「次のステップ」が諸運動との広範な協力にあると主張したフレクスナー論文が、『社会衛生』と全米慈善矯正会議の議事録集との双方に掲載されたのは興味深い[37]。ソーシャルワーク系諸運動の結節点だった全米慈善矯正会議と社会衛生協会との双方をまたにかけて、社会衛生学とソーシャルワークとがたがいに参照を重ねて地位を固めようとする試みだと言えよう。

## † 混成する社会衛生学という「科学」

こうした広範な社会運動の必要性は一九一〇年代半ばの社会衛生協会員が共有した了解だった。

性衛生学は倫理や道徳を掲げるグループを排除しないばかりか、ある意味では協力関係を表明する。機関誌『社会衛生』の創刊号冒頭の一角を占めた医師キーズは、性衛生学単独では対処し得ないとごく率直だった。売春婦たちを定期的に検診して性病に備えよといった主張に対して、潜伏期もある淋病や梅毒にそれは無効であり、そもそも十分な治療法もないとこの医師は言う[38]。一九一六年の別号での記述に即せば、「われわれは、道徳を取るのか、しからずんば性病かと選ばされているのではない」。この性衛生医にとって対策は複合的かつ広範であり、「いま現在用いられている方法が性病の抑制にはたして役立っているのか」という見地に照らして、モラルもまた勘定に入れざるを得ない。

キーズはここで自らの医学的知見だけを特権化せよとは主張しない。実践性に照らして使えるものをつなぎ合わせようというのであり、「もっとも精神的な理念のうえにかたちづくられた性的純潔［という価値・観念］は、性病［性医学］云々にとどまらず人類の福祉にとってより重要だといまわれわれには映るのです」と言うのだ[39]。

ロックフェラー・ジュニアに近いとされるジェームズ・レイノルズもまた第二号巻頭で、性医学の進展を言祝ぐ一方で、その実際的な不十分さを指摘してより広範な活動を志向する。(40) 同じく、事務局長ウィリアム・スノーの総括も、売春業廃止キャンペーンからのシフトの必要性を説いた。各地で売買春問題委員会が実態調査をし、赤線地帯の廃止が法制化されつつはある。(41) しかし、実質をあげるために必要なのは「生活、環境、人びとの行動の向上であり」、「それこそが家族という制度をもっともよく守り、子々孫々の世代における適正な性生活を安全なものにする」というのだ。(42) ここに、「社会衛生学」はソーシャルワークの方に重心を動かしつつ諸運動の融合体という側面を見せ始める。(43)

## 5　アメリカ社会衛生協会とはなにか
### ——あつれきと膠着——

アメリカ社会衛生協会とはなんだったのか。これを近代史の必然と描くのも、生政治のエージェントとみるのも十分ではない。しかしまた、女性たちをはじめとする十九世紀以来の社会改良運動が協会員の全面的な同意を得たと即断はできない。性病の防止という実務的な関心でひとまずはまとまりつつも、新しいアメリカを担うのは誰かという問いは底流で響き続けた。アクターたちが各々主導権を欲するなら、かれらはただ融和だけを説くわけにはいかなくもなる。ソーシャルワークの視点や方法に関心を寄せざるを得ない状況は、政治文化的な権威のありようをめぐってつばぜり合いを激化させもするのだ。

### † ソーシャルワーカーたちの伸張

慈善事業やセツルメント運動の系譜をひく理事たち協会員たちは機を逃さなかった。性衛生学の知見を前面にしたはずの社会衛生協会にあって、ソーシャルワーク系の理事・役員らは臆するどころか前のめりだ。

アメリカ自警協会およびその前身の全国自警協会が加わってきた国際人身売買・売買春廃止運動との連携へと社会衛生協会を引き込んでいくO・E・ジェニーの動きはその一例である(44)。グレース・ドッジの追悼演説をぶったのはアメリカ純潔同盟のアナ・スペンサーだった。科学性を標榜した売買春問題委員会報告の紹介を提案したのは、ソーシャルワーカーのマーサ・ファルコナーだった。この諸都市での活動を批判するロックフェラーの思惑をここでも裏切って、ファルコナーは女性を含む広範な支持を得ていたこの活動の支持へと社会衛生協会を引っ張っていく。

こうした動きが重要なのは、それが売買春や性病ひいては世紀転換期アメリカの社会問題に対処すべきは誰かという論戦へとつながっていくからだ。ソーシャルワーク系の会員たちは単に従来からの運動を踏襲するのではなかった。当然と言うべきだろう。第三章でみてきたように、事後的対処から予防へと踏み出して社会改革を射程に入れ始めていたソーシャルワーク連合にとって、性病をめぐる医科学は戦略拠点だった。性病予防を梃子にした社会改変志向に他の社会衛生協会員たちが呼応してくれるなら、それは好機に違いない。性病が代表する諸社会問題の解決に希望が湧いてくるのと同時に、自らがふさわしいと考える「科学」のありようを協会に集う広範なアクターが承認しようかという状勢だ。

同時期の全米慈善矯正会議をみると、社会衛生協会で築いた足場を使ってソーシャルワーカーたちが新しい権威のありようを提示し、自らの正統性を確保しようと積極的に仕掛ける様子をうかがえる。ソーシャルワーカーたちは、社会衛生というトピックを熱心に取り上げた。一九一二年にはじめて大部会で社会衛生を取り上げた同会議は、一九一四年からふたたびこの部会を再開し、翌一九一五年にはいっそうの充実がうかがえる(45)。保健、社会衛生、精神薄弱者問題とつづく三つの大部会は、全米慈善矯正会議における関心の高まりを反映していると言えるだろう。「われわれは健康と身体についての討議の最盛期にいる」と評したのは保健部会の議長リチャード・キャボットだった。広範な社会問題にすでに取り組んできたソーシャルワーカーにとって未踏のかつ重要な戦線が広義の医療であり保健だろうと論じるのだ[46]。

医学とソーシャルワークとの関係を取り扱った保健部会の焦点はひとつ。ソーシャルワークが医科学を包摂しうるかどうかであった。医師でもあった議長キャボットはイエスと言う。ソーシャルワーカーたちが掲げる「予防（prevention）」が医学畑にその起源のひとつをもつのはあきらかだとキャボットは断じる。予防医学者の発言を引きつつ、衛生医学の実現には対処治療のほかに予防教育という側面が不可欠だと力説した。この包括的な仕事をこなせるのはソーシャルワーカーしかいるまいと示唆するのだ。

全米慈善矯正会議の場とはいえ、センシティブな論点だ。全米医学界の第一人者ウィリアム・ウェルチはすかさず牽制した。フィランソロピストたちが保健衛生問題で実績をあげてきたことに敬意を表しつつこの医師は、医学という知の進展を強調し、とくに十分に整備された総合病院の意義を説いた。かれら素人たちと自分たち専門医とに境界線を設けて、ソーシャルワーカーたちが医学の領域に進出してくるのに釘を刺したと言うべきだろう[47]。

社会衛生学が最前線へとせり出してくるのはここにおいてだ。

ウェルチの仕掛けに議長リチャード・キャボットはすぐに気づいた。ウェルチが狭義の医学へと逃げ込むのを阻もうとするのだ。泰斗ウェルチをさかんに持ち上げつつも、キャボットが自身の報告で強調したのが衛生医学だった。その十全な展開には広範で長期的な取り組みが必要であり、それは他でもないソーシャルワークの力が必要だと言う。なかでも代表的な領域としてキャボットが挙げたのが性病問題である。それは医療だけでは手に負えない。ことを担うべき専門家群のなかにモローの名前も挙げはするが、キャボットはそれをソーシャルワーカーたちと並置する。性衛生問題はパーソナルな部分への浸透を必要とする点でソーシャルワークの強みをもっとも示す領域なのだ。[48]

医学の優越を説いたウェルチすら、キャボットのこの応戦をおそらく無下にはできなかったろう。医科学の進歩を言祝ぐウェルチが強調せねばならなかったのは、医師たちがもはや慈善活動家たちの後塵を拝してはいないという点だった。この医師が慎重にも医院内の治療で完結するケースだけを提示したのは、グレーゾーンになりうる性病問題を回避して、十九世紀末以来の現場での出遅れを挽回するのを大きな目標にしたからだとは言えないだろうか。

保健部会に呼応するように、社会衛生部会も医療関係者を含む広範な論者を召還してこの戦略拠点への進出を図った。社会衛生協会の役員ファルコナーはここでは有力ソーシャルワーカーとして部会の議長を務める。エイブラハム・フレクスナーが「次のステップ」としてソーシャルワーカーにより大きな役割を求めたのもこの会議の場であった。[49] ソーシャルワーク的な知を確立しようとする論陣である。

## † 緊張――医学とモラル

しかしこうしたソーシャルワーカーたちの「科学」への進出は、ジレンマや緊張をもまた呼び起こさずにはいられない。売買春をめぐる論争はいつも重層的だ。性病予防という課題と背中合わせに、いったい誰のいかなる知が新しい局面に入りつつあるアメリカを導くのかという問いがついてまわる。

性衛生学の始祖プリンス・モローの苦心がよみがえる。性衛生医たちにとって、自警協会との連携は必要ではある。性衛生学連盟は最終的には社会衛生協会への参加を承諾し、キーズが執行役員に就くほか、フッカーやキャボットらが理事を務める。その半面で、女性たちを主軸とする社会改良運動との安易な相乗りは性医師たちの足場を掘り崩しかねない。アメリカ自警協会との統合にモローの後継者キーズが警戒の念を隠さなかったのは当然とも言うべきだろう。

　興味深くも、アメリカ性衛生学連盟は社会衛生協会へと合流しても、その中核組織だったニューヨークの「衛生と道徳的予防協会（ＳＳＭＰ）」は活動を止めない。モローが創設したこの組織は、性衛生学連盟の機関誌『社会的病（*Social Diseases*）』の発行を担って性衛生学連盟の中心であった。社会衛生協会の機関誌創刊にあわせて『社会的病』誌の刊行は中止するものの、同誌の発行号数をそのまま引き継いで新雑誌『衛生と道徳的予防ジャーナル』へと衣替えして存続させた。会長エドワード・キーズ率いるＳＳＭＰ協会は、二か月に一度の例会とあわせてその活動基盤を社会衛生協会とは別に温存したのだ。

『衛生と道徳的予防ジャーナル』が掲げる目標が社会衛生協会と大きく異なるわけではない。「われわれはたしかに性病を抑制するために奮闘しているが、それをその源泉において試みているのだ。われわれは、身体的であると同時に精神とも関わる病を避けうるようなコミュニティのモラル向上に努めているのだ」という言明は、『社会衛生』誌の論調とも重なる。[50]

　ところが、性衛生学と道徳とのおだやかな連携を思い描くと、そこここで聞こえる不協和音に戸惑うことになる。社会衛生協会とは必ずしもそりの合わなかったモローを「われらが偉大なる創設者」と呼んで、キーズはこのパイオニアに感謝を惜しまない。「性の問題を病理学的に「のみ」説明することでわれわれは実際批判されてきました」[51]と認めるキーズは同時に、性衛生学に固有の貢献を強調せずにはいられない。アメリカ性衛生学連盟が自警協会と合流するのは、理事会において性衛生学系が十分な席を占め、社会衛生協会の活動は「自警委員《ママ》会の関心をこれまでほとんどもっぱら占めてきた売買春問題というよりもむしろ性教育問題への関心との統括」に向けられるという確約があったからだと念押しするのだ。[52]

アメリカ社会衛生協会は「諸協会の全国的な調整」をもって旨とすべしとも言うとき、キーズは医科学を軸とする自らの活動に固有の意義を強調しているのだ。[53]「種々の慈善団体や社会団体と緊密な関係」を誇る一方で、昨今の状況を「「性科学」の氾濫」と呼んで皮肉り、「「もっと多くの光を」ではなく「純粋な光を」がわれわれのモットーだ」と言う。[54]医科学団体としての地位を手放すつもりはない。医学とソーシャルワークとのさや当てである。

## † テクノクラートたちの介入

実務家や組織人とでも呼ぶべき新しい専門家たちが名乗りを上げ始めているのにも留意したい。ハーバード改革の旗手だったチャールズ・エリオット、社会運動家ながら組織の事務方を買って出るジェームズ・レイノルズ、医師ながらやはり社会衛生協会の取りまとめ役を務めるウィリアム・スノー、そしてのちに基地厚生委員会の長を務めるレイモンド・フォスディック。かれらは運動家でもなければ、専門家とも違う。合理化、標準化、組織化といった仕事は、従来の個別的でときに恣意的でもありえた活動を乗り越えようとする試みだった。噴出する問題を社会という広がりで捉え、制度的に対処しようという気運が高まるなかで、そのための組織をマネジメントしようとする専門職（professionals）、テクノクラートの先駆けである。[55]

エイブラハム・フレクスナーは典型だ。その多義的な言動は、社会衛生をめぐる論争の組み紐のような複雑さと緊張とをよく示している。「次のステップ」を唱えて社会衛生の向上には広範な社会的取り組みが要ると論じたフレクスナーは、一九一五年のその同じ全米慈善矯正会議で、ソーシャルワーカーたちの専門性に疑義を付してもいた。

「ソーシャルワークは専門職だろうか」と題したこのフレクスナー報告は、ソーシャルワークへの痛撃として知られる。種々の社会事業は、その有能さや有用性にもかかわらず、その根底において自らの専門性よりも媒介者（mediator）としての役割にとどまる。医師や法律家や行政などがいまのところまだ十分にカバーできていないところを補うにすぎないのがソーシャルワークではないか。こう喝破して、ソーシャルワーカーたちに衝撃を与えたとされる[56]。

## † 合従連衡

性衛生学者、医学者、そして実務家たちからの牽制である。しかし、こうした反撃自体はソーシャルワーカーたちの台頭と裏表の関係にあるとも言える。ワンサイドゲームというよりも、その関係はより緊張に満ちたものだった。慈善活動やセツルメント事業をはじめとする社会改良運動を無視できないがゆえに、それらとその担い手をどう位置づけるかが課題になるのだ。

フレクスナーはソーシャルワークを素人仕事と斬って捨てはしなかった。ソーシャルワークの非科学性を断罪したとされるその講演はよく読んでみるべきだろう。専門性を担保するほとんどの項目を社会事業が満たしていると述べ、その科学性、質の保証体制、実践性、自律性、そして利他性をフレクスナーは称揚するのだ[57]。ワーカーたちが「あまりに自信に満ちている」と釘を刺すとき、フレクスナーが科学性や専門性を独占して上から決めつけているのではない。「言うは易く行なうは難し」であり、既存の政党や自治体が向き合えなかった諸問題について実績をあげてきた人びとを称讃するにやぶさかでない[58]。既存医学界を攻撃し、同じく大学改編に取り組むエリオットらと提携し、財団を組織して政治文化的編制に介入するロックフェラー・ジュニアにも雇われるのがこの人物だ。改良運動を通して既存制度の不備を突くフレクスナーとソーシャルワーカーたちは同志なのだ。

同時に、新しい時代における主導権を求めるがゆえに、かれらは競合者でもある。ソーシャルワークの専門性を問うたのをこうした折衝の一環とみなければ、「次のステップ」の必要性を説いた報告の意味は理解しがたい。むしろ、知をめぐるパワーバランスをソーシャルワーカーから取り戻そうと試みるといった側面もあったはずだ。

このフレクスナーにとってさえ、社会衛生という分野はソーシャルワーカーたちから容易に正統性を奪い取れない牙城だ。「ソーシャルワークは専門職だろうか」と問いつめた報告においてもその専門性を認めざるをえない職として彼が挙げたのは、公衆衛生を担う看護婦だった。訪問看護をはじめとするこの職種は特殊例というよりも、公共空間での社会サービスを専門的知見とともに担おうとする動きの典型と言うべきだろう。ここでも社会衛生が焦点だ。論者たちは権威の争奪戦をくりひろげる。(59)

## † 言説戦の膠着

たしかに社会衛生協会は反売買春運動の結節点だった。性衛生医、社会福音主義者、セツルメントワーカー、婦人クラブ、純潔同盟ばかりではない。ロックフェラー・ジュニアもが支援し、チャールズ・エリオットからエイブラハム・フレクスナーといった有力知識人が加わり、支持した。

しかし、と本章は留保をつける。この大連合は同時に強い緊張をはらむ。諸運動を呼び寄せ、社会衛生運動を実質化しようとするほどに、そこにはあつれきが生まれるのだ。

とりわけ「科学」をめぐって圧力が高まる。社会衛生協会というこの新しい団体は、自らの科学性に依拠してそれ以前の運動との差異を際立たせた。社会学、そして性衛生学の重視である。ところが衛生学の実践を突き詰めていくと、もうひとつの潮流があらためて登場する。すなわちソーシャルワーク運動だ。かれらを古い道徳主義者の残党と決めつけると要点を見損なう。都市の貧困問題に向き合ってきたかれらはその方法と知とを刷新していた。都市の現実に向き合うからこその倫理を唱えるかれらは、「社会」を視野におさめるもっとも実力ある組織だった。公衆衛生の持続的な維持と向上を望むなら、かれらの参加は不可欠だったのだ。

社会衛生運動というプラットフォームはかくしてふたつの方向へと引き裂かれながら進んでいく。アメリカ社会衛生協会に寄り合った多様なアクターたちをひとまず取りまとめたのは、アメリカ人としての信条だった。売春業廃止へと舵を切るのは、売買春・性病問題に対する新機軸であると同時に、アメリカ復権の物語と呼応する。ひきもきらない社会問題の湧出に自信を失いかけ、新興国や植民地はもとより旧大陸ヨーロッパでの社会政策の進展に焦っていたアメリカは、性病対策での新規性をうたって挽回を図る。ヨーロッパ諸国を悩ます性病問題を解消できるなら、アメリカという政体の活力とモラルと先進性とを保証できようというものだ。新世界アメリカならばこそ、それを成し遂げられるに違いない。願望と実績とをないまぜにしながら、さまざまな人びとが社会衛生運動に加わっていく。こうしたアメリカン・ナラティヴは、次章であつかう基地厚生活動委員会という連邦組織の下地となっていくのだ。

他方で、社会衛生協会という場に集うことで、科学的権威の内実と所在について検討せざるを得ない状況が生まれる。諸潮流は合同をしつつも同時に競合面もはらむ。社会衛生運動がついに浮力を維持できずに消えていくその素地をすでにはらんでいたと言えようか。

性衛生医たちとの接触と連携を深めるなかで、セツルメントワーカーや慈善活動家たちは社会衛生が衛生医学、医科学、ひいては科学や専門性といった権威を確保するための足場となるのを感じ取っている。性衛生医たちや、あるいはフレクスナーやスノーのような実務家たちは、ときにその社会運動の力に便乗し、ときにそれを牽制することで自らの発言力をあらためて確保しようとする。たがいの関係があきらかになるにつれ、あつれきもまた生じる。ことは性病の伝播を防げるかといった範囲にとどまらない。誰のいかなる知がこの問題、ひいては科学から倫理へとまたがるこの広大な領域で主導権を握るのか。この大きな賭け金をめぐって、アメリカ社会衛生協会は緊張を用意していくのだ。

そして第一次世界大戦へとアメリカ合衆国が身を投じるとき、この協会にゆるやかに集っていた机上の連合はいよいよ実践の場で試されることになる。アメリカ社会衛生協会が抱えていた膠着が解かれ、そこには新しいアメリカ政治文化の布置が姿を現わしていくことになる。

# 第五章　実践という契機、実効性という解

## ――第一次世界大戦期の社会衛生運動――

転機が訪れたのは一九一七年、アメリカ合衆国の第一次世界大戦への参戦だった。ウッドロー・ウィルソン大統領が合衆国連邦議会にドイツへの宣戦布告をうながした一九一七年四月二日ただちに、陸軍長官ニュートン・ベイカーはウィルソンに米軍における性病管理の重要性を説いた。アメリカ社会衛生協会を母体に「基地厚生活動委員会（Commission on Training Camp Activities）」が陸軍省のもとに発足したのが第一次世界大戦への参戦直後四月十七日のこと。ウィルソンのかつての教え子で、ニューヨークの革新市政にたずさわり、欧米の警察制度の調査で知られたレイモンド・フォスディックを委員長に迎えた。一九一〇年代アメリカに響いてきた反売買春、性病を防止せよという呼びかけはついに連邦レベルに届き、全米規模で展開されていく(1)。

### †　戦時という契機

反売買春運動がいよいよ盛り上がったという言い方では基地厚生活動委員会の意味を十分にくみ取れない。先

行研究はこの委員会を最高潮とは述べつつも、ひとくくりにした一九一〇年代反売買春運動の延長線上に位置づけるにすぎない。いわばお決まりの規律機構を描くにとどまって、この委員会の個性ははっきりとしてこないのだ。

一九一七年以前との決定的な違いは、いまやことが机上の議論にとどまらないことだ。ここに状況が一変したと強調したい。

反白人奴隷のキャンペーンを駆り立てたのは多分に想像上の脅威だった。それに代わって客観性を標榜したのが諸都市の売買春問題委員会だが、それとて実際に歓楽街に手を入れる例は多くなかった。臨時に結成された調査委員会が実態を追ったが、それは状況報告と提言にすぎない。より恒常的で全国的な取り組みを目指したのがアメリカ社会衛生協会だったとしても、この協会の実力にも留保をつけねばならない。パナマ博覧会での展示をはじめ種々の啓蒙活動に努めたものの、それは広報の域を出なかった。立法支援に注力したアメリカ自警協会や、性衛生医たちのアメリカ性衛生学連盟にせよ、それらが売買春・性病の封じ込めに具体的な成果をあげたとは言えない。

ところが第一次世界大戦に参入したアメリカはいまや、幾重もの意味で具体的な成果を欲する。兵士たちを性病から守るのは喫緊の課題だった。そしてそれが、新興国アメリカが世界の新しい盟主たるのを証し立てる要件だとされるとき、賭け金はいっそう重い。社会政策での立ち後れが目立ったアメリカ共和国の刷新という課題は、ここにかつてない大きさで現われ、具体的な成果を要請する。ヨーロッパ戦線の現場でアメリカはその社会の力量を示さねばならないからだ。

性病抑止を、空論でなく実践せよ。この条件は、売買春論争がはらむ緊張をぐいと顕在化させなかっただろうか。新しい時代にあってアメリカ人を誰がどう守り、社会をいかに編制すべきかという問いを、アメリカ兵に性病を蔓延させないという命題とともに解かねばならない。それは、先行研究が言うように医師やテクノクラートらを後押しすると同時に、本書が見てきたソーシャルワーク的な志向をもつ者をもまた活性化するだろう。現場に臨めるのは誰であり、いかなる知や技能や制度がそこで有用かと試されるからだ。

## † 国家と諸アクター

このときわれわれは、思惑を異にする諸アクターを戦争が結局は国家の下に一本化していったのではという反問に向き合わねばならない。連邦国家機構の力が大きく高まり、戦時協力に励んだ民間団体が相対的に地位を下げたのがこの戦争だったと歴史家カポゾーラは論じる。(2) しかしこうした見方は、国民管理の側面に目を奪われる生政治論と同様に、十九世紀末以降のアメリカ政治文化の動揺を射程に入れ損なっていまいか。当時の不安や緊張を捨象したままに、国家や専門家の台頭というおなじみの歴史像をなぞるのだ。

反戦運動を典型とする戦争非協力者とちがって、戦時協力をいとわなかった民間団体は体制にいつも従順だったろうか。アメリカを担うべき権威のありようが問い直され、試され直す当時にあって、「協力者」もまた政治文化的な挑戦者でもあり得た。性病抑止の取り組みは単に人びとの身体を管理して、秩序を安んずる装置ではない。ジェンダーやセクシュアリティを通じてアメリカを規律しようとする試みが、同時に既存の体制への異議をも呼び起こすのを本書はすでにみてきた。一九一〇年代に賭けられたのは、そもそもその秩序がなんであり、それを担うのが誰のいかなる知なのかという問いだった。

厚生委員会を支持したアクターたちは、国家への貢献を競うとともに、権威をめぐる主導権争いにも参入している。戦時だからといって愛国一色に染まると決めつけるのは早計だ。厚生委員会の事業はアメリカ政治文化のありようにとって実験の場であり、化学反応の過程であり、その行方がウィルソン政権を満足させるのにとどまるかは保証の限りでない。アメリカ社会衛生協会の場であいまった合同の気運と牽制とは、実践の場でいよいよ交錯を余儀なくされるだろう。基地厚生活動委員会の取り組みで、そしてそれに関連する組織や運動において、社会への包括的で実効的な働きかけの方法が模索されていくのだ。

## 1 基地厚生活動委員会による規律
### ――「アメリカン・プラン」――

まずは先行研究とともに基地厚生活動委員会の取り組みを素描していこう。歴史家たちは生政治論を軸に、この委員会の取り組みがいかにアメリカ社会の締め直しを図ったかを軸に描いていく。

表だって委員会がうたったのは「若い兵士たちに彼らが慣れ親しんできた娯楽やくつろぎの代わりを提供せねば」という使命だが、その核をなすのは性病の防止だった。(3) ヨーロッパ大陸で一九一四年から始まっていた戦闘で、性病の蔓延が諸国軍の兵力を大きく損なっていると報じられていた。(4) ひとごとではない。フィリピン戦争では世界最大規模とも言われる性サービス施設を用意したアメリカ軍である。(5) 一九一六年にYMCAの活動家が雑誌『社会衛生』に寄せた報告は、メキシコ国境に展開する米兵の惨状を伝えて関心を呼んでいた。出身地や家族から切り離され、孤絶した軍営に入れられた兵士の士気を保つのは容易でない。退屈した兵たちが酒と女におぼれたあげく性病に冒されるのが懸念だ。(6) しかも延べ四百万におよぶことになる兵士の七割は、あらたに導入された徴兵制でひろく招集される。軍営に送り込まれた夫や息子たちが、梅毒や淋病を社会にまき散らすのは避けねばならなかった。

基地厚生活動委員会が開戦とともに急ピッチで立ち上がるのを可能にしたのは、アメリカ社会衛生協会だと言ってよい。初代会長チャールズ・エリオットはウィルソン大統領にこの事業の重要性を進言していた。委員会の実働組織を束ねたのはウィリアム・スノーやバスコム・ジョンソンといった協会幹部である。社会衛生協会の人脈を介して、基地厚生委員会は、ＹＭＣＡをはじめとする諸団体と協働し、各地の自治体や民間組織が重ねてきた赤線地帯廃止の試みに連邦レベルで実現の道を開いていった。

## † 赤線地帯の廃止

基地厚生活動委員会の登場は、アメリカ社会衛生協会ほか諸団体のビジョンがはじめて全国的に具体化されていくという点でなるほど特筆に値する。歴史家ブラントも言うように、性病問題は大戦によってはじめて一部の改良運動家たちにとってだけでなく全国的な課題になったのだ。

売春業廃絶の提案は「理想的にすぎ」「非現実的な改良を夢見ている」と軍はそれまで一顧だにくれなかった。[7]ところが四月二十一日の国防会議（Council of National Defense）は、性的禁欲は健康を害することなく性病を防止するのを陸海軍が公式に認めるべきだと勧告した。道徳的な説教にとどまらない衛生医学的な知見として、つまり誰もが耳を傾けねばならない課題として、ことが提起されていく。それまで梅毒や淋病といった病名にふれるのすらためらってきた諸紙が、いまや政府の反性病キャンペーンを正面からあつかう。運動はついに表舞台に立った。[8]

連邦政府と連邦議会の働きかけは矢継ぎ早だ。陸軍長官ベイカーは、参戦直後に軍基地周辺の市長と警察署長に対して書簡を送り、厳格な対処を求めた。軍関係施設周辺地域での売春および酒販売を禁ずるために「必要と思われるあらゆる手段を講じること」を大統領および陸海軍長官に許すと連邦議会が決定したのは同一九一七年五月十八日のこと。この選抜徴兵法の第十二項と第十三項が以後の試みの法的な基盤となった。ベイカーは同月二十六日さらに州知事への働きかけも強める。厚生委員会に協力しない自治体からは軍を引き上げるとベイカーは脅しをかけた。(9)

兵士たちへのサービス業をかかえる各地の首長らは、国家の求めに応じざるを得なかった。当初その施策に懐疑的だった地域も相次いでいわゆる赤線地帯の廃止に踏み出していく。基地以外にこれといってない小さな町ばかりでなく、ながらくその巨大な歓楽街を誇ってきたサンフランシスコですら協力を約束するにいたった。性産業地区を閉鎖した州は一九二〇年までに三十二を数え、三十九州で一般市民がホテルや酒場など性産業に荷担する者を起訴することが可能となった。ほぼアメリカ全土にこの国家的規制が及んだことになる。(10)

## † 国家機構と法を通じた取り締まり――法執行部門

連邦政府は、性産業にとどまらない領域に広範かつ継続的に介入を始めた。

厚生委員会の一方の翼、法執行部門（Law Enforcement Division）は売春業規制のための法や条例の整備とそれらの適正執行を自治体にうながした。根強い必要悪論を排し、赤線地帯を囲っておくのが管理に好適だといった見方を正し、啓蒙と説得に努める。「責任逃れ（slacker）」の町と呼ばれてもよろしいか、と詰め寄った。(11) 各地での赤線地帯廃止法の採択はこの組織の功績に数えてよいだろう。(12)

さらに重要なのは、その法を継続的に執行できるかだ。性産業の封じ込めに不断の取り組みが要るのはよく知られていた。たとえ非合法化されても黙認されるのが歓楽街の実態だ。議会でのいわゆる赤線地帯廃止法は現場において徹底せねばならない。警察や保健局をはじめとする行政組織と連携して、法執行部門は売春婦の摘発を支援した。(13)

一九一八年六月のチェンバレン・カーン法は、軍、基地厚生委員会、そして各地方自治体とその警察に強力な権限を与える。法の中核にあったのは、職業的な売春かどうかを問わず性病防止の観点から「兵士への脅威」たりうるあらゆる性行為を摘発対象にする条項だった。従来は私的な領域にあった人びとの日常生活へと大胆に踏み込むための足場がここに築かれるのだ[14]。

### † 内面への働きかけ——社会衛生部門

こうした取り締まり以上に諸研究が注目するのは、基地厚生活動委員会が人びとの内面に踏み込む局面だ。「戦争はしばしば銃後で戦われる」と言う委員会は、兵士のみならず人びとの生活に立ち入っていく[15]。性病の蔓延と兵力の減退を防げという要請の射程は性病も軍隊も超えて、より広範な市民の日常へと向かっていくからだ。これを担ったのは委員会のもう一方の翼、社会衛生部門（Social Hygiene Division）である。徴兵された二八〇万の三分の二にもおよぶ多数の兵士が社会衛生教育を受けた[16]。

ナンシー・ブリストーが詳述したように、基地厚生委員会は兵士たちにその男らしさのありようの作りかえを求める。国家に資する真の男らしさとは性欲を野放しにすることではない。性病に罹患する危険を賢く避け、身体を鍛え、健全な生活を送ることで、前線では存分に戦い、故郷に残した父母や妻や恋人たちに報いよ。委員会が提供した娯楽・厚生活動は、背景を異にする諸地域からの徴集兵たちに正しく誇り高いアメリカ兵としてスタンダードを満たすことを要求していくというのだ[17]。

基地厚生活動委員会をいわば生政治のエージェントとするこうした見方には首肯できるところも多い。

ウィルソン大統領に進言を重ねたハーバード大元学長チャールズ・エリオットの書簡を見てみよう。兵士の心身をいかに維持涵養するかは単なる強兵策にとどまらない。それは「国民全体の健康と活力にかかわるのであり、国益なのです」とエリオットは説く。国民の活力を向上しようとする生政治的なプロジェクトなのだ。彼によれば、兵士の生活の管理は、「個人とコミュニティの衛生、食事、調理」といった諸経路から兵士ばかりか市民全般の暮らしぶりへと手を伸ばすのを可能にする。得難い生政治の拠点をエリオットはここに見出すのだ[18]。

基地厚生委員会とその取り組みはこうしたアイデアを具現化する制度だったと言える。委員会の次のような一節をみてみよう。

> 基地厚生活動委員会を設立することで、われわれの政府は世界にその陸海軍の訓練と維持のためにならうべき新たな標準を確立した。……しかし、この背後にはひとつの「より」大きな目的がある。……この「マンパワーの維持という」決定的な要素の涵養に尽くすあらゆる人は今そして将来にわたる世界の解放のために一撃を加えているのだ[19]。

究極の目的は、兵士の性病管理を越えて、ひろく人間の活力を高めることであり、それこそが「今そして将来にわたる世界の解放」を可能にするというのだ。

## † 基地の中

訓練基地内で社会衛生部門が担うのは兵士の心身を規律し、その活力を養うことだ。性病防止の啓蒙活動とともに酒と売春婦の誘惑に打ち克つ娯楽を提供して、兵士たち自身の規範を組み換え、実践を通じてそれを根付かせようと目論む。

アメリカ社会衛生協会とその人脈を仲介に、同部門は民間団体との連携を積極的に進める。それは、多岐に渡る娯楽サービスを可能にし、同時に兵士たちの日常への幅広い介入路が開けてくるのを意味する。

ＹＭＣＡやＹＷＣＡ、さらにはカソリック系のコロンバス騎士団といった諸組織は軍営に常駐した。期待されたのは兵士たちへの健全な娯楽の提供である。談話のための集会場や、ダンスをはじめとするイベントの運営、家族訪問の受付などその仕事は広範にわたる。ＹＭＣＡの「小屋」は兵士たちの基地生活に欠かせない存在だったという。手紙をかき、カードに興じ、音楽や映画を楽しむ。軍人たちの妻や恋人の訪問場「ホステス・ハウス」もおおいに支持された。[20] ジョセフ・リー率いるアメリカ・プレイグラウンド（遊び場確保）協会は、基地コミュニティ・サービス（War Camp Community Service、ＷＣＣＳ）を立ち上げて、近隣の組織と協働で兵士たちにクラブや慰問やダンスなどといった娯楽の機会を提供した。[21] キオスクのようなちょっとした買い物の場は厚生面からみても決して軽視できなかった。キャンディーを買いにふらりと訪ねられる場所とそこでのやり取りで、兵士たちは市民生活から遊離せずに済むのだという。[22] 推奨された活動のひとつはスポーツであり、体操からボクシングまでが、戦闘技能としてのみならず、健全な協調精神を涵養するための活動として勧められた。その他にも、演劇活動があり、大規模なものでは三千人収容の充実した劇場も用意されたという。[23] 合唱もまたその有用性をくり返し喧伝され、整備された歌集などからも担当者の熱意がうかがえる。アメリカ図書館協会との提携で、各基地に良質な書物を備えた図書館を設けることとなり、司書も配置されている。[24]

### † 基地外への広がり

厚生委員会の介入は軍営内部にとどまらない。各地の性産業地区を閉鎖に追い込んだ勢いはいっそう広く深く浸透する。「もしも若き兵士たちを戦後も同じように健全な環境に迎えようとするなら、アメリカ市民もまた道徳的状態を整えておかねばならない」のであった。[25] 厚生委員会ひいてはアメリカの成否は銃後で決すると言うとき射程にあるのは、市民生活のあり方全般に他ならない。[26] 一九一七年十二月、国防会議は性病対策市民委員会

（Civilian Committee to Combat Venereal Diseases）を立ち上げ、基地やその近隣にとどまらない範囲でのキャンペーンを加速させていく[27]。

一方では、性病拡散のうたがいありとみなされた広範な人びとの拘束が進む。警察から各種更生施設までの協働が要請されていく。他方、各地での反売買春運動や性衛生改善運動と提携しながら、各種メディアを利用した啓蒙活動まで、委員会は一般の生活に積極的に介入していった[28]。自治体はもちろん、各地の有力とおぼしき個人を特定し、ブックレットやパンフレットはもちろん手紙を書き送る。連邦からの個人宛書簡を受け取る気分はどんなものだったろうか。『戦いの準備（*Fit to Fight*）』をはじめとする映画作成や、流通部数の多い既存雑誌などへの寄稿や広告にも取り組む。かつて口外できなかった性病という課題がいまや広く人口に膾炙していく。諸研究は、こうした言説の流通を重くみる。それらは、社会や自らのふるまいについての人びとの思考に影響を与えずにはいられないのだ[29]。

## † 医科学の優越

歴史家アラン・ブラントやデイヴィッド・ピヴァーらは、こうした生政治的な規律を主導したのが医科学的な知見だったと強調する。反売買春運動における主役の交代が起きたと言うのだ。

十九世紀後半から売買春批判を引っ張ってきたのは女性たちだった。しかしゲームの主導権はついに移った、と諸研究はみる。軍にとっての性病問題という視角の導入が反売買春運動を全国化したことはすでにふれた。さらに、プリンス・モローらとは系譜を異にする軍医たちを中心とする新しい性医学者たちも台頭した。ことに、ヨーロッパ遠征軍兵士たちが通ったフランス性産業の隆盛は、医師たちに薬物治療を選択させた[30]。

モラルの問題に医師たちはふれない。むしろそうした道徳的な調子をとらないことで、かれらは医科学に依拠する自らの正統性を誇示した。医学的な対処に射程を限って、感染防止から性病治療までをかれらは主導するのだ[31]。

## † 女性の抑圧——中産階級的ジェンダー規範の再建

反売買春運動における主導権の移行を女性たちの待遇で確認できる、と先行研究は指摘している。厚生委員会が採用した医学療法は、感染にいたる行為への注意をときに小さくした。安全なセックスの提供は、男たちがその性欲を手軽に満たすのを許容する。従来の買春批判が衝いてきたはずのポイントはなおざりであった。性病感染の抑制という目標を共有できる限りで協働した諸運動だが、連邦政府や医師たちはモラル向上をその究極の目標とすることはついになかった、というのだ[32]。

厚生委員会の啓蒙パンフレット群は、この組織が兵士だけでなく一般市民に働きかけようとしたさまをよく伝える。性病についての知識だけでなく、あるべき規範がくり返し明示された。性交渉のあり方だけでなく、ならうべきジェンダー規範が善良なる両親や妻子への責任といったかたちで強調される。「すべてのふしだらな女は汚らしい[33]」のであり、「性病をまき散らすばかりか、敵の回し者なのだ[34]」といった断言との対比からもそのメッセージは明らかであろう。ときには「これはお前と俺との男同士の対話だ[35]」といったマスキュリンな装いとともに、あるべき性規範の内面化が兵士に求められていった。

一般市民女性を対象としたパンフレット群にも、女たちのふるまいに規制をかけようとする意気込みが見て取れる。お国のために身を律することの重要性がくり返し強調された[36]。兵士たちとの「恋愛遊戯」に夢中の女性たちは、結果として男たちの欲情をかき立てることで性病感染の機会を増やすという「ドイツ皇帝のゲーム」に加担している[37]。身を律せ、と女性局が相次いで発行するパンフレット群は説き続ける[38]。

表面的には性の二重規範を非難しながら、基地厚生委員会は保護すべき純潔な女性たちと社会に害毒をまきちらす売女たちとを分断する、と歴史家は手厳しい。後者に属するとみた女性への管理は強まる。女性監獄を持ったのは一八七〇年から一九一〇年までに六州を数えたにすぎなかったが、一九二〇年までに七州を加え、さらに八州が一九二〇年代に加わった。

男性中心の司法から女たちを守るべくフェミニストたちが熱心に推進した女性法廷は、皮肉にも、中産階級的規範にそぐわないいっそう多くの女性を指紋採取、性病検査、更正労働、強制入院、精神薄弱認定などできめ細かく補足していく。過去六十年につくられた数に匹敵する二十三の更正院が一九一〇年代に新設され、旧式施設の拡充もまた進んだ。(39)

### †一九一八年の組織改編

一九一八年、基地厚生活動委員会はその再編に手をつける。焦点は少女保護局だった。

女性たちの生活改善をミッションとした同局の閉鎖とともに、市民への対応方針も変化したと研究者らは指摘する。基地周辺で兵士たちに声をかける女たちへの生活支援でなく、検挙と監視が取って代わった。有力女性活動家だった局長モード・マイナーは委員会事業からも退いた。(40)

女性のあるべきふるまいを説く一九一八年以降のパンフレットからも、こうしたシフトは見て取れる。後継組織と言える女性少女局（Section on Women and Girls）でマイナーに代わって局長を務めたジェーン・リッピンは、「善良であるはずの少女たちを守ろうという原則でなされた［基地厚生活動委員会の］取り組みは、問題が非行少女たちにあるのだとあきらかにした」と証言した。「性犯罪者であるところの女たち少女たち」を探しだし、更正し、さもなくば隔離する決意を語るのだ。(41)

## †「アメリカン・プラン」——社会国家と生政治

いつしか「アメリカン・プラン」と呼ばれたこの一連の活動を、ウィルソンをはじめ政府・軍首脳は高く評価している。「兵士（manhood）の精神的、道徳的、そして身体的保護と涵養とにこれほどの配慮がなされた軍隊はかつてなかった」とウィルソンは自負した。陸軍省長官ベイカーもまた、委員長フォスディックに宛てた手紙の中で、基地厚生活動委の功績を激賞している[42]。人びとの活力を守らねばと意気込んだ社会衛生運動家たちと、国力の維持増進を切望した層とががっちりと手を組んだかのようである。

おおよそ三つの見方がたがいに補完しながら、中産階級男性たちが中軸を占めてきたと説明してきたと言えよう。第一に、戦時協力としての性病防止の名の下に、基地厚生委員会が基地内外で監視の網を広げていったとする説である。生政治のエージェントとして人びとの身体を規律する制度の確立だ。それはまた、戦時にあって、ある規範に沿って国民をまとめあげるものだ。第二の見方は、この過程で、反売買春運動の基軸がかつての道徳的な非難から医科学的な対処へと移行すると論じる。そして裏表をなす第三の局面として、女性たちを中心とする道徳改良運動家たちがその地位を失っていく。性病の病理や治療法があきらかになるにつれ、医師そして科学性・実践性をほこる社会学者やテクノクラートたちが主導権を握るというのだ。カポゾーラやデュメニルによれば、それまでの弱い国家機構のもとで大きな役割を果たしてきた自発的な市民諸団体が、国家への戦争協力へと一元化されたのだ[43]。

しかし、基地厚生活動委員会を特徴づけるにはこれでは不十分ではなかろうか。なるほど諸研究は堅牢だ。下層民へのきびしいまなざしがあったのを歴史家たちは実証した。ただし、その視線が拠って立つ座ははたして安泰だったろうか。史料を書き残す側が行使する力をそのまま額面通りに受け取っては危うい。

## 2 「アメリカン・プラン」への負荷 ——許されない失敗——

売買春問題・性病問題ごときに注力せずにはいられなかったのはなぜか、あらためてこう問うべきだろう。医科学を駆使する中産階級男性の優位を描き出す議論は、世紀転換期の政治文化のゆらぎを見落としている。心身の規律は一九一〇年代反売買春騒動の一面だが、それが唯一でないことを本書はすでにくり返し見てきた。基地厚生委員会についても、その下層民への働きかけだけをみるのは妥当を欠く。新しいアメリカを誰が担うのかという問いは、社会改良運動が乱立したこの時期につきまとう。国家機構の優勢を当然視してしまうまえに、同委の取り組みが経験する困難に注目しておこう。

このことを念頭に史料を読み直せば、図と地とが反転し始める。浮かび上がるのは、この「アメリカン・プラン」のおぼつかない成功であり、それにもかかわらずかかる負荷の大きさである。厚生委員会の事業は失敗を許されないものになっていく。そしてその緊張は、科学をたずさえたテクノクラートたちとは別種の人びとを呼び込んで、新しい政治文化の模索を要請していくのだ。

## †「爛熟したわれらが共和国」――自信の裏にひそむ不安

アメリカの正統性は決して盤石でない。そして基地厚生活動委員会にかかわる者たちもまた、そのことをよく感知していた。気づかぬままでいるのも、気づかぬふりをするのも決して容易ではなかったのだ。

ニューヨーク・タイムズ紙への一九一八年四月の寄稿をみてみよう。一見すると寄稿者は、「国家の完全性と永続にとって」「本質的で根本的」なのが「人びとの健康」だと述べて厚生委員会を支持した。戦時における国民の健康増進をうたって委員会の取り組みを好意的に評価する。

しかし子細に読むと、記事は政体の弱体化を告白しているのだ。健全な身体を言祝ぐその直前の一文はこう述べた。

戦争はわが国の欠点についてあることを白日の下にさらした。爛熟したわれらが共和国の「かつての」若々しい自信や満足は、その国民的な健全さや活力の根源と要素を鑑みるに地に墜ちるほどゆらいでいる。[44]

この人物は自らの足場の脆さをはからずも吐露する。アメリカの不全が議論の出発点なのだ。かつての「若々しい自信や満足」を失ってしまったアメリカは、その「国民的な健全さや活力」もまた失っている。障害をかかえているのは枝葉ではなく根幹に他ならない。かつて旧世界に対して誇った優位は「地に墜ちるほどゆらいで」、もはや遅れをとってさえいる。アメリカはいまやその失地を挽回せねばならないと言うのだ。

このとき、都市下層民の心身を管理しようといった目標だけが関心事ではありえない。いっそ副次的な重みしかないとさえ言えるだろうか。「爛熟したわれらが共和国」の本体そのものの建て直しこそが焦点なのだ。

歴史家ドーリーらが革新主義期の描き直しを唱えるときの要点をあらためて思い起こそう。「アメリカン・プラン」と呼ばれた基地厚生活動委の事業だが、そこに自信満々に兵士や市民たちの調教に臨むような姿だけを見て取るのは難しい。都市化や産業化に対応しきれずに、政体の正統性に不安を抱いたのがこの頃のアメリカだった。その復興の道筋や担い手は決して定まっていなかった。医学や社会学がただちに主導権を握りはしなかったのはすでにみてきた。当時の社会改良運動の数々を一枚岩だとみるのも、すでに確固たる新旧諸派のぶつかりあいとみるのも要点をはずしている。歴史家モーリン・フラナガンがいうようにそれら諸潮流は「良き社会をなすのはいったいなにかを定義し直す」試みであり、それぞれが自らのありようと自他の関係とを交渉し直していたのだ。[45]

## † 基地厚生活動委員会の気負いと不安

注目すべきは、自信ではなく不安だ。あらかじめ存在する規範でなく、これから取り組むべき課題だ。そしてその手法の信頼度は、確立済みというよりは証明を要したのだ。

要人たちのレトリックを検討してみよう。一見すると、アメリカについて自負を誇り、強力なナショナリズムのもとに男たち女たちを統御するという意思と自信の表明のようだ。しかしそれらは、あくまでこれからなすべき課題であり、疑義や不信に対する証明の努力なのだ。

陸軍長官ニュートン・ベイカーは、ことがアメリカという政体の「完全性（integrity）」の証明だと誇りはする。兵士そして市民の「壮健さ、健全さ、活力の向上」は、「われわれの完全性をうたがう敵に対して、われらが政体の拠って立つ原理を不朽のものとすること」と一体だ。くり返し引用されて厚生委員会事業の理念的な支えとなった一九一七年十月のこの演説で、クリーブランド革新市政を率いたこの男はこううたいあげた。[46]

しかしそのベイカーが裏腹に、これから達成せねばならない課題としてことを提示しているのだ。アメリカが完全であるがゆえにその兵士もまた性病と無縁の兵士なのではない。文明国アメリカの到達度を証明するために、いまだ満たされていないスタンダードをいまから満たすために、厚生委員会の事業が必要だとベイカーは訴える。アメリカ兵はその健全さゆえに買春しないのではない。共和国アメリカの優位を証し立てるためには、兵隊たちが休息時に女を買うのは仕方あるまいといった諦念は許されないというのだ。「アメリカ合衆国は文明国」であって他国に抜きん出ているはずであり、べきだから、「その軍隊は、かつて諸国の軍隊がそうであったような環境に放置されてはならない」。軍営の悪弊に染まらずに、アメリカ兵は「われらが文明の至高の理念を体現」せねばならない。この試みを一般コミュニティもまたぜひ採用すべきだと訴え、それが都市問題への処方なのだとベイカーは言いつのる。「~でなければならない」とくり返して、ベイカーは満たすべき要件を提示するのだ。アメリカの文明性はこれからつくり出さねばならない。委員会が基地内外で展開する諸運動の成否こそがアメリカ民主制の試金石と位置づけられるのだ(47)。

社会衛生協会の会長でもあったチャールズ・エリオットの関心もまた、基地厚生委員会がアメリカ民主制の卓越を保障できるかどうかだ。

エリオットのみるところ、「今般の大戦が証明したのは、盲目的な服従が絶対で自身の決定は無意味だと教えられてきた者よりも、自由な精神を持った兵士が軍事的有用性において優れているということ」であった。してみれば、アメリカが強い軍を持ちかつたしかに民主的であるための条件は、アメリカ人が民主主義的な合意にのっとって進んで応召し、自発的に戦いうるかである。

こう論じたエリオットにとって、兵士たちの生活はアメリカの日常との連続面になければならない。抑圧の代償を売春婦とのセックスで埋め合わせる者に自由はない。命じられたからでなく、自らを進んで律し、自発的に戦うのがアメリカ兵でありその強さの源泉であるからには、それを可能にするアメリカの日常生活を提供するのが肝心だった。[48] 市民生活から隔絶した兵営に長期押し込めるのでは旧世界の臣民たちと変わらない、民主主義的な合意にのっとって自主的に戦う兵士こそが強いのだ。エリオットはそれゆえに健全な市民兵士をその日常で用意せねばならないとした。そうした民主的で強い市民が所与でないからこそ、それを用意せねばならない。「十分な身体訓練」はもちろん「個人とコミュニティの衛生、食事、調理」といった国民生活の隅々に気を配りうる制度を通してつくり出さねばならないと唱えたのだ。

いまやわれわれは、一八年の基地厚生活動委員会パンフレットにウィルソン大統領が寄せた一文がベイカーやエリオットらの不安を共有するのに驚かないはずだ。性の規律と「民主制の擁護」という歴史的な使命とを重ね合わせるだけではない。ウィルソンは、アメリカ兵ひいてはアメリカ市民が現時点で決して万全でないと告白する。

> 民主制の擁護のためにわれわれがわれわれの若き男たちを招集する仕事は、彼らにとっての財産でなければならない。身体的訓練によるより強靭で活力ある肉体だけではない。偉大で英雄的な実践への参加を通した深みを増し豊かになる精神だけでもない。健全に良く過ごされた生活から来る精神的価値の昂進でなければならないのだ。[49]

達成せねばならない課題を列挙するとき、「爛熟したわれらが共和国」の苦況をウィルソンもまた自覚している。アメリカが先進性や正統性をすでに獲得している証が基地厚生委員会なのではない。委員会の取り組みとは、アメリカ社会自体をつくりなおしていくための拠点でもあるのだ。

不安は当然だったろう。ながくアメリカ大陸の内部にその活動領域を限定してきた国家がヨーロッパ大陸に介入しようと言うのだ。ましてや世紀転換期の合衆国は、独立革命の理念を無邪気に語れる状況にはなかった。はたして本家筋に口出しする資格があるのだろうか、と自問が口をつく。

「史上初めてひとつの政府が兵士の心身の福祉に向き合ったのだ[50]」と委員会が殊更に力説するときにじみ出るのは、世界の新盟主としての意気込みと同時に、その新機軸をもって失地を挽回し、ヨーロッパへと進出する資格を自らにまとわせる試みだ。それは自信であると同時に気負いであり、その裏側にべっとりと貼りついているのは不安ではなかったか。合衆国が体現するはずの普遍理念は、自明のものと言うよりは、慎重に一つずつ証明せねばならない。この不安こそが厚生委員会の推進力なのだ。

## † 喫緊の課題として――失敗は許されない

基地厚生活動委員会は追いつめられている、こう言ってよかろう。いまや、社会衛生問題は具体的な成果をあげねばならない。売買春や性病を非難するのは良識派の声にはとどまらない。戦時において、梅毒や淋病がもたらす兵力の損失は無視できない。また、徴兵制に踏み込むアメリカにおいて、戦場へと駆り出される夫や父や息子たちの健康を保証できるかは世論の支持を左右しかねない。巨大な動員が基地周辺や交通の要衝にもたらしかねない問題も懸念材料だ。幾重もの意味で、性病問題は切実な政策課題になった。言説でなく、実績を問われ始めるのだ。

それは同時に、いやそれ以上に、ささやかれるアメリカの衰退との対決でもあった。アメリカの正統性を持ち出すのは、売買春は必要悪でありやむを得まいとする声への応対でもあったろう。愛国心に訴えて性病抑止に協力させる方便でもあったろう。しかしそれは当時の社会状況と深く結びついた議論でもあった。ヨーロッパの地を踏むアメリカ兵はいわばアメリカ民主制の成否を映す生きた証拠だ。アメリカ兵は健全精強でなければならないし、アメリカ政府は「民主主義のために戦う者たちへ民主主義が負うべき適切な環境」をかれらに提供せねばならないのだ。(51)

失敗は許されない。「陸海軍省は、口先だけでなく法の精髄を実現するための方法と手段とを工夫する責任を負った」と基地厚生活動委員会は告白する。(52) 連邦政府の全面的後押しを得る一方で、アメリカはその国威をかけてどうしても性病予防に実績をあげねばならなくなる。ことは性病対策にとどまらないし、懸案は下層民の行状でもない。ことはアメリカという政体の成否をかけている、こう書いて過言ではない。

## 3　実効性とソーシャルワーク
——「アメリカン・プラン」の実現のために——

基地厚生活動委員会が「新しき理念」を唱えてその新規性をさかんに強調したのはこの差し迫った状況においてだった。(53) これを単にアメリカ人の常套句とみては捉え損なう。性病問題の本質とは何であり、それをいかに制すべきか。こう突き詰めるなら、いわば因襲的な道徳規範は決定打でなかったし、アメリカのゆらぐアイデンティティを救ってもくれない。おぼつかない成功を前に、それでも「アメリカン・プラン」を信じるだけのよりどころが欲しかったはずだ。論者たちにとって新規性・先進性は、委員会事業の妥当性を根拠づけるだけでなく、アメリカの独自性と正統性を回復するために欠かせないのだ。

では、その新規性や先進性を計るのはなにか。そして先回りして書き添えるなら、その規準を満たすのは誰か。それが必ずしも国家や医師やテクノクラートに限らないとき、それはいかなる帰結を呼ぶのだろう。われわれが感度をあげねばならないのはここからだ。

## † 実効性という賭け金――新たな正統性の要件

新しさの核に論者たちは実効性(efficiency)を挙げた。基地厚生活動委員会は、兵士の心身へのケアは「感傷とは無縁」であり「能率(efficiency)の問題にすぎない」とくり返している。[54]

これは一方で、この「アメリカン・プラン」が伝統的な道徳運動と一線を画すのに欠かせなかっただろう。必要悪はなくならない、説教はごめんだといった声に抗して、委員会はこの試みが「史上初めてひとつの政府が兵士の心身の福祉に向き合った」と力説する。[55] 新しい知の担い手として、厚生委員会を押し立てるのだ。

それは同時に、アメリカという政体の先進性を誇示もする。旧弊にそまってみすみす兵力を損耗させる旧世界軍とは決定的に異なるのがアメリカ軍だ。厚生委員会は、「軍隊と基地に伝統的につきまとってきたある種の悪しき条件を防止し鎮圧するために」兵士たちのあつかいを「合理化」すると説く。[56]「規律には理性がいる」[57]のであり、「兵士としての能力を無知によって危険にさらすことのないように必要な事実と情報とをあたえる」[58]のが、米軍ひいてはアメリカ社会が「歴史上初」[59]を標榜する根拠だった。強制的でなく自発的で、いわば民主的な兵士を抱えることの世界史的な新しさを強調する。普遍的なはずの科学という価値とアメリカの固有性とを絡めるのだ。因襲的な道徳から自由になるという旧世界には至難の業をあやつるのがアメリカなのだ。

基地厚生委員会にとってここは譲れない。性病問題をお題目でなく実効的に制しうるかどうか、これこそが世紀転換期アメリカが世界史的な正統性を回復するのに欠かせなかった。

## † 要件を満たすのは誰か

浮上するのは、実効性を担うのがいったい誰かという要の問いだ。いや、浮上せざるを得ないと強調しておこう。上述の緊張を念頭におけば、基地厚生委員会が性病防止だけに悠々と専念したはずはない。国民の活力を削ぐこのやっかいな病をヨーロッパ旧世界諸国に先んじて制して、アメリカの正しさと先進性を証明せねばならない。実効性という旗を掲げるとき、この物差しが招き寄せざるを得ないものがあるのだ。

たしかに国家機構の力が大きく伸び、医学から社会科学まで諸科学が進展しその認知も高まる時期だ。しかし政治文化の布置は激しくゆらいでもいた。政体への信認がゆらぐ一方で、科学という新しい知の内実と評価とが定まらず、それらがつくるはずの秩序のありようそのものが問い直されていた。この不安こそが基地厚生委員会の取り組みを後押ししていた。

そして実のところ、実効的な成果をという要請はかならずしも国家やテクノクラートたちを利さなかった。弱小国家機構しかなかったアメリカでかれらは実績を積んでいない。性衛生医モローの軌跡を思い出しても、医師たちの地位は盤石でない。対して、社会サービスを担ってきた民間団体、慈善組織、そして社会改良諸運動の存在は無視し得ない。売買春問題を性病問題と規定し直しても、そこは依然として、いやいっそう、諸勢力が交差する場だった。要件は実効性だ。現場においてそれを担保したのはいったい誰で、そのことがどう了解されたか。基地厚生委員会の歴史をこの角逐を含んで描き直さねばならない。

## † 依然として万能でない医学

すでに第二章で性衛生医たちの苦闘をたどったわれわれは、性病という切り口がただちに医科学の優越を保証しなかったと知っている。兵士の健康保全という明快な要請のある戦時でも同様に、医学者たちは全能でなかった。

たしかに軍医たちは即効策として薬物治療をためらわないし、長官ベイカーの支持を得た陸軍はとくに積極的だった。兵士向けのパンフレットにも、性病感染の可能性がある場合にただちに取るべき医療処置が明記されている。[60] 背景には医学のめざましい発達があった。一八七九年の淋菌に続き、一九〇五年には梅毒トレポネマが発見される。一九〇六年にワッセルマン考案の検査法で梅毒感染の診断が可能になる。ペニシリンの登場にはまだ年月を待たねばならないが、P・エールリヒと秦佐八郎が開発したサルバルサンが化学療法への道を開いていた。しかし、それらが有効だったかはまた別だ。治療には困難がつきまとう。実践は苦痛をともない、高額で、長期に及ぶ。歴史家ルカーが紹介する例によれば、患者は一年間に五度に及ぶサルバルサン注入と十二回から二十回の水銀注射を受けねばならなかった。ペニスへの注射やその後数時間のあいだ外用薬をしみこませた包帯でペニスを巻くといった治療は心理的にも負担が大きかったろう。そしていまもまた変わらぬように、患者はかならずしもまじめに通院しない。症状が緩和されると、根治の前に治療をやめてしまうのだ。『社会衛生』誌によれば、病院で治療を受けたもののうちわずか一〇～一五パーセントの患者だけが治療の完了を認められたにすぎない。[61]

デイヴィッド・ピヴァーの労作は、「アメリカン・プラン」が強調した優越性を額面通りに受け取れないのをうかがわせる。性病対策のあり方について諸説が入り乱れていた。合衆国はその性病政策の先進性を誇示するが、その国際的評価は決して高くない。ヨーロッパ諸国からみるなら、十九世紀末以来アメリカは性病・売買春・人身売買対策で常に遅れを取ってきた。一九一〇年代におけるその反売春運動の盛り上がりは歓迎されたものの、その遅ればせの参入がどれほどの実質をともなうかは疑問だった。[62]

医療だけでは十分でないと考える医師たちがいるのはこうした状況では当然だろう。軍医のなかですら、抗生物質の使用と喧伝とが兵士たちの無防備な買春を勧めかねないと警戒する者がいる。モローの系譜を継ぐ性衛生医たちもまた慎重な態度を崩さない。[63] 実際、アメリカ兵の性病罹患率はかならずしも下がっていかない。一九一八年四月で一三パーセントという数字は、基地内の教育や対処療法では抗しきれないこの感染症の広がりを示す。基地厚生委員会の事業はより広範に、狭義の医療にとどまらない予防や啓蒙を含んだ事業にならざるをえなかった。(64)

## † 立ち遅れる連邦政府

連邦政府にも単独でことにあたるだけの力はない。

たしかに連邦政府の働きかけは、各地の歓楽街に強い圧力をかけていった。一九一七年選抜徴兵法の十二項・十三項を梃子に、大統領、連邦議会、そして陸軍長官ベイカーが地方自治体に法的圧力をかけたのはすでにみた。愛国心をみせよと迫り、基地周辺の町には兵士の撤退をちらつかせもした。諸自治体は相次いでその赤線地帯を閉鎖する。厚生委員会関係者が残した史料はその成功を誇る。

しかしそうした史料は、表面的な同意の裏でくすぶる不満もまたうかがわせる。厚生委員会のパンフレットも漏らすように、各地の反応は実は芳しくなかった。性病を根絶しようと兵士に禁欲を求める声は当初冷笑で迎えられた。買春を必要悪とする見方は根強い。兵士の休息に女たちは欠かせまい、というのだ。(65)とんだ理想論だと委員会の取り組みを一笑に付そうとした軍関係者や基地周辺地域は決して少なくなかったと委員長フォスディックも回顧した。(66)好意的な報道だったニューヨーク・タイムズは厚生委員会への支持の広がりを伝えているが、(67)それは委員会役員の証言をそのまま紹介しているにすぎない。兵士の買春を根絶するといった目標がどれほど支持され、信用されたかは心許ない。

こうしたなかで、法や警察の手入れが人びとの納得を生んだと楽観する理由は乏しい。風俗産業で利益を得てきた人びとが難色を示すだけではない。基地厚生委員会の障害になるのは、現状維持志向の人びとであり、かれらの先入観や性病への無知であり、国民の活力といった点への無関心であった。厚生委員会局長のひとりジンサーが指摘したように、「真の課題」はこうした市民の覚醒であり協力なのだ。[68]

では強制力に代わって十全な合意を手に入れるための態勢を、同委員会は備えていただろうか。四月の参戦後あわてて設立されたとはいえ、その年の夏になっても同委員会にはフォスディック以下ごく数名の社会衛生運動家がいたにすぎない。歓楽街封じ込めを担う法執行部門が立ち上がったのは一九一七年も十月になってからだ。[69]

基地内外で人びとの心身管理を受け持つ社会衛生部門も同様だ。徴兵業務にただちに対応すべく同部門は動き出すが、その立ち上げは容易でない。質量ともに人材を欠き、とりわけ初期はこの事業の意義を理解して参加しようという軍人軍属を探し出すのにも苦労している。不鮮明な権限は民間団体との関係ひとつをとっても同局が主導権をとるのを難しくした。[70] 民間人対応のための男性局が立ち上がるのは一九一七年も夏になってのこと。女性局が生まれるのはようやく一九一八年二月である。

## † 民間団体との不可欠の協働――基地厚生活動委員会の意志決定過程

連邦政府直轄と呼びうる部分の貧弱さにもかかわらず、いわばアメリカという政体の成否をかけると厚生委員会が意気込むときその自信の基盤はなんだったか。委員長フォスディックらは率直に、「既存組織との協働を求め、必要なときにのみ追加の組織をつくろうという確かな結論にわれわれは達していた」という。[71] 民間との連携こそが肝要だ。医科学だけではとうてい細部へと浸透するのはおぼつかない。知と技術の全体をなすのは、ソーシャルワークと総称すべき現場の実務家たちなのだ。

その必須の提携者とは、最大規模を擁したＹＭＣＡをはじめ、ＹＷＣＡ、コロンバス騎士団、アメリカ図書館協会、それに諸都市で遊技場確保につとめてきたプレイグランド運動から生まれた基地コミュニティ・サービス

（WCCS）である。これらは付随的な協力団体ではない。フォスディックが言うように、兵士への厚生事業の実務をまかせるべく招聘したのがこれら諸団体だった。国内だけでなくヨーロッパ戦線に展開するこの事業にとって、多くの寄付金を集め、社会サービスの経験がゆたかで、自立的に動きうるこうした諸団体が中核として重要なのだ。

その様子は執行委員会議事録からもうかがいしれる。一九一七年の設立から月に一度から二度の頻度で開かれるこの会合は、基地厚生活動委員会の方針討議と意志決定の場であった。

議題を提供するのは委員長フォスディックやその配下マックブライドや陸軍副長官ケッペルらであり、議事進行上の主導権はかれらテクノクラートが握っているのがうかがえる。また、諸団体の活動をかれらは必ずしも全面的には歓迎していない。団体間を調整するのはとりわけ骨の折れる作業だったらしい。提携団体同士の活動の重複や競合、布教活動の混入など、懸念事項は少なくない。

それでもしかし、民間団体の影響力は大きいと言うのが妥当だろう。フォスディックらは、参加者の合意調達に神経を配る。決定に与るのはYMCAのジョン・モット、プレイグランド運動のリー、ラッセル・セージ財団のリー・ハンマー、さらに赤十字のワズワースであり、後にはコロンバス騎士団のエイガーらが加わる。連邦機関の傘下に民間団体がぶら下がるのでなく、諸団体との協働が制度的に厚生委員会の根幹にあるのだ。こうした関係は現場に近づくほどに強まる。

いくつかの事例で確かめてみよう。一九一八年二月の再編に当たって、執行会議は提携民間団体の女性たちを招く。実務を取り仕切るかれら不在では議事が進まないのだ。同年秋、ベイカーの提案で設置される十一人委員会は、顧問という位置づけながらやはり民間団体から代表を招いて組織機構の充実を図る。意見交換の場が不可欠なのだ。(72)

一九一八年十月の議事録もまた民間団体の影響力とそれをめぐる緊張をうかがわせて興味深い。あるテクノクラートが提起したのは、諸団体がある種の布教活動と委員会活動とを混同していないかという懸念だった。団体の側は強い異論を唱える。なんたる机上の空論かと。自らが集めた資金を使って基地外でイベントをしたとしよう。おおいに盛り上がるそのイベントのさなかに、兵隊さんだけはお引き取り願う。そんなことができるというのか。士気を高めるのにどんな利点があると言うのだ。実情を知り、現場を担うのはわれわれなのですよ。こう反論して、団体側はむしろ座を説得してしまうのだ[73]。

## †現場における協働——裾野をなすソーシャルワーク

基地周辺地域での活動を考えても、こうした展開は当然だったろう。実務部門を担う地元の諸団体や運動との調整は、基地厚生活動委の運営に欠かせなかった。

「協働する行政と進歩志向の市民たちのもっともねばり強く知的な努力を必要とする」と法執行部門長バスコム・ジョンソンは述べた[74]。大統領、連邦議会、陸海軍の意向を背景に存分に強制力を発揮し得たはずの同部門すら、連邦直轄組織単独でことをなせるとは見ていない。その仕事は、地方自治体や議会に働きかけて赤線地帯廃止法の採用をうながすことであり、警察をはじめとする行政機構を監視とともに支援するにすぎない。「絶え間ない警戒」は法執行部門単独では不可能であり、各地の反売買春運動の協力は欠かせなかった[75]。性衛生学連盟系であれ、自警協会系であれ、純潔同盟や禁酒同盟であれ、それらを単純に科学陣営とモラル運動に二分できないことは本書も述べてきた。アメリカ社会衛生協会から組織やノウハウを引き継ぐべく同協会から移籍してきたジョンソンにとって、民間諸団体との連携はむしろ当然だったろう。

兵士と市民とを問わず内発的な合意の醸成に努めた社会衛生部門にとっては、こうした事情はいっそうあきらかだ。この点で本書は歴史家ブラントやピバーとは評価を違えることになる。基地厚生委員会とその推進者たちのスローガンは建前にすぎないと彼はみる。違法者の摘発や性病治療といった対処療法でなく「積極的な計画（positive plan）」をと唱えながら、そうしたモラル向上の試みがどれほど実績を上げたかと疑問視するのだ。[76] しかし、それは権威や合意のあり方について近視眼的だ。法的な強制や医療では制御できない領域に踏み込むには娯楽から教育まで広範な取り組みが必要だという言説は、当時ひろく支持されたのではなかったか。社会衛生部門長ウィリアム・スノーにとって、それはアメリカ社会衛生協会の事務局長としてなじみだった光景だ。

基地外へと手を広げるならこの傾向はいっそう強まる。

職員の身分が軍属であるかどうかが課題となった陸海軍局に比して、男性局では一般市民を含むいっそう広範な協力を必要とした。スノー、性衛生学協会のキーズ、ロックフェラーとの関係も深いグリーンを含む八名の委員が名を連ねるものの、フルタイム専従職員は四名のみ。ボランティアは不可欠だ。[77] 扇の要は「地域協力の必要性」だと局長ジンサーは指摘する。それは決して容易でないとジンサーの考察は続く。首長や行政が表面的に協力を表明しても実効性は心許ない。書簡やリーフレットで広報を続けつつ、警察署長、保健局員、学校理事、市長、有力市民、そして市民団体の協力を待つのが肝心だと言うのだ。なかでも、それら市民組織の教育媒体としての役割を高く買うのだが、ジンサーはこれら団体を上意下達の媒体とは決してみていない。「かれら諸団体はしたがって政府の仕事の真の重要性と、それがかれらを支えるとともにかれらに依存しているのを理解している」と言うのだ。[78]

一九一八年末の停戦にいたるまでの史料群から同様の証言を見つけ出すのは難しくない。基地厚生活動委員会の事業を現場で支えたのはソーシャルワーク系の人びとだった。連邦政府が徴兵事業を首尾良く取り仕切れるかと懸念する『ニューヨーク・タイムズ』が常に注視したのは、ＹＭＣＡや赤十字をはじめとする民間団体がこの取り組みに支持を与えるかであった[79]。「これほどあざやかに軍を組織した国家はかつてなかった」とベイカーが自賛するとき、その根拠はこうした広がりに他ならない[80]。

こうした協働は厚生委員会直轄の組織においても同様だ。なかでも女性局でこの関係は顕著だった。アメリカ社会衛生協会やＹＷＣＡとの協力のもと、同局は啓蒙から指導までを手がける。講師養成のほか、パンフレットをはじめとする広報に同局もまた参入する。他組織との協調のハブとも期待された。公衆衛生局、ＹＷＣＡ、全米女性労働組合連盟、婦人クラブ総連盟の代表からなる顧問委員会が設けられる。こうした業務を担い、連携を調達するには委員会内外にわたる女性たちのネットワークがものを言う。専従職員やオフィスの数は男性局より多く、講師として一〇六人の専従医と二十五人のパートタイム医を抱えてもいる。医師たちは女性局の傘下にあり、各地での諸運動との協働関係のなかに埋め込まれるかたちだ[81]。

## 4　包摂か、挑戦か、融合か
### ──社会衛生運動における「改良」の深度──

現場への回路をもつソーシャルワーク的な者たちが大きな存在感をもつことは、基地厚生委員会の取り組みの意味合いを変えていく。

事業そのものが兵士の福利厚生の増進を図り、性病の防止にとりわけ努めたのには違いない。ソーシャルワーカーや女性たちが委員会を掌握したといっては誇張がすぎる。しかし、その事業の先に、戦時にとどまらない社会変革が構想され始める。その構想を支え、ひいては二十世紀初頭アメリカの政治文化における主導権に手をかけるのもまた、テクノクラート、社会科学者、医師たちには限らない。委員会の取り組みを支持するアクターたちが、同時に委員会を踏み台にしていくのだ。

そしてこのとき、正統な知のあり方もまた変容を余儀なくされる。アクターたちは、「科学」の意味にまで踏みこんでいくからだ。

## †包摂か挑戦か

基地厚生活動委員会にソーシャルワーカーや女性が加わったと描くだけならば、さほど大きな意義があるとは言えまい。戦時にあって広範な人々が動員されるのは周知の事実だ。テクノクラートや専門職にとどまらない層の国家への貢献を強調しても、それは彼女らが白人中産階級男性並みの地位にたどり着いたにすぎない。それがまた二級市民的な参与にとどまるおそれもあろう。ＹＭＣＡをはじめとする全国団体から各地の市民運動におよぶ呼応は、歴史家カポゾーラの論じる国家機制への統合にすぎないかもしれない。

焦点は実効性だ。

基地厚生活動委の成否を左右するこの規準は、いくつもの問いとともにアメリカ政治文化のありようをめぐる交渉の舞台を提供する。実効的、効率的であるとはどういうことか。その実効性を実現するのは誰のいかなる知か。そして、その実効性とは何のためのものか。科学とはなにかという問題と陸続きにあるこうした一連の問いは、社会衛生問題ひいてはアメリカが直面する諸問題を誰が引き受けるべきかについての議論なのだ。

民間団体、ソーシャルワーカー、女性たちの基地厚生委員会への関与を確かめるだけでは、見立てはさほど変わるまい。注目すべきは、諸アクターがいずれも、旧来的とされる道徳規範でなく「科学」に依拠したことである。それはアメリカ政治文化のありようをめぐるひとつの契機だ。基地厚生委員会という連邦政府事業への参入を通して自らの力量を承認させ、狭義の社会衛生学・衛生医科学の再規定を試みていくのだ。

女性ワーカーや民間諸団体は厚生委員会の補助という役割に甘んじるつもりはない。喫緊の課題への実践的な対応によってその能力を誇示すること。自らの価値と知とにあらためて正統性を付与するのにはこれが肝心だった。

## †科学性の再規定——現場を担う女性オフィサーたち

基地厚生委員会上層部に食い込んでいた女性オフィサーたちは、自らの実効性をさりげなくも明確に強調していた。その卓越を担保するのは、単なる善意や慈愛ではない。実績を上げられるかどうかが要であり、それゆえに女性オフィサーは他のアクターに抜きん出る。この力量ゆえにわれらこそが真に科学的だと言うのだ。

戦時中の社会衛生学とりわけ基地厚生活動委員会が果たす役割について述べた論文でキャサリン・デービスは、もっとも効果的な取り組みとしてコミュニティに入り込んでの啓蒙・実践活動を挙げた。彼女によれば、既存の地域諸団体との連携を含むこの活動において群を抜いて有能なのは女性エージェントだという。それはなにも彼女たちの女らしさやその女性的徳によるのではない。「噛みくだいた言葉で」レクチャーし、その話を裏打ちする豊富な知識と経験とを兼ね備えているがゆえに、彼女たちは貴重なのである。(82)

こうした記述がどこまで正確に実態を映しているかは分からない。しかし、女性オフィサーたちがきわめて自覚的に自らの権威を位置づけながら、それを確立しようとしていたのをうかがわせるには十分であろう。

これらの発言は単にナイーブな信念の表明ではない。女性らしさという檻の中に取り込まれるのをたくみにかわしながら、自らに固有の優位さを彼女たちは主張する。次のような女性医師のエピソードをデービスは紹介している。

「どんな風に［講演を］始めるのですか？」と○○博士は聞かれました。「わたし［女医博士］は聴衆にわたしが政府から派遣されたと伝えます。わたしは社会改革者ではなく、アメリカの豊かさを保全するために働いているのだと。そして、アメリカの今日の偉大な資産のひとつが若い労働者女性たちだと話します。［ニューヨーク］五番街の女たちと工場で働く女たちとの唯一の違いは後者の方がはるかに多いということであり、それゆえ彼女たちこそがケアされるより多くの理由があると聴衆に語って聞かせます。」[83]

この女性医師は、自分にどのようなレッテルが貼られうるのか、下層階級の聴衆がどんな身構えをとるだろうかをよく承知している。ナイーブで、独善的で、お高くとまった中産階級女性がやって来たと思われるだろうことを計算したうえで、彼女はその位置から自分を引きはがしにかかる。戦時における国民的な大義を思い起こさせながら、慈善的で偽善的でいやらしい女改革者でなく、同じ国民としての共感にあふれた専門家として自分を表象してみせたのである。情感や徳にあふれた女性らしさといった一枚看板だけでなく、専門知から愛国心までを巧みにあやつって誰よりも深くコミュニティに浸透できる、と自負する新しい主体の登場である。[84]

法執行部門の下にあった女性少女局で副局長を務めたヘンリエッタ・アディトンもまた、同局女性職員たちに固有の優秀さを誇らしく記述している。彼女たちは、「ケースワーカーと社会改革者との両面をあわせて体現しようとする」。彼ら男たちが、個別クライアントのケアを目的に「目の前のことだけを近視眼的に見る」か、社会改変を志向してあまりに「ユートピアばかり夢見すぎる」かのどちらかなのに対して、女性職員は絶妙のバランス感覚をみせる。[85]「多くのケースに接することで蓄積された彼女の知識」がコミュニティに根差した発見や提案をさせ、それが単に個別ケースの解決でもなく空理空論でもないコミュニティぐるみの行動を起こしていくと言うのである。[86]

† YMCA

基地厚生委員会への協力を惜しまなかったYMCAもまた、この事業での主導権をかけて綱引きをせねばならないのをよく承知していた。「陸軍や海軍について行くのではなく、先んじねばならない」と唱えて、この組織は厚生委員会の下請けに甘んじるつもりがない。狙うは新しいアメリカにおける正統性だ(87)。

連邦議会の参戦表明直後の一九一七年四月十日の会合ですでに、つまり基地厚生委員会との調整に先だって、大規模な戦時事業のアウトラインをYMCA自身が描いている。一八九八年のスペイン・フィリピン・キューバ戦争から米軍との共同作業の経験も豊富なこの組織は、第一次世界大戦という機会を十分に活用するつもりだった。その地位を確かにし、目指すビジョンに即して連邦政府との協働事業を使いこなすべく、YMCAは人員と活動とを詰めていく(88)。

「実効的・機能的な組織化」はYMCAがことのほか努めたことだ。YMCAは「いまや単なる宗教組織ではない」。戦時協力の大事業に召喚されたのを誇りとしつつ、百万単位の徴兵への支援を「包括的かつ統合的な方法」でやり遂げると誓うのだった(89)。

YMCAはしたがってその人材に大きな関心を払う。善意の有無が重要ではない。有効に事業を担いうるかどうかが要点だ。『サーヴェイ』や『社会衛生』といったジャーナルにおいてもこの点をYMCAは繰り返し強調する。「この種の事業にすでに経験をつみ必要な知識の豊富な者、YMCAの諸職員、専門職、ビジネスマン、そして必要とあれば現場に投入される前に専門訓練を与えられて資格をみたす上級学生ら」を動員できると誇示して、YMCAはいわばその人材の近代性を広報するのに余念がない(90)。厚生委員会の成果を誇る委員長フォスディックがその鍵とみるのもまたこうした諸団体である。「軍隊との協働面においても市民生活面においても赤十字の諸活動はとりわけ効果的」であり、「新生ＹＭＣＡ」はかつて宗派的な小運動から脱して「広範で包括的な社会サービスの担い手」に成長を遂げたと称賛するのだ[91]。

世論がＹＭＣＡのこうしたキャンペーンをいつも額面通りに受け取ったわけではない。活動に宗教色がないか、国費を布教活動に流用していないかといった疑念や批判をこの組織はたびたび受けるのだった。逆風にさらされたＹＭＣＡはしかし防戦だけにまわりはしない。ＹＭＣＡやその支持者たちはＹＭＣＡが財政的にも人的にも果たしてきた貢献と、厚生委員会事業におけるＹＭＣＡの効率性をくり返し強調し、批判が内実をともなわないと訴えた[92]。

### † 権威を狙う『サーヴェイ』

ソーシャルワーク運動の機関誌と言うべき『サーヴェイ』からも、基地厚生活動委員会との連携が戦時協力と政治文化闘争との両面を持っていたのをうかがえる。兵士と市民への社会衛生学的な取り組みを同誌は無条件に承認しない。なぜここへの参画が重要であり、それをいかになすべきかを検討する。

有力な慈善活動家エドワード・デヴァインは、ワーカーたちの能力や意欲に疑義を呈するような見方の機先を制する。「社会的総力（social forces）」を要するいまワーカーの役割は決定的に重要だと説くのだ。「一体性、調和、協力は反動政治を意味しない」と釘を刺して、デヴァインは反攻に出る。「効率的な戦争」と「センチメントにおける一体性」とは対極ではない。多くの若い世代をヨーロッパ戦線に送り出すアメリカがその社会的機能を保って動いていくのにむしろ不可分の要素だと強調する。

デヴァインが、この「センチメント」なるものの再定義を試みている意図をくみ取りたい。因襲的なお題目にすぎないだろうといった牽制に対抗する必要をこの人物はよく承知している。基地厚生委員会の現場を支える実績をはじめその実力を誇示した上であらためて、センチメントという統合的な知と意欲こそが「効率的な戦争」を遂行するための「資財」なのだと論じてみせるのだ[93]。

同誌編集長の実兄アーサー・P・ケロッグも、この戦時協力とソーシャルワークとのバランスについても思いをめぐらした。一方で、『サーヴェイ』は基地厚生委員会においに期待した。市民たちを徴兵制度で戦場へと連れ出すことがもたらすだろう問題の数々を考えれば対処が必須だからだ[94]。ただし他方で政府とソーシャルワーカーとを決して同一化させはしない。

ケロッグはこう論じた。ソーシャルワーカーが米国の戦争に協力すべきなのは無条件の愛国主義ゆえではない。国家ばかりでなくアメリカの人々の幸福についてのワーカーたちの憂慮ゆえにこその戦時協力なのだ。戦争がもたらす人間への影響を考えよとケロッグは言う。「信じがたい数のもっとも壮健でもっとも優秀な人びと」を失うというこの戦争の時代に抗うには、ワーカーたちの取り組みが必要なのだと[95]。

## †戦時協力より広範な社会改良へ

実績と実力をてこに承認を求める。これが『サーヴェイ』がくり返し仕掛けた交渉だった。徴兵制をはじめとした総力戦に臨むウィルソン政権が切望する戦時協力要請に応えつつ[96]、種々のソーシャルワーカーたちのスキルと知識とそして情熱とが、古くさく「反動的」なのでなく、「国家の再統合のために」不可欠な「実効性(efficiency)」だとたたみかける[97]。

こうした延長線上には、アメリカ社会の新しい担い手として「科学的ソーシャルワーク」を描き出す言説が登場する。

科学的ソーシャルワークとは……一時しのぎの社会改良ではない。それは、社会の事実についての十分な知識に基づいた根底的で合理的な社会変革なのだ。そしてそれは、「すべての人にとっての十分な生活」を保証しうる人道的文明の建設を可能にする唯一のプログラムなのだ。(98)

強い自負がにじみでる。健全な社会の実現は、改良を射程におさめるソーシャルワーカーたちだけが担いうるものなのだ。「十分な知識に基づ」くがゆえに有効であり、それゆえに「合理的な社会変革」を希求せざるを得ないのだ。

## †社会改良の拠点としての基地厚生活動委員会事業——改革のプログラム

こうした状況を視野におさめるなら、アメリカ政治社会科学学会の『年報』一九一八年九月号は興味深い。基地厚生活動委員会での連携は国家が民間の協力を取り付けたにすぎないのか。生政治論が想定するような既存秩序の強化・補完に終始したのか。『年報』が示唆するのは否だ。代わって同誌が提起した方向性は、むしろ現状を乗り越えるような社会改良だった。

同号は基地厚生委員会事業に加わった諸アクターが一同に寄稿しており、委員会の内情を包括的に伝える史料だとひとまずは言える。しかしより注目すべきは、「戦争関連救済事業」特集と題した同号が、厚生委員会の取り組みを当時のさまざまな活動や運動のなかでいかに位置づけたかだ。厚生委員会についての執筆者の多くは同委員会関係者だが、その寄稿が他事業の報告と並ぶことで、厚生委員会の外との関係が垣間見える。基地厚生委員会をめぐる言説が、当時の諸言説といかなる関係にあり、どのような構想を生み出したのか。その相関図をみることができるのだ。

興味深くも『年報』の序文は、戦時協力・戦時動員を眼目にしつつも、それ以上に民主制の根本原理のアップグレードとして救済活動を位置づけ、厚生委員会をその事例のひとつとして位置づけた。次のような一節は、厚生委員会をはじめとする諸事業軍に貢献すれば十分とは言わない。前線の兵士が性病にかからねば良かろうとも言わない。狭義の医学的性病抑止ではまったく不十分であり、それは目標の一部にすぎないと言明した。

より明瞭なビジョンを持つ者は、至高の国家的試練は戦争が終わったあとの再建期にやってくるのを見越しています。たとえ軍事力において勝利を収めようとも、国家はその未来をおびやかすほどの国家的活力の損失をこうむるかもしれません。国外にあって民主制のために戦いながら、国内において民主的な精神を失うことすらありうるのです[99]。

広範で健全な公共的・社会的自覚なしには、勝利はきわめて困難ですし、民主的文明の恩恵は将来の人類まで保ち得ないのです[100]。

維持すべき「民主的な精神」や「民主的文明の恩恵」がしかし、現状維持でないのに注意したい。同誌は、諸活動の真髄は「競争や個人的闘争ではなく、協力と集団的な努力」にこそあると続けた。「建設的救済」と呼ぶべき一連の取り組みは、「国家の実力（efficiency）にとって決定的」な現代的試みだと力説する[101]。このとき救済は旧態依然とした慈善ではない。「広範で健全な公共的・社会的自覚なしには、勝利はきわめて困難」だというとき、序文が批判するのは「社会」という総体を看過してきた旧来の知に他ならない。いまや重心は従来社会の踏襲ではありえない。『年報』にとって戦争という契機は、既存の国家をそのままに保持するのでなく、新しいアメリカを担うべき知をめぐる根底的な改革でもあったのだ。ここにはじめて、社会衛生が国防委員会の業務にとどまらないという理路が了解できるだろう。

社会衛生は、巻頭のヨーロッパへの救援事業から、乳児保護、健全な娯楽、労働者保護、傷痍軍人保険、赤十字の活動といったイシューと並列の課題だ。この特集号の第五章におさまる基地厚生委員会事業は、それら宗教団体、民間団体との協働の一環なのだ。エドワード・デヴァインやポール・ケロッグらによるヨーロッパ救援事業についての寄稿を巻頭に据えた構成からも、この広範かつ包括的な取り組みにおいてソーシャルワーク系アクターの存在がきわめて大きいのを見て取れよう。

戦時動員やソーシャルワークを取り上げる同年の『年報』諸号とあわせて、関心の高さをうかがえよう。六月号は、戦時協力をいかに組織化するかという課題と、その協力をてこに諸運動が自らを押し立てる構成だった。五月号ソーシャルワーク特集の序文は、戦時のワークが戦前から連続して、単に個人の救済でなく、社会の状況を知る源泉だと強調する。寄稿者のひとりメアリー・クリークに言わせれば、ソーシャルワーカーとは「単なる補助者でもなく、夢想家でもなく、社会改編の担い手」なのだ(102)。

## † 承認と連合——一九一八年停戦以前

あるべきアメリカの姿をめぐるこうした挑戦をフォスディックらはいったいどこまで受容していたのだろうか。基地厚生活動委員会において民間団体や各地での社会運動組織が重要だったとして、ただちにかれらが委員会を掌握していたと言うのは早計だろう。ましてや、かれらソーシャルワークの旗の下に集まる様々な潮流が当時のアメリカで主導権を確立したとみるのも飛躍がすぎる。委員長フォスディックらはたしかに諸団体とワーカーたちの貢献を認めているが、それは厚生委員会と戦時下アメリカへの有用性を歓迎しているのだ。ウィルソン政権の中枢として国際連盟交渉のアメリカ代表をも務めるフォスディックが、現体制を丸ごと否定していたとも言い難い。

しかしこの人物は、基地厚生活動委員会の成否に新しい共和国アメリカの正統性をかけたのであり、委員会が十全に機能するために必要なものをよく承知していた。委員会事業の現場を支えるワーカーたちの力をいかに引き出すかがこの実効性を重んじるアメリカン・プランの要諦であり、それこそが事業の実効性を担保するのだ。その現場の論理が既存の知、秩序、社会制度の不備を指し示し、その改良を射程に入れるとき、そこからだけ都合良く目をそらすことはできただろうか。実際、ソーシャルワークや社会運動諸団体の役割を重視する『年報』の編集意図に沿うように、フォスディックもまた厚生委員会の調整機能を前面に記述した。法執行部門についてはごく短い記述しかなく、そこですら各地団体との協働を重要視する。そして、「男たちを戦争のために――そして戦後のために――鍛えていくのは機能性の増進に他ならない（plain efficiency plus）」というのだ。軍事的即戦力かどうかだけが要点であり、モラルへの関心は結局差し置かれたといった説明は、「戦後のために」も大事だというフォスディックのニュアンスをつかみそこねる。性産業廃絶とより建設的な施策との両輪の重要性を指摘して、フォスディックもまた戦時にとどまらないアメリカの改良に思いをいたすのだ。(103)

さらに言えば、ニューヨーク市のリリアン・ウォルドのもとでセツルメントワーカーとしてそのキャリアを始めたフォスディックにとって、それは実は彼自身のビジョンでもあったのではないか。フォスディックと唱和する陸軍長官ベイカーから厚生委員会の執行部を担った者たちまで、ソーシャルワーク運動の裾野は狭義の女性運動よりもはるかに広範におよんだと言うべきではないのか。かれら新しいテクノクラートたちもまた徹底した社会改良を望んだのだ。その実現のためになにが必要であり、誰と手を組むべきなのか。こう自問するときに、『サーヴェイ』誌上の記事にさほどの違和感があったとは思えない。むしろ、それは望むところだ。

ＹＭＣＡをはじめとする民間団体、基地厚生委員会の女性オフィサー、『サーヴェイ』誌に寄稿するソーシャルワーカーや社会運動家たち、そして新世代の専門家として地位を築こうとするフォスディックら。基地厚生委員会の成否を分ける実効性の担い手にかれらが口々に名乗りをあげることが生む帰結があろう。

アメリカ軍への戦時協力という轍がありつつも、その協力の実質をあげていく者とその知とは承認を得て行かざるをえない。そして、その知を支えるアメリカ像が要請する変化もまたむげにはできない。基地厚生委員会を既存秩序の守護者と決めつけてはならない。「科学」が内包するこうした政治的・社会的変革要求が、基地厚生委員会の取り組みとともにじわりとせり出していくとは言えないだろうか。

### † 基地厚生活動委員会と社会改良運動の受容

こうした掘り起こしは、基地厚生活動委員会の描き直しを迫る。国家テクノクラートたちが民間団体をやすやすと糾合したという見方は、この戦時連合の複雑さを捉え損ねている。

アメリカ社会衛生協会において、諸潮流は寄り合いつつもその合流は進まなかった。ところが成果を示さねばならない戦時下の基地厚生委員会にあって、その融合は格段の進展を遂げる。実効性を鍵に据えるこの事業にとって、現場の知は重要だ。いわばソーシャルワーク的な知と実践とをいやおうなく受容する条件がそろっていくのだろう。

ただし、それは実践が必須のときに限られているのかも知れない。一九一八年末の停戦とともに、事態はまたも転回していく。

# 第六章　挫傷を負う社会衛生運動
## ――一九一九年、基地厚生活動委員会の終わりと手放された「実効性」――

転機がふたたび訪れたのは一九一八年十一月十一日のこと。ヨーロッパでの戦闘が停止を迎えた。闘いはもうない。この感慨は、アメリカを急速に平時へと送り返していった。士気のゆるみは避けがたい。世論もまたおのずと変わってくる。基地厚生活動委員会もまた戦時のままではいられない。結果からみると、委員会はまたたく間に消滅するのだった。

諸研究はここで追跡の手をゆるめてしまう。始まりがあれば終わりがあろうというのが歴史記述の定型ではある。ところが、この終幕の過程にこそわれわれは注目すべきなのだ。

### † 終焉の意味

反売買春運動が新しいアメリカの権威をめぐる綱引きだったと見立てた本書にとって、隆盛をきわめるはずの厚生活動委員会が終わっていくのは驚くべきことだ。アメリカの威信を賭けるとまで意気込んだこの組織が、それほどただちにしぼんでしまうものだろうか。

戦争の終わりとともに軍の性病問題への関心は下がり、一時の熱狂は当然ながらおさまっていくと諸研究は言う。しかしそれは厚生委員会の役割を戦時協力に限る場合の見方だろう。委員会の取り組みが一九一〇年代そして世紀転換期のアメリカを貫通する政治文化改編の一環だとすれば、戦争の終わりはひとつの区切りにすぎない。そして実際、厚生委員会に加わった多くの者たちはその事業の存続を強く願った。戦後にこそ、アメリカの改良を続けねばと考えたのだ。

この思い入れにもかかわらず、基地厚生活動委員会はなぜ終わるのか。いかにしてか。そして、その帰結はなにか。われわれはこう問わねばならない。緊張とともに高みをもうかがっていた基地厚生活動委の知のありようは、その事業が突然の閉幕を迫られるなかでどうなるのか。二十世紀アメリカを導くべき新しい知たらんとした社会衛生連合は、生き延び得たのか、変質したのか。あるいはなにを生み、また生み損なったのか。言いかえれば、現代へとつづくこの二十世紀の初頭に、アメリカの政治文化はいったいどういった特徴を抱えていくのだろうか。こうした展望を得る絶好の地点にわれわれはいる。

## 1　基地厚生活動委員会の終わりと歴史家の忘却
### ——閉幕過程という出来事——

制度的にみれば、基地厚生委員会の再編には所以がある。原則に立ち返るなら、「軍自体が兵士の士気について責任を負うべき」だった。(1)戦争の終わりは、それまでのように民間人を自由に使うことを許さなくなる。緊急の対応として一般人や民間団体を使ってきたとしても、平時はそうした仕事の公的機関への移譲を求める。いくつかの案は、厚生活動委員会の執行委員、地域ディレクター、局長といった役員たちをその任から解くよう早々に提起した。戦争協力の一環としての寄付金に財源の一部を依存しており、この面でも手当ては必要だった。[2] 公衆衛生局や軍の士気局(morale branch)など、業務を重複する後発組織との分担も見直しを要した。[3]

成功をおさめたと言いながらも、実務面での不協和音は日常的だった。なかでも、民間団体と民間ワーカーたちとをどう遇するかは論点だった。おおいに活躍を見せる一方で、それら諸団体、民間ワーカーとの協働はいつも円滑とは言えない。

悩みのひとつは、プロテスタント系のYMCAとカトリック系コロンバス騎士団とのつばぜりあいに典型的な団体間の競争だった。兵士からの平等な待遇への要求は、調整の任に当たる厚生委員会の官僚たちにとってやっかいな懸案であった。諸団体がそれぞれに工夫するサービスは、兵士たちにとってはときに当たりはずれのある押しつけともみえた。また、兵士へのサービスが時に宗教色をおびるのにもフォスディックらは眉をひそめる。[4] 改編の要因に数えることができるだろう。

業務の中心は復員兵の支援へと移っていく。兵士たちを本国に連れ戻すにあたって、かれらを売春宿から遠ざけることの必要性は感じられてきた。ところが、戦時には容認された厳しい取り締まりも停戦後には維持しがたい。一九一九年五月のサンフランシスコ市の例を見てみよう。参戦後は連邦の意向に沿ってきた同市議員がいまや公然と異論を唱えたのを厚生活動委員会の西部地域ディレクターは驚きと怒りとともに報告している。「戦時に連邦政府が行使してきた警察力はいまやそれが(本来)属すべき州《ママ》へと戻されるべきだ」と指摘するサンフランシスコ市の議員は、連邦の介入を拒否するのだ。[5]

社会衛生部門と法執行部門とが公式に解散するのが一九一九年三月三十一日のこと。厚生活動委の最後の努力は州レベルでの法整備の促進に向けられた。法執行部門は、パンフレット『標準的諸法』の刊行をはじめ、性産業の廃止と抑制とを地方自治体が進めていくための環境整備に努める。もっとも、法案が仮に採択されたのちにそれがいかに執行されるかが要なのは法執行部門もよく承知していただろう。第一次世界大戦後アメリカにおいて、こうした法的整備が実を結ぶことは期待できなかった(6)。

## † 低調な後継機関

基地厚生活動委員会はいよいよその活動を停止していく。一九一九年六月三十日までに委員会の本部が解散し、十一月までに諸部局はその職務を他機関に移譲し解散した。

軍人関連の業務は陸軍軍医総監と海軍航海局とが引き継ぐ。民間人対応は、省庁横断社会衛生部、合衆国公衆衛生局の性病部門、そして民間のアメリカ社会衛生協会へと任されていく(7)。実態については後に検討したいが、厚生委員会と提携してきた民間団体もまた業務を停止していくとされた。

これら後継機関の活動は低調だった(8)。

陸軍軍医総監と海軍航海局とに目立った活動の跡は見つけられない。通常業務に吸収された性病感染防止が一九一〇年代のような強い関心を呼ぶことはなかった。

一九一八年六月に連邦法の定めで発足した省庁横断社会衛生部は、包括的な社会政策を担うはずだった。戦争に対応していわば即席でつくった厚生活動委を戦後に引き継ぐべき組織である。性病の治療に限らず、社会面からの予防にまで目配りするのが期待されたと言ってよい。しかし一九一八年当初には潤沢に割り振られた予算は、十一月の財務省裁定でにわかに制約の度合いを増す。一九二一年には連邦議会がこの社会衛生部への予算を認めず、同部は翌年十月をもって消滅してしまう(9)。

公衆衛生局の役割もまた小さくなっていった。一九二〇年予算で四百万ドルを計上した性病対策費は、一九二六年にはわずか六万ドルへと激減している(10)。厚生活動委員会を支えていた民間諸団体との関係も疎遠になるなかで、同局はごく狭義の保健業務へと撤退していく。

政府機関の外にあって活動を継承したアメリカ社会衛生協会は、第二次世界大戦期にはふたたび兵士の梅毒、淋病感染防止を訴えた。戦後も性病問題に注意を喚起していまにいたる。しかしこの協会が第一次世界大戦期のような活況を取り戻すことはなかった。

一九一〇年代アメリカを席巻した売買春・性病問題はこうして表舞台から降りていったのだ。

## † 終わりをどう記述するのか――諸研究における評価

こうしたあっけなさゆえだろうか、基地厚生委員会の末期を先行研究はほぼ等閑視してきた。しかし、このあつかいは議論の展開を阻害してしまっている。

下層民管理の徹底を強調しておきながら、諸研究はその基幹組織が活動をやめてしまうのには驚きを覚えないらしい。反売買春運動の隆盛には注目しても、その高揚はいずれ落ち着くと決め込んでいるのだろうか。先行研究は厚生委員会の終幕を対象外にしてしまう。おそらくここでも、本書がくり返してきた指摘が有用だろう。中産階級による下層民の管理に着目する一方で、歴史家たちはそうした上下関係自体がゆらぐ場面への想像力を欠くのだ。一九一〇年代時点のいわば瞬間的な運動をあつかう論者らは、より長い世紀転換期における政治文化の動揺を射程に入れ損なっているのだ。

ナンシー・ブリストー、デイヴィッド・ピヴァー、アラン・ブラントの研究を取り上げてみよう。例外的に委員会末期をあつかっているかれらだが、煎じ詰めると、その落日にさほどの意味を見出していないのが分かる。かれらの躓きの石をわれわれは踏み台にしたい。

## † 失敗した中産階級的な規律の押しつけ？――政治文化史的検討の不在

ブリストーのみるところ、失敗の原因は中産階級的な規範の押しつけだという。余暇への口出しは不満の元だった。酒くらい飲ませよ、気ままな休息をさせよ。なかでも、セックスについての指導を兵士たちは女性オフィサーや教会のおせっかいだと嫌う。基地外での性病罹患のおそれありとされた者への強制的な診療も強い反発を呼んでいた。また、カソリックにとって基地厚生委員会公認の性教育映画はそれ自体が認めがたい。戦争の大義がかかる限りは我慢をしていても、停戦とともに人びとの異議が噴き出したという。たしかに、戦争の遂行という条件をぬきにして、全国的事業としての基地厚生活動委員会はありえなかっただろう。戦争の終わりとともに、委員会の取り組みを可能にした条件は失われていくのだ(11)。

ところがブリストーのこの説明はいくつもの論点を置き去りにしてしまう。

兵士、市民、下層民らが抵抗したとして、では厚生委員会の推進者たちはそれをどう受け止めたのだろう。規範の押しつけを反省して考えをあらためたのだろうか。だとすれば、アメリカ社会において中産階級とその規範が力を失ったと論じるのだろうか。ブリストーにそれほどの強い主張があるようには見受けない。彼女はむしろ一貫して中産階級の規律する力に注目している。

では反発の強さに締め直しを手控えたのか。だとすれば、その手控えとは実質的にはなにを意味するのだろう。規律の意志が存続したというなら、厚生委員会という機構がなくてもそれは可能だったのか。委員会はあってもなくとも構わないようなものだったと言うのか。

つまるところ、厚生活動委員会の終わりを記述しつつも、ブリストーはその担い手たちにとって事業の閉幕が意味するものを検討しないのだ。

† 科学の勝利？

ピヴァーやブラントは性病抑止運動の連続性を強調する。ピヴァーであれば、アメリカ社会衛生協会、省庁横断社会衛生部、さらには公衆衛生局の一九二〇年代以後を追って、社会衛生運動が引きつづき展開するとみる。二十世紀後半のエイズ問題までたどるブラントは、医学的な言説がアメリカ社会を管理しつづけていると論じていく。かれらの見通しの骨格をなすのは、医科学の進歩と伸張だ。基地厚生活動委員会という組織は消えても主役は変わらない。反売買春運動において、道徳主義者たちが次第に退き、代わってそこに医師たちの権限が拡大していくとみる。心身の細部に見出される病巣は除去されるべきであり、治療しうるものとして了解される。この見方が規範として下層民たちにもまた内面化されるにおよんで、社会の規律が貫徹していくというのだ。(12)

しかしこの見方は、運動が勢いを失うことを説明できない。なるほど一九二〇年代以降も社会衛生運動は消えないが、一九一〇年代のような関心を呼ぶことはもはやなかった。省庁横断社会衛生部は停止し、存続した組織もほそぼそと動くにすぎない。享楽的な娯楽と消費が花ひらく一九二〇年代にあって、禁欲と節制を求める運動の退潮はおおうべくもなかった。ピヴァーの研究もまた一九三〇年を区切りにして、社会衛生運動の行く末を不確かと言わざるを得ない。(13)第二次世界大戦はふたたび兵士の性病問題への注意を喚起し、アメリカ社会衛生協会にも声がかかるが、かつてのような全国的な運動にはならないのだ。一九一〇年代にある種の先進性の薫りがした性衛生や社会衛生といったイシューは、いまや意味すらはっきりとせず周縁的でいかがわしい臭いのものへと落ちぶれていく。

† 敗者としての女性あるいはソーシャルワーカー？

見逃せないのは、ブリストーやピヴァーらがともに、厚生委員会の終幕をテクノクラートや医科学者でなく、女性をはじめとする一群の「道徳改良運動家」の責に帰すことだ(14)。

男性に科学性を女性に非科学性をわりふるこのステレオタイプな見方が通用しないのを本書はすでに示してきた。実は、ピヴァーもまた医師以外のアクターたちが「決定的に重要」だと述べはする(15)。ところが、史料のそこここに響く声に気づきながらも、それを位置づけきれないのだ。

徳の衰退と医学・科学の台頭を自明視するこの単線的な近代史観は、本書でおってきた政治文化の動態に迫れない。「科学」とはなにか、正統な知とはいかなるものであり、誰が担うのか。二十世紀転換期アメリカで起きていたのは、権威の根拠そのものをめぐる闘争だ。

社会衛生をめぐる騒動の沈静化になんの驚きがあるかと切り捨てる見方は、厚生活動委員会の取り組みに積み上がった賭け金をすっかり忘れている。「道徳」と「科学」との関係問い直しをふくむ諸アクターの合従連衡を見落としてはならない。照準すべきは、厚生活動委がその幕を降ろす過程でなにが起きるかだ。

## 2　テクノクラートたちの戦後構想
### ——枯れない意欲——

われわれはあらためて、この暮れかけの基地厚生活動委員会をめぐってなにが起きるのかに目を向けてみよう。終わりとなにも起きないこととを混同してはならない。実のところ、政治文化をめぐる働きかけは止みはしなかった。

諸研究の描写によれば、同委員会はあたかも一目散に終止符を迎えたようだ。停戦が転機になったのは事実だろう。組織の解体は急ピッチだ。ところが、残された史料からうかがえるこの過程は印象を異にする。それは一概に終幕とは言えないのだ。

指導者たちはこの事業に誇りをもっており、委員会が成功をおさめたとみていた。一九一九年四月の時点でもなお委員長フォスディックは、一連の取り組みは「もっとも重要」だったという自負を陸軍長官ベイカーに書き送っている。[16] 戦時最大の成果としてベイカーはもちろん、ウィルソンから後の大統領フーバーにいたるまでが讃辞を惜しまなかった。[17]

かれらにやすやすと幕引きするつもりはなかった。厚生委員会のテクノクラートたちは、あるべきアメリカの姿とその正統性を賭けてその連邦事業を推し進めてきた。逆風にひるむ様子もなく、「包括的なプログラムを実効的で成功裏にやってのけた」からこそやっかみも批判も出るのだろうと言ってのける関係者は、委員会の取り組みが「これまで以上に復員期にこそいっそう重要になる」とみる。[18] 閉幕でなく、再編と転進をかれらは模索した。戦後アメリカ社会で果たすべき役割についてかれらは思いをめぐらすのだ。

われわれはこの投企の行方を追わねばならない。かれらテクノクラートたちがなにを望み、どういった選択をし、それが何を帰結したかをみてみよう。委員会が最後を迎えるのだとして、それがいかなる道のりであり、なにを残すのかと問わねばならない。[19]

### †　復員期そして戦後への意欲

停戦に浮き足立つ世間を横目に、多くの関係者はむしろいまこそ働きどころだと考えた。ごく実際的にも、大量の帰還兵が集結地となる港湾や基地で風紀を乱しかねない。[20] 停戦とともに地方自治体ではさっそく取り締まりがゆるんでいると憂慮する報告もみられる。[21] 提携団体ＹＭＣＡの指導者モットもまた、戦争の終わりとともに人びとから自由な批判の声があがるのを予期した。[22] より広く日常生活について、戦時協力と

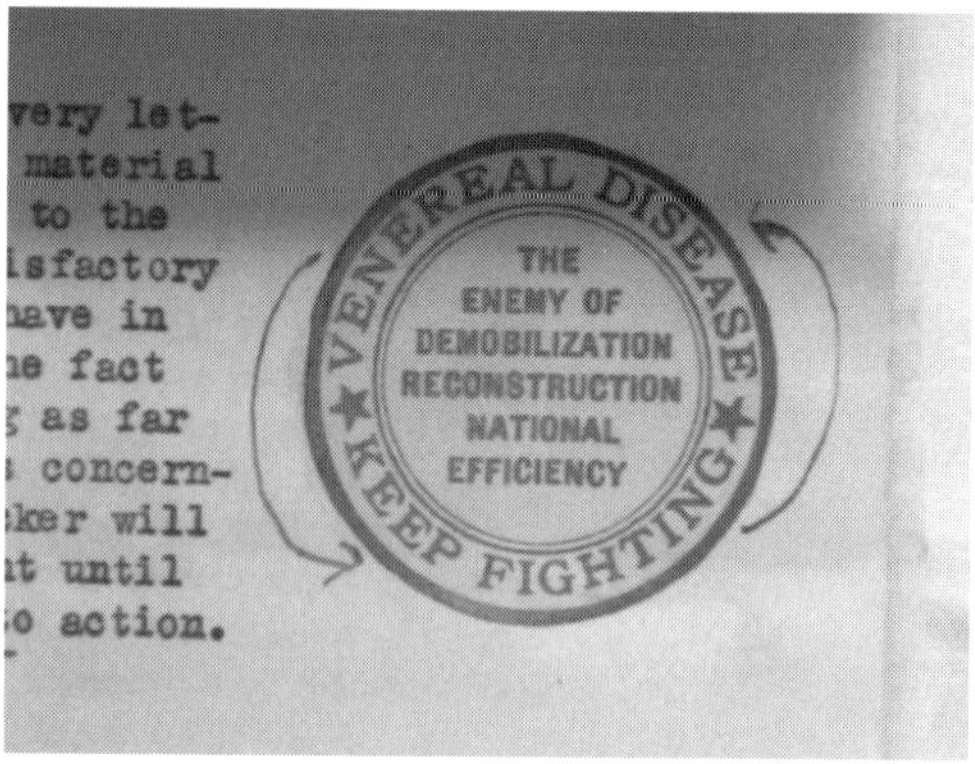


いう動機なきあとに備えよと提言する医療関係者もいる。[23] 停戦後の態勢づくりは喫緊の課題だった。

それ以上に、ここでも政治文化のありようをめぐるかけひきを読み取ることができる。男性局長ウィリアム・ジンサーは委員長フォスディックに手紙を書き送った。活動をやめるどころではない。「世界に厚生委員会はまだ死んではいないと示してやろうとしているところです。それは戦時よりも大きな仕事です」と意気込むのだ。[24] 子々孫々に影響を及ぼす性病という敵とようやく対峙できるようになったいま、この戦いを継続するのが重要だ。こう唱えるこの人物は、性病は「復員と、再建と、国家の実力（efficiency）の敵だ」の惹句と「戦い続けよ」と刻んだ印章（図参照）を考案して、長文の提案書を同封した。

こうした意気込みは決して例外でない。基地厚生委員会に強い思い入れを抱いた者たちに店じまいのつもりはなかった。「あらゆる面において復員期は軍とわれわれの国家全体にとってとりわけ重要かつ力量を試される時期になるだろう」と陸軍長官ベイカーは述べた。[25] 厚生委員会の取り組みは「永続すべきであり、さらに発展すべき」と言うこの人物に手綱を緩めるつもりはない。[26]「基地厚生活動委員会がなしてきたすばらしい取り組みは復員期が終わるまで続けられるべきなばかりか、その圧倒的な価値ゆえに、軍が平時にどんなかたちになろうともなんらかのかたちで存続すべきだ」とベイカーは指摘した。徴用した民間人の解放という課題とは別に、厚生委員会が担った仕事自体は継続せねばならないと言うのだ。[27]

こうした発言の意味を思いきって抽出してみたい。

直接には、史料の多くは復員兵対応という実務にかかわる。厚生委員会解体の政治文化的な意味について声高に論じるというわけではない。しかしこうした実務レベルにおいてすら、諸報告の骨格をなすのは、建前からすると成功としか言いようのない取り組みを後継組織がどう引き継ぐのかという議論だ。基地厚生活動委員会は決して失敗事業として解体されたわけではない。論理的な帰結として、この事業の成功を所期の政治文化的な意味とともにどう理解し、いかに展開するかが俎上にあがらざるをえない。

それゆえベイカーやフォスディックらが語るのは、委員会事業の意義でありそれをどう活かすかだ。かれらが提示する言説において、事業の中核には、アメリカ人の市民的資質を再建し、「社会」という広がりに対処しはじめた諸先進国にアメリカが追いつき追い越し、新しい時代にふさわしい新しい知とその権威とを確立したいという望みがあった。戦場の兵士はそもそもこの構想の一環にすぎないのであり、停戦がこの計画までをも止めてしまう理由は乏しい。大言壮語と呼ぶのは適切ではないだろう。むしろそれはかれらのそれまでの言説が必然的に要請する位置づけだ。

だからこそ、ベイカーらの復員兵対策案は、戦後の、より良きアメリカ社会建設を射程におさめずにはいられない。直接には軍と兵士について語りながら、ベイカーはここでも委員会がアメリカの秩序形成に果たすべき役割を念頭においている。関係者の評をひけば、ベイカーは「委員会が成し遂げねばならない仕事についてより大きな見通しを持っていた」。市民を徴兵して編制した米軍での経験が「かれらと国家にとっての財産にならねばならない」のだ。肉体的な鍛錬だけでなく、従軍にともなう「穏やかで満ち足りた精神」と「十全な生を生きたがゆえの向上」とがそれを可能にする。軍営での経験が一人ひとりの精髄に達するがゆえに、兵士は生まれ変わってその故郷に帰っていく。それはこの戦争が副次的に生み出す「社会的価値」であり、軍営が培った「理想は戦争を通して変貌を遂げるコミュニティの核心において実現されるのを運命づけられている」

と言うのだ(28)。

フォスディックがエイブラハム・フレクスナーに宛てた書簡にも垣間見えるのは、基地厚生委員会的な取り組みと方法の正統性を国内外で確立したいという願いだ。戦後フランスでの「反動的な」売買春容認政策の台頭を牽制しつつフォスディックは、この問題でのひいては都市問題・社会問題に対処するアメリカ的な体制の優位を内外に知らしめたいと欲する。それはひいては国内にあって、諸社会問題に対応しつつ、新しいアメリカ建設の中心を担うべき者として社会衛生運動の方法を共有できるかれらテクノクラートたちの地位を築こうとする。新しい時代への備えがあると国際社会に証明しようとする「アメリカン・プラン」はここにもまだはっきりと息づいている(29)。

## †再編の再評価——政府諸組織への移譲

関係者のこうした意欲や評価に照らし直すと、基地厚生活動委員会の終幕が新しい出発の試みでもあったのがわかる。後から振り返ると一路幕引きを急ぐように映る組織改編を、委員会の指導層は実は熱意とともに選択していったのだ。同委が終わったというだけではこの意気込みを捉えられない。注目すべきは、かれらの野心に即した再編の理路であり、政治文化にとってのその帰結である。

たしかに基地厚生委員会はその体制を変えていく。民間人と軍人との交代が進み、委員会の機能は分割され、代替組織が準備される。しかし、これは必ずしも撤退を意味しない。平時への転換や諸団体間の調整といった課題は、基地厚生委員会の事業そのものの不要を意味しない。あるべきアメリカの姿とその正統性を賭けて基地厚生委員会が活動したとすれば、その目標は戦後にもまた、いやむしろこの平時にこそ追求されるべきだろう。委員会の課題は、激変するアメリカ社会にいかに対処すべきかという大きな問いだった。戦時には封印されてきた批判が首をもたげ、平時への転換が求められながら、なおかつ委員会の取り組みの中核部分を維持するにはどうすべきか。関係者らはこう問うたのだ。

そこでかれらが模索したのは、「実践的、実効的、成功度の高い道」としての新体制だった。基地厚生委員会の再編はそのひとつの解だ。連邦政府機関への集約はより自立的で集権的な体制を築くべく選択された道だった。委員長代理としてフォスディックを継いだマックブライドに言わせるなら、基地厚生委員会の価値を認めるがゆえに、その機能の恒常化のために軍がこれを引き取ると言うのだ(30)。委員会を支えた熱情はここでも持続している。ノウハウを伝承し現在の機能を維持するためであれば、一時的に軍籍を取るのも厭わないとさえ申し出る民間人が出てくる所以である(31)。

## 3　民間団体をめぐるジレンマふたたび
### ——平時の実効性——

しかしこの転進は決してたやすくはなかった。社会衛生学という知と制度との確立につきまとってきたジレンマが消えはしないからだ。

テクノクラートたちが基地厚生活動委員会の精神をますます発展させようと目論んだとしても、かれらは組織や日々の業務といった具体的な局面にも対峙せざるを得ない。軍をはじめとする正規の連邦組織に業務を移していくとは、委員会が束ねていた民間団体や市民ワーカーたちとの関係を清算するのに他ならない。これを単なる組織改編だと見てはその重みを捉えそこなう。平時における民間人処遇といった形式的な理由や、日常業務の改善といった理由だけで再編が進んだとみるのも近視眼と言うべきだろう。それは、社会衛生運動で不可欠の役割を果たしてきた団体やワーカーをどう遇するかという難問であった。

## † 民間団体切り捨ての動機——独立への野心

テクノクラートたちにとって重要なのは、権威のありようと所在をめぐる綱引きだ。性病防止や軍隊運営上のあれこれの調整は、委員会の表層的な眼目にすぎまい。啓蒙、生活改善、健全な娯楽を通して市民社会の質的向上を図るとともに、旧い権威に代わって新しいアメリカを担うに足ると承認を得るためにテクノクラートはこの事業に打ち込んできた。そのかれらにとって、民間団体や各種ワーカーとの協働が自らの正統性を傷つけないかは注意を要する。

多くの市民兵を徴用する米軍は指揮の乱れを避けねばならない。円滑な基地生活で士気を良好に保ちたい軍にとって、民間団体同士の過剰な競争が兵士たちの間に不公平感を醸成するのは余分な心配事だったろう。ましてや、出身地域や信条を異にする兵士たちから基地サービスそのものの妥当性に疑問を呈されるような事態は歓迎できない。戦時の協力に感謝しつつも戦後は別の体制に引き継ぐという案が台頭する背景にこれをみておくのはごく妥当だろう。

またテクノクラートにとって、厚生活動委員会のキャンペーンが世俗の域から落ちこぼれてしまうのも望ましくない。因襲的な説諭でなく科学性や先進性を標榜する社会衛生運動にとって、ここは死守すべき線のひとつだ。厚生委員会の名を冠した実践と布教活動との境界があいまいになるのは忌むべきだった。[32] フォスディックらが提携団体の能力や活動の能力に関心を示し続けるのは、そうした実績こそが厚生委員会とそれを構成する新しい制度の正統性を左右するからだ。権威の確保という大命題に沿わないのならば、民間依存から脱して制度化を急げといった提言が出てくるのだ。[33]

## † 実践の中核としての民間団体

他方で、基地厚生活動委員会は、フォスディックらテクノクラートたちとソーシャルワークに近しい諸アクターとの連合体と呼ぶべきものだった。停戦を機にソーシャルワーク運動家たちをお払い箱にすれば済むだろうとは早計に過ぎる。テクノクラートたちが同時に担保せねばならなかったのは、「実践的、実効的、成功度の高い道」であり、その基盤をなしていた各地のワーカーたちを簡単には切れない。かれら自身の地位を確保するには、実効性こそが譲りがたい要件だった。

国内外の兵営での社会衛生事業の中核を担ったのが協力団体とそのワーカーたちなのを委員長フォスディックはよく承知している。この評価は委員会の終わりが近づく一九一九年においても変わらない。もはや戦時協力としてはかならずしも必要としない段階にいたっても、フォスディックは女性たちの力をおおいに買う(34)。

厚生活動委員会の実働部隊をかれら自身がまかなえるわけでないと、転進を構想するテクノクラートたちもまたよく分かっていた。停戦とともに委員長フォスディックは提携民間団体にここまでの協力に感謝とともに、停戦後の協力を要請した。「高水準の士気を生み、保ち、われらが兵士たちを「戦いの準備ができている (fit to fight)」ようにするにあたっての委員会のめざましい成果は、現場にいるみなさんとみなさんの同僚ワーカーの努力にその多くを負っている」のであり、戦後にあっても重要な仕事がつづく、と言う(35)。

フォスディックが念頭におくのは撤兵業務だけではない。兵舎にいた市民たちはいまや日常へと戻っていくのだ。復員を助け、そして戦後のアメリカ社会を維持しようとするなら、軍隊内部の機構で不十分なのはいっそうあきらかだ。「平和の到来が「基地厚生活動委員会を支えた」これら七団体の支援を不必要にするなどと考える者がいてはなりません」とフォスディックは説いた。「実のところ、平時はその支援をかつてなく不可欠にする」とは民間団体へのリップサービスにとどまらない。それは、戦後のアメリカ社会をどう統御するかという関心と照応しているのだ。人びとの日々の暮らしのすみずみへと手を伸ばしていけるのは、女性たちワーカーであり、経験のある講師たちに他ならないのだ。(36)

そしてこの実力こそが、フォスディックらの権威の基盤だ。社会衛生問題にどう対処するかは、新しい知と実践力を備え、それを証明する機会でもあった。基地厚生活動委員会の実力を担保する部分を手放しては、彼がその権威を確保するための足場を失うことにもなりかねない。

## † 現場の需要

現場において、民間団体の必要性はいっそうあきらかだった。ある責任者から停戦とともに委員長フォスディックに宛てた書簡は、「現場にいる責任者の一人ひとりに宛てて」謝意を届け、「いまいるスタッフを維持するための手立てを講じるべき」だとうながした。(37)同様の進言は委員会の内部からも少なくない。復員から平時までの業務を考えれば協力が要るというのだ。(38)

こうした指摘の妥当性をフォスディックもまた認めた。(39)一方では民間組織依存からの脱却を模索しながら、民間組織のつなぎとめは図られる。(40)こうした状況は、一九一九年後半に入ってもさほど変わらない。内部史料からうかがえるのは、形式的には業務の移管を進めつつも、(41)実質的に民間団体とそのワーカーたちとを確保するための算段だ。(42)

## † 地歩を固めるワーカーたち――再編で声をあげる人たち

こうしたなかで地位を高めたアクターすらもいる。民間に依存しないより集権的で専門的な制度への脱皮が模索されるこの時期に、皮肉にも発言力を強める民間団体もいたのだ。

提携七団体のひとつ基地コミュニティ・サービス（War Camp Community Service, ＷＣＣＳ）をその一例にあげよう。最大団体のＹＭＣＡが宗教色を理由に批判を受ける一方で、世俗組織だったＷＣＣＳは無傷だった。ＹＭＣＡへの対抗心も垣間見せるこの組織は、復員期の基地厚生委員会にあってたよりになる。一九一九年初秋でも依然としてベイカーは、「社会・厚生サービスの展開に貴組織が引きつづきご関与いただけることを知りことのほか喜んでいます」と言う。(43)「基地コミュニティ・サービスの継続を確保するための努力を要請する」声は現場からもやまない。(44)

厚生活動委員会の女性オフィサーらもまた現場のニーズを足がかりに進出を強めた。終戦を前にかれらはむしろいっそう意欲的だった。戦時の成果をいかに平時へとつないでいくかと思いをめぐらせるのだ。(45)

女性少女局の副局長アディトンは、詳細な活動報告とともにフォスディックに訴えた。「女性たち一人ひとりと向き合ったこの（女性少女局の）仕事なしには、陸海軍兵士たちを性病から守るという政府の事業は不十分なものになるでしょうし、女性たち（だけ）が訴追されているというしばしばなされる批判を招くことになるでしょう」(46)と指摘する。百人を超す地域監督、百人以上のワーカーが、連邦の財源だけでなく各種資金で活動している。彼女によれば、協力都市はすでに七十五におよび、地元への浸透度は高い。行政、司法、警察、衛生行政の不備をおぎなっているのが同局のワーカーたちである。かれらがつかむ情報からは、諸コミュニティの問題や必要な施策が浮かび上がりつつある。殊更なまでに詳細な報告で、アディトンは女性少女局の実力を客観的なかたちで論証しようとするかのようだ。全米九地区、四十九の恒常的拠点を擁し、三万人ものケアに従事してきたこの組織なしに、有効な施策は打てないと言うのだ。(47)

現場の実態に照らして、こうした主張には妥当性があったとみるべきだろう。弱体行政機構しかないなかで頼みになったのがこうした民間の力だったとは歴史家たちが描くさまとも符合する。フォスディックらは、女性少女局の機能が実質的には維持できるよう手はずを整えていった(48)。財源を含み政府からの内々のお墨付きは得たとして、同局のソーカーたちは活動の展開を期するのだ(49)。

## 4 ソーシャルワーカーの戦後戦略
### ——簒奪の試み——

テクノクラートたちが切り捨てようとする民間団体や女性ワーカーたちが、連邦の袖にすがりつこうとし、あるいは補完に甘んじているのとは違う。かといって、かれらの関係を対立図式で捉えてもうまくいかない。テクノクラートたちが仕掛けた言説戦に、便乗しつつ切り返す。そうしたやり取りに目をこらしてみよう。

### †補完と簒奪

停戦直後、先端医療健康施設として当時名高いバトルクリーク療養所関係者からフォスディックに送られた一通の書簡が残っている。今でもコーンフレークで知られるウィル・ケロッグが尽力し、民間保健運動の拠点のひとつであったこのクリニックからの書簡はフォスディック率いる連邦事業への支持を伝えた。停戦を機に厚生活動委員会への世間の関心は薄れるだろうが、いまこそ働きどころだ。アメリカ人の心身を高め、それを可能にする制度を整えていくという一大事が待っていると言う。ベイカーやジンサーらとも共振するような構えだ。

かといってこれをテクノクラートたちへの民間の追従と片づけては見損なう。書簡はひとつの標語を提案した。

「戦いに備えよ（fit to fight）」に代えて、「よく生きよ（fit to live）」はどうかというのだ[50]。

控えめだが急所をついている。一面でこれがフォスディックらの転進構想への支持なのは間違いない。戦争が終わったからと言って、厚生委員会の取り組みは価値を失わない。しかしである。戦いから暮らしへ、戦時から日常へと取り組みの重心が移るときに誰がその担い手の中心となるべきか。いよいよますます、われわれ民間の出番かもしれませんね、こう書簡は匂わせもする。

フォスディックらの思惑に賛同して、地歩を固め、しかし同時に独自の足場を築こうともする言説戦の一端をみることができるだろう。二項対立図式だけでこれを読み取るのは難しい。ときに相乗りし、ときに陣取りを争い、それがまた別のランドスケープを用意するような過程だ。

このレトリックは平時にこそいっそう利いてくる。日常において、人びとに恒常的に働きかけるにはなにが有効で、誰が有用か。突き詰めていくなら、国家の要請をただ受け入れ支えるばかりではない立場が浮かび上がる。ときに駒を進めて、国家やテクノクラートたちの思惑を超えて主導権を握りかねない人びとだ。

## †自　負

基地コミュニティ・サービスもまた単なる下請け業務に甘んじるつもりはない。事務局長ブラウシャーは、同サービスの活動が単に逸脱を規制するものであっては不十分だと言う。そうした対処療法でなく、「新しく、適切で、積極的な推進力」を備えねばならない。そして、地方コミュニティ・レベルに拠点をはりめぐらす同サービスはそれをやるだけの実力があると自負する[51]。

主導権を掌中にできるかどうか。コミュニティ・サービスがこのことを十分気にかけていたのは、次の図からもうかがえる。国立文書館に同サービス関連史料として保管されている切り抜きは、ドイツとの戦いの勝因に厚

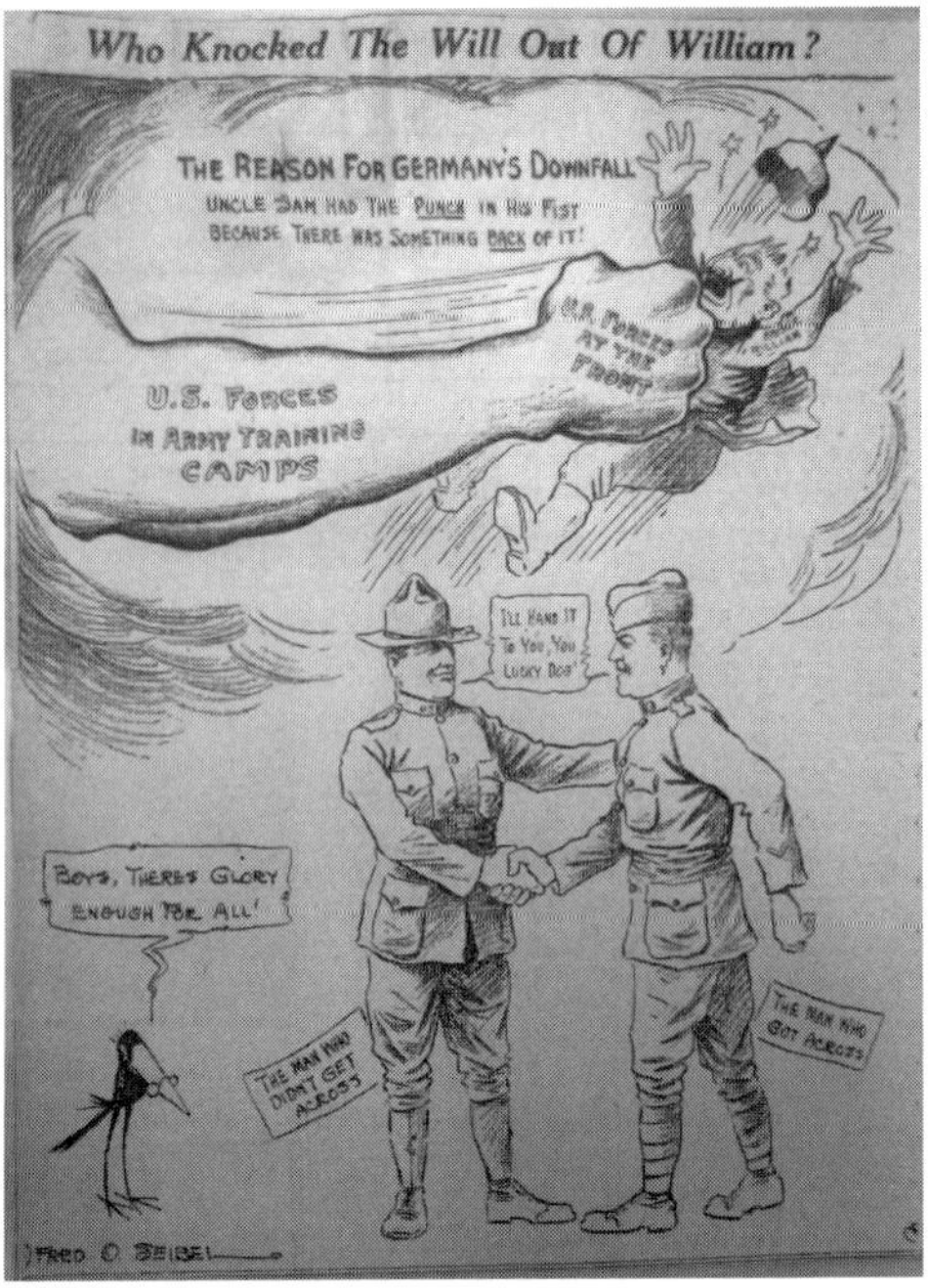
Who Knocked The Will Out Of William?
THE REASON FOR GERMANY'S DOWNFALL
UNCLE SAM HAD THE PUNCH IN HIS FIST BECAUSE THERE WAS SOMETHING BACK OF IT!
U.S. FORCES AT THE FRONT
U.S. FORCES IN ARMY TRAINING CAMPS
I'LL HAND IT TO YOU, YOU LUCKY DOG
BOYS, THERE'S GLORY ENOUGH FOR ALL
THE MAN WHO DIDN'T GET ACROSS
THE MAN WHO GOT ACROSS
FRED O. SEIBEL

＊　ドイツ軍を叩きのめした拳すなわち「前線の米軍（U. S. FORCES AT THE FRONT）」が,「国内基地の米軍（U. S. FORCES IN ARMY TRAINING CAMPS）」というたくましい腕に支えられている。基地厚生活動委員会に貢献した後方支援組織の自負がうかがえる。

生活動委員会の取り組みを挙げる一こまをおさめる。勝敗を左右したのはわれわれの活動だという自負を垣間見せる(52)。

こうした働きかけの強さに警戒感を抱くテクノクラートたちは、独立した政府案作成を急ごうとする(53)。しかし、そうした排除がどこまで可能だったかは疑わしい。むしろ基地厚生委員会が残した史料は、不具合をともないながらも、現場が戦時も復員期も基地コミュニティ・サービスばかりか七団体のワーカーたちを必要としたことを示唆するからだ。

## † 国益というレトリック――遺産の流用

女性ワーカーたちもまた前へとせり出してくる。国家的な国民管理制度としての基地厚生活動委員会の終わりが近づくにつれ、活動家たちは委員会の実績を逆用していった。

アメリカ社会衛生協会の会誌『社会衛生』からこうした動向がうかがいしれる。一九一九年に入る頃からその焦点は戦後へと移っていく。一次大戦初期において、同誌は厚生活動委員会の後援誌と呼ぶべき役割を果たした。

厚生委員会の有力者たちは、この国家事業の意義や妥当性を喧伝すべく社会衛生協会の季刊誌をおおいに活用した。しかし停戦が視野に入る頃から、委員会高官が寄稿することは減っていく。活発に発言していくのは女性オフィサーたちであり、女性をふくむ性衛生医たちであり、戦時の兵士管理でなく「平時プログラム」へと社会衛生運動を展開させようと唱える人びとなのだ。(54)

女性社会衛生運動家たちは、かつて「必要悪」とされた売買春の抑制と市民生活の改善という成果を誇示する。ただし、その運動の根拠を狭義の道徳に求めることはない。この国家事業の成果が専門性とスキルとを駆使して達成されたとかれらは描き出す。ソーシャルワーカー、慈善活動家、社会福音主義者、女性たちの運動に前近代的な説教臭さがつきまとってきたとすれば、それをぬぐい去り、近代的かつ独自のものとして仕立て直す作業の仕上げを彼女らは急いだ。

一九一九年一月号の『社会衛生』での女性少女局長のジェーン・リッピンの身ごなしをみてみよう。(55)女性への規律色を強めた再編後の厚生活動委員会の方針にリッピンはまったく反対というわけではない。兵士との親交を求めて基地周辺に群れあつまった「チャリティ・ガールズ」へのまなざしは厳しい。男たちと懇意になる彼女たちが性病を蔓延させるのを懸念して、それら「非行女性」たちの害悪から兵士を守ろうとする女性少女局の活動をリッピンは報告する。

ただし、リッピンがそこで厚生活動委員会の意義について力説するポイントはよく見ておかねばならない。フォスディックらが厚生委員会の転進を模索し始めていたのに対して、彼女は委員会事業の国家的な意義を強調した上でその成果を簒奪にかかる。それは、アメリカ史上はじめて「性的非行問題に国家的に対処しようとした試み」であった。国益のための国家的な取り組みだったと強調するリッピンによれば、女たちの「非行」には「愛国主義のための売春」という側面があったとさえ言う。このやや奇妙な論理で彼女はしかし、社会衛生問題

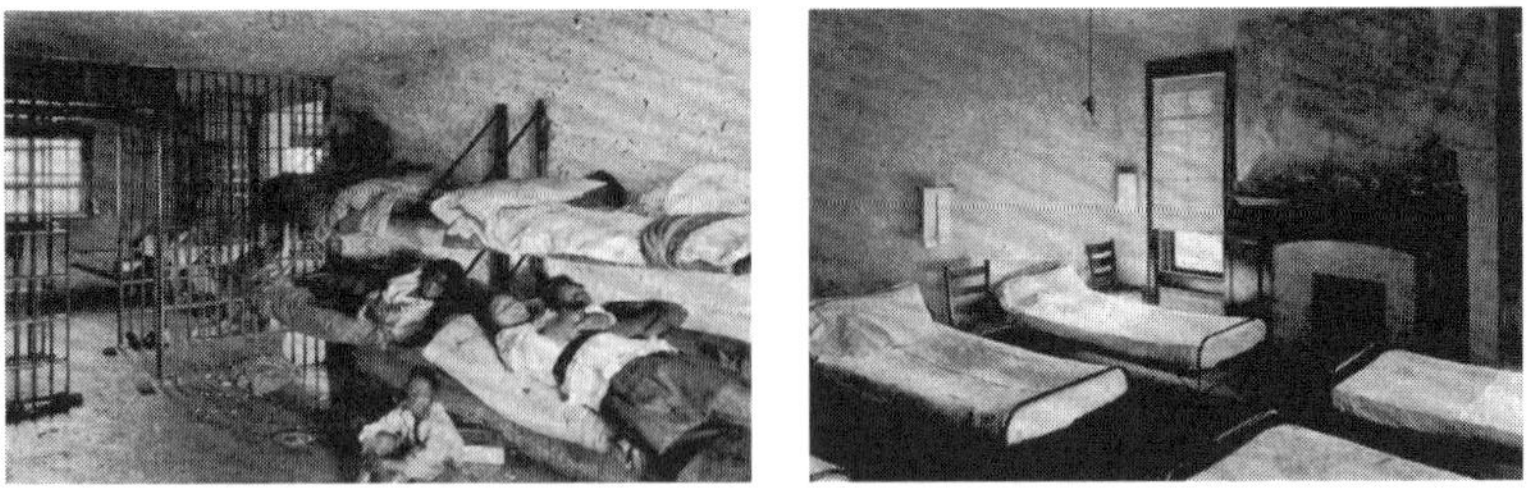

＊　リッピンが提示する対比。左図がかつての監獄，右図が基地厚生活動委員会施設。その整然たるさまを示すことで，厚生委員会の医学的，科学的な配慮を印象づけようとする。

の国家的重みを指摘しようとするのだ。

「恩着せがましい」民間団体ゆえに失敗したのであり再編余儀なしと厚生委員会を描く試みに対抗するように、リッピンはことが国家的な重大事だったと強調し、参画した者の貢献を取り出してみせる。女性オフィサーらのコミュニティについての深く専門的な知識こそがそこで決定的だったのをあらためて思い起こさせる。関連施設の充実を例証しつつ、女性少女局と厚生委員会が道徳性と区別されるべき国家的・科学的成果をあげていったとリッピンは誇示する。全米十区がそれぞれ各地区責任者のもとで地域駐在のエージェントと地域のさまざまなアクターとの協力でいかに把握・運営されるかを事細かに紹介し、調査・運営フォーマットの確立ぶりに自信を示し、多くの写真資料で施設の充実とその整然たる活動ぶりを印象づけようとした[56]（図参照）。愛国的な事業を実効的に可能にした科学性を提示するのが肝要だった。専門性や科学性を掌中に独占しようとするフォスディックらとの競合である[57]。

こうした逆用の例は枚挙にいとまがない。ＹＭＣＡ幹部のエクスナーは、その活動がフォスディックやアメリカ社会衛生学協会をはじめ関係各方面から科学的な有用性を認められてきたのを示しつつ、兵士たちからの支持の声を列挙してみせる。専門性を欠いた民間団体だという批判への反撃だ。ＹＭＣＡを頼りにしたのはテクノクラートたちではなかったか。社会衛生学のお墨付きどころか、その運動の実務を支えたのはこの民間出身オフィサーだったのを忘れるな。そのことを兵士たちが証し立てるのであり、ＹＭＣＡは戦時期の国家的ミッションを担ったのだ、という。[58]

当時最先端だったジョンズ・ホプキンス大医学部を出たエディス・フッカーは、愛国主義と医科学的知見とを巧みに組み合わせて議論する。買春した兵士への投薬でことにあたろうとする軍医たちを批判して彼女が引用してみせるのは海軍省長官ジョセフス・ダニエルズが唱えた性の単一規範だった。道徳的な非難に代えて国家的な観点を据えたうえで、フッカーは道徳でなく衛生学的な知見からこのダニエルズの求めを正当化してみせる。「（戦時の）過去十八か月の経験」に照らして、このことの妥当性や価値はあきらかだろうとたたみかける。薬物によって性病を防止できるとする軍医たちの見解に対して、フッカーは厚生活動委員会での実績とデータとを根拠に反論する。ここでも、きわめて意識的・戦略的に、道徳に依存しない論理展開を採用していくのだ。[59]

かれらはいずれも、戦時期の実績もろともに社会衛生学という権威を手中におさめてしまおうと仕掛ける。合衆国が新しい時代の先導たりうると証明する戦いを支えたのがわれわれだったのを忘れるな、と押し込むのだ。

## 5　ソーシャルワーク運動の攻勢
### ――基地厚生活動委員会を越えて――

このとき、論戦の場が連邦テクノクラートたちの手から次第に離れていくのは注目に値する。連邦テクノクラートたちがその戦線を縮小することでその地位の確保を図ろうとするのに乗じるように、むしろ民間にあって委員会の実績を積極的に利用しようと唱える人びとがその数を増した。

終戦を契機に女性オフィサーや民間団体への依存から離脱しようとフォスディックらが考えたとすれば、その思惑はかなわなかった。連邦政府が支えた基地厚生活動委員会の経験と実績とが、それを支持し参画した諸団体やソーシャルワーカー、さらには女性参政権論者たちに発言の足場を提供していたからである。

連邦政府が厚生活動委員会をつくった連合体の縮小を日程に上げ始めたのに反比例するように、同委員会の事業をめぐる議論が政府関連組織の外へと拡散していく。フォスディックら連邦テクノクラートたちの掌中を離れて、論陣が張られていく。厚生活動委員会という連合体の戦線縮小をテクノクラートたちが図ることで生じる空隙に、いっそう声高く、ことによってはテクノクラートたちへの食い込みとともに対抗言説が組織される。多くのアメリカ人が平時への回帰を願ったときに、社会改良志向の人びとは戦時の実績を元手にさらなる展開を期して、アメリカ政治文化の書き換えを要求していくのだ。(60)

## † 復員とソーシャルワーク――『サーヴェイ』誌

ソーシャルワーカーたちにとって、終戦と復員の過程は戦後アメリカ社会における自らの役割を確かなものにするのに絶好の機会だった。さっそく一九一八年末には会合を組織して、復員兵への支援とともに、ワーカーたちは平時における主導権の確保を目指し始めた。

戦争が終わっても保健・衛生の重要性は変わらないとワーカーたちは強調する。「近代的公衆衛生は真の民主制の栄えある中心的な柱石であり、それこそが健全なる身体における健全な精神の維持と発展とを可能にする」からだ。(61)いわば、ベイカーやフォスディックと唱和するように、平時にあっても社会衛生学は意義深いと言う。ただし同時に、「現存する諸民主政体において、評価に耐えうるものがあるだろうか」と医師にして公衆衛生改良運動にながく関わってきたジョージ・プライスが問うたのに留意しよう。既存の社会や制度のありように満足はできない。テクノクラートらが構想するようなものでは不十分だと喝破するのだ。(62)

プライスが批判するのは、狭義の専門性に閉じこもって社会改良への意欲を欠き、女性参政権運動をふくむ改良運動に冷淡な、「独裁的で反動的な一握りの人びと」である。民間諸団体よりも、集権的な組織こそが科学的・専門的であろうといった主張への反論をみてとれる。実効性とともに専門性を備えているのは誰か。民主制の精髄の展開に貢献できるのは何者か、と問うのだ。(63)

こうした対比がとりわけ鮮明になるのが性病問題であった。世間の関心が低下しようとも、テクノクラートたちが社会衛生連合を解体して再編を図ろうとも、ソーシャルワーカーにとってここは戦略的な要地でありつづける。

『サーヴェイ』誌の記者の言を借りれば、性病なき社会とは広範な配慮の行き届いた社会だ。そこでは「道徳」という語が、「身体的であり、経済的であり、法的であり」「コミュニティと同時に国家全体にもかかわり」、「より広範で切実で気にせずにはいられないような」ものになるのだ、という。ことを医療現場に切り詰めてしまうような軍医たちにはあつかい得ない広がりである。こうした広範な仕事を引き受けられるのはソーシャルワーカーたち以外になかろうという自負の表明だった。(64)

## † 全米慈善矯正会議

権威を手中に引き寄せようとする同様の試みを、全米慈善矯正会議の議事録でも確かめておこう。ヨーロッパ大陸での戦闘が続いていた一九一八年には政府への協力を前面に出していた同会議は、停戦後の一九一九年からその軌道を再調整していく。既存社会の根底的な改変の成否こそが「民主主義の試金石」だと言うのだ。(65)

性病と生活水準との関係に照準した分科会は、ポスト厚生活動委員会時代の布陣をうかがわせる。三人の報告者のうちふたりはピアースをはじめ公衆衛生局員であり、残る一人はイリノイ州保健局の女医であり運動家でもあるレイチェル・ヤロスだった。行政主導の制度論にとどまる前二者と対照的に、ヤロスは連邦厚生委員会が積み残した「いまだ完遂されていない任務」に戦後アメリカが取り組まねばならないと強調した。戦時中の経験が証明したのは、いっそう徹底した社会改良の必要性であり、問題を個人の責に帰さずに社会的に取り組むべき課題として引き受ける重要性だ、と言う。報告後の質疑の詳細を史料は語ってくれないが、ピアースに質問が集中したようだ。ここに会議で多数派を占めるソーシャルワーカーたちと公衆衛生局との懸隔をみるのはうがちすぎだろうか。(66)

## † 参政権と科学的権威

いっそう明瞭な挑戦を女性参政権運動に見出せる。運動の機関誌『ウーマン・シチズン』は、女性参政権をはじめとする戦時の約束が反故にされかねない状況で、かえって女性が民主主義社会で果たすべき役割を再確認し、自負していく。それは戦争の大義をわがものとして簒奪していくような仕掛けだ。

女性参政権運動家もまた戦時協力に加わった。しかし、彼女らにとってそれは単なる愛国心の発露ではない。より民主的な社会の建設というウィルソンの誓いが、女性への平等な権利付与として具現するのを期待するからこそ、参政権運動家たちは政権を支持した。

それゆえ、女性参政権に難色を示す議員たちには反撃を辞さない。協力の条件を反故にはさせない。停戦後の『ウーマン・シチズン』誌は、「民主主義のための連合国の勝利」は「半分だけの、男だけのでなく、女性を含むすべての人びと」にとっての民主主義でなければならないと仕掛けた。(67)反女性参政権派の上院議員に「半分だけの民主主義を守れ」というプラカードを持たせたカバー頁(図参照)は痛烈だ。ウィルソン政権の標語を逆手に、彼女らは自分たちの要求を突きつける。(68)

返す刀で彼女らはこう展開する。もしも男どもがその約束を守れないというなら、かれらに正統性はない。それはアメリカを担うべきがわれわれ女性だというのを証し立てているのだ、と。

この文脈で彼女らもまた梃子にしたのが「社会悪（social evil）」すなわち売買春問題だ。興味深くも、厚生活動委員会テクノクラートがその戦線の縮小を図り始めた一九一八年末になってかえって、『ウーマン・シチズン』はこのテーマを積極的に取り上げていく。いわば、男たちの手から権威と正統性をはぎ取って、それをわがものとしようとするのだ。厚生活動委員会そしてその後継組織の男たちにぬけぬけと権威を与えるつもりはない。かれらの実績を精査し、この問題に対処しうるのが自分たちだと言ってのけるのだ(69)。

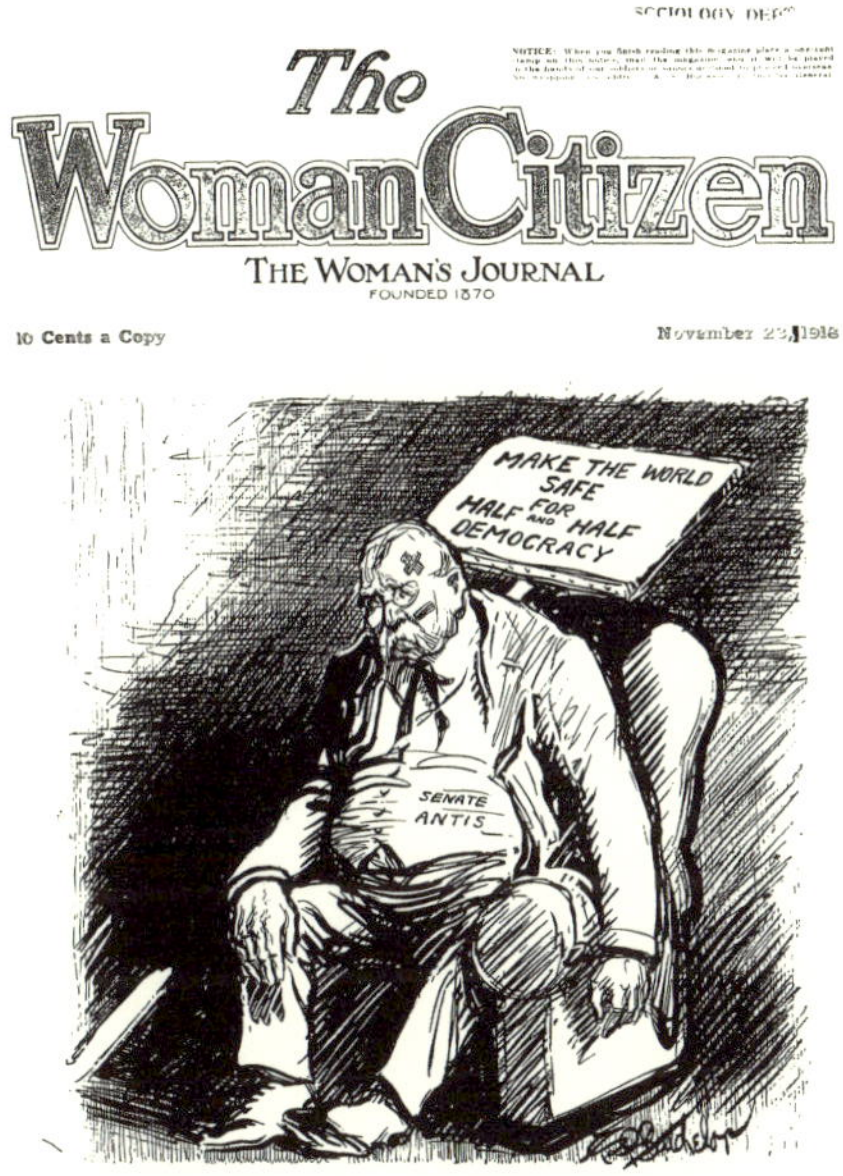

ANOTHER SUCH "VICTORY" AND HE'S DONE FOR

同誌の編集長アリス・ストーン・ブラックウェルは、ヨーロッパ諸国の軍事関係者も注目する厚生活動委員会の「希望と科学的理想主義とを備えた新しい政策」を支持した。しかし同時に、厚生委員会が女性たちを病源としての娼婦のようにあつかうのを牽制する。この誇るべきアメリカ的制度が実態としては「ヨーロッパ的な売買春国家規制システム」に堕して、男たちが安心して女を買うための制度になっていると言うのだ。その原因は、男女の不平等にちがいない。ブラックウェルはこう展開してみせる(70)。

ブラックウェルもまた厚生委員会の権威を奪い取りにかかる。理念としては結構な厚生委員会の取り組みは、男性たちが中心を占めている限り失敗している。

それはアメリカの威信までをも危うくすると論難する。それがいやなら女にまかせよ。この社会衛生問題を適切にあつかいうるのは、公正で、社会を見通せ、そしてこの社会問題を科学的にあつかいうる女性たちだと主張した。

『ウーマン・シチズン』は女性たちがこの資格を満たすのを証明したい。同誌が盛んに仕掛けるのは、科学性・合理性の確保だ。この社会衛生問題においてこそ、情緒的な女たちが道徳的非難を連呼するといった見方を転覆すべきだった。全国女性参政権会議でシカゴのレイチェル・ヤロスが強調したように、「われわれが事実をいっそうオープンで論理的にあつかうのが必須」なのだ。売買春や性病問題をこの方法で取り扱うことで、女性たちは男たちから協力を引き出し、問題に関与する足場を築き、ひいては参政権運動に資することができる。アメリカ社会衛生協会をはじめとする社会衛生士たちとの緊密な関係を強調しつつ、彼女らはこの件についての権威を確保しようとするのだ(71)。

## † アメリカ社会衛生協会に再結集する人びと

アメリカ社会衛生協会の動向もまた、こうした連邦組織外へと社会衛生をめぐる権威の土台が移っていくのを示唆して興味深い。戦時の厚生活動委員会との密着ぶりからすると意外にも、社会衛生協会もまた連邦政府との区別を打ち出す。

おおいに理解できよう。実践部分では依然として民間団体や女性ワーカーをはじめとする実働部隊に依存しつつも、厚生活動委員会は機能分化を進めようとする。戦時中には不可欠だった社会衛生協会という民間団体は連邦組織の後継のひとつとはされても、傍流へとはずれていった。人員、ポストの面でも、この分化は着々と進行する。入れ替わりに連邦正規組織として台頭する公衆衛生局はその機能を限定的に捉えることで、この移行をより科学的で正統なものとして提示しようと努めた。しかしそれは、社会衛生協会がはらんでいたはずの、ソーシャルワーカーたちの発想と親和的だった予防医学や社会改良的な志向を取り下げることでもあった。

ここにおいて社会衛生協会もまた、連邦テクノクラートたちの圏域から抜け出して、その独自性をあらためて打ち出さざるを得ない。歴史家ピヴァーによれば医科学派が実権を握るはずの戦後である。ところが同協会は、戦時の実績を根拠にして異なる角度を強調する。「科学的調査の光」に照らすなら、「単に対処的な効果でなく原因」にこそ目を向けるべきだ。「予防医学」こそが社会衛生学徒にとっての医科学だ。診療所のなかだけでなく、予防のために社会の諸局面に働きかけるのこそが重要だ。それゆえに、協会は性病への対処療法でなく多面的な取り組みを展開せずにはいられないと言う。それが同協会の存在理由であり、その権威の基盤にかかわるからだ。社会衛生学徒たちはここに、連邦テクノクラートたちの思惑に刃向かうように、真に実効的な社会衛生運動の所在は自分たちの側にあると宣言するのだった。(72)

## 6　基地厚生活動委員会閉幕の帰結
### ——社会衛生連合の崩壊——

こうした応酬はアメリカ政治文化にある変化を起こしていく。

こうは言えないだろうか。一九一〇年代を通じて活発だった反売買春運動や社会衛生運動が第一次世界大戦期に基地厚生活動委員会へと結晶しそして解散していくなかで、アメリカの政治文化は変質を遂げていった。説教に代わって科学が主導権を握ったとは表層にすぎない。底流はより複雑だ。民間団体が退場し、政府機関が専門家とともにことにあたる体制が整備され、のちのニューディール体制の準備が進むかのようだ。しかしこれからみていくように、その地盤はそこここに挫傷を負って脆くなっていく。ソーシャルワーク運動をも含む広範なアクターで旧体制を刷新しようとする社会衛生事業は失速していったのだ。

## †独り立ちを目指したテクノクラート

展開を整理し直してみよう。

停戦を機に仕掛けたテクノクラートたちだが、かれらの地盤は万全とは言い難い。それゆえ、かれらの戦略はアンビバレントにならざるを得なかった。先行研究はこの脆さを見落としている。

フォスディックやベイカーらは社会衛生学という実践知をぜひとも欲した。医科学知をたずさえて、性を糸口に下層民の規律を図ったのはかれらの一面にすぎない。個人を基礎に据えたアメリカは転機にあった。名望家たちの地盤はゆらいでいた。民主主義や自由主義を奉じる人びともまた事態を制御できない。かれら旧勢力に取って代わり、競合する他の新興勢力を制すことができるかどうか。この問いこそが切実だった。性病に連なる一群の問題に対処することを通じてかれらが狙ったのはこの政治文化的な権威に他ならない。戦時だけでなく、復員期を通じて、そして戦後においても、基地厚生活動委員会の知的実効性を実績で示し続けることで、かれらはアメリカ政治文化に新しい布置をもたらそうと願った。新しいアメリカにおける主導権をわがものにしようとしたのだ。

このテクノクラートたちが、停戦後に厚生委員会の再編を図ったのはある意味で必然だった。それは、いったんは提携したパートナーとの関係を見直して、社会衛生をめぐる知的権威を独占しようとする試みだったと言えば見通しが利こう。実践力で地歩を固めるのにも資す一方で、非科学的・非専門的な篤志といった疑念を呼び起こしかねない民間団体との関係を清算しようというのだ。戦時における諸団体の貢献には感謝して尽きることがないと称える一方で、一九一九年十月のベイカー演説は、「しかしながら、われわれはいまや別の段階にいる」と断じた。単に国防にあたるだけでなく市民教育の場でもあるような軍隊という「新しい構想」を推し進めるためには、ボランティアたちの厚意に頼るのでなく、政府が一元的に責任を持つべきだ。宗教団体を入れることで起きる問題を列挙して、社会政策は国家が担うべしとベイカーは論じたのである。(73)

しかし、それら民間団体やワーカーたちは欠かせない協働者だった。社会衛生運動がその正統性を確保するために必須の実効性を担保したのがかれらだった。かれらを切りつつ、自らの許にいかに実力を確保できるのかは難問だ。

## † 窮余としての専門性——専門性という狭窄、テクノクラートたちの頓挫

このジレンマを感知するわれわれには、専門性と呼ばれる方法に窮余の策という面のあることがみえてくる。実効的かどうかを規準にして広く手を伸ばしていく連合から、狭義の科学に局限することでその連合から離脱してみせようとする綱渡りだ。

委員会再編に際してテクノクラートたちが採用したのは、ボランティアでなく専門家が、広大な理想でなく手堅く限定した職分をあつかうという説明だ。情動的な素人とは違うとばかりにパートナーたちとの関係を断ち切ってみせることで、男性テクノクラートたちはその知とノウハウとに専門性を確保しようとしたと言えるだろう。

遅ればせながら一九一八年に入って戦線に加わり、停戦後の中心的な後継組織と目された公衆衛生局の動きは典型的だ。公衆衛生医の能力に強い自負をみせる一方で、同局はその責任範囲を絞りにかかる。

一方において、公衆衛生局は社会衛生運動の広範な広がりをその傘下におさめようと模索した。性病問題の防

止を単に医療面だけで実現するのは難しいと思われるからだ。医療、教育、法的取り締まりが「オーバーラップしており確然とは分け得ない」のであり、公衆衛生局もまた包括的な対処を射程に入れていると主張する[74]。それはまた、競合する諸勢力の発言力への掣肘もまた必要とするだろう。基地厚生委員会とその領分をめぐって小競り合いをくり返したのはその表われに他ならない。諸民間団体の活動を「それらの個別専門領域での努力は取り組みにとってきわめて重要な部分」と評価するのは、それら諸団体の有用性を持ち上げつつも個別周縁化する言辞だ[75]。

他方で実際には、公衆衛生局はあくまでも保健分野にその活動領域を限ることでその地位を固めようとする。基地厚生活動委に濃厚だった社会衛生運動的な包括性を引き継ぐような言い回しとは別に、そうした広範さは同局にとってはまさに忌むべき野放図さであり、かれらの専門性を善意の活動家たちの素人臭さと同列にしかねない危うさだ。

ところがやっかいにも、この「素人臭さ」を避けようとするほどに、公衆衛生局の足場は実践の場ではぐらつく。いまだ立ち上げ期にあった公衆衛生事業をともに支えた提携者たちを切り捨てていくとき、同局の実力と活動範囲とは切り詰められていくのだ。各地の民間団体とその土壌をなす社会改良諸運動という裾野を切り捨てる同局は、同時にその業務の社会的な広がりを切り捨てたと言えるだろう。孤立する同局は次第に勢いを失い、財政的にも狭義の保健事業だけで手一杯になっていった。

こうした内向き傾向は、法執行部門の系譜にあっても同様だ。

やはり一九一九年の『社会衛生』誌を見てみよう。冒頭から目につくのは、その筆者が社会改良志向から距離を取ろうとする姿勢だ。社会衛生維持には広範な市民層による運動が必要であり、法執行組織には「各種専門職、宗教諸派、諸政党の男女」を含むのが重要だとは述べつつも、肝心なのはそれが非党派的であり、「従来的な

「改革」運動の伝統を持たない」ことだと力説する[76]。主役は法律家であり、売春婦摘発・封じ込めが要点だと吐露するにいたってこの人物の思惑が基地厚生委員会的な社会衛生連合からは遠く離れているのが分かるだろう[77]。しかしそれは、戦時にあって、法執行部門が持っていた地域コミュニティへの経路を放棄することを意味した。

結局のところ、連邦政府による中央集権化という構想は早々に頓挫してしまう。早くも一九二一年、連邦議会は省庁横断社会衛生部の存続を認めなかった。チェンバレン・カーン法の廃止でもなければ関心の減退でもないと同部関係者は述べるが、他方でこうも認める。連邦議会の判断を支えたのが、社会衛生事業が「平時にも継続されるべきであり、かつ市民主体で展開されるべきだ」という見解だというのだ。つまり、基地厚生委員会廃止時の中央集権化構想が放棄されて、いくらかの資金とともにいったんは放逐した民間団体へとあらためて丸投げされていくということだ。議会の主たる関心はシェパード・タウナー法案における母性と乳幼児保護とにあり、社会衛生問題はもはや中心的な課題ですらないという見立てである[78]。

綱渡りは不首尾に終わり、テクノクラートたちの野心は後退を余儀なくされた。権威の独占は進まない。狭義の専門性にいわば閉じこもることで、社会衛生学を駆使して社会のすみずみまでをおさえようという願望を手放していく。その実践力で新しい権威を確立しようというもくろみは、その土台を失っていくのだ。

### † ソーシャルワーカーたちの進出

この空隙を衝いたのは、民間団体であり、厚生委員会の現場を支えた女性オフィサーたちだった。そして、ソーシャルワークを旗印にする諸運動であり、女性参政権までをも射程にいれるフェミニストたちだ。基地厚生委員会の終わりを知りつつ、社会衛生協会の機関誌『社会衛生』のほか、『サーヴェイ』や『ウーマン・シチズン』で厚生委員会事業の遺産を戦後へとつなげと唱えたのがこのグループだ。

かれらは戦時の協力モードから一歩踏み込んだ。予防医学・予防医学的な社会への対処・それを可能にする知と倫理といった自らの手法への自信をかれらは深める。あるいは、基地厚生委員会事業の実績を梃子にその正統化をいっそう強める。基地厚生委員会の再編期にあっても、復員の実務を支える。社会衛生運動から連邦やテクノクラートたちが撤退していく一方で、むしろそこに積極的に関与していく。狭義の専門性に閉じこもることで正統性を確保しようと試みるテクノクラートたちに対して、かれらは異論を突きつける。

こうした提示にあらがうのは難しい。たとえ第一次世界大戦が終わっても、いやむしろ終わったからこそいよいよ、対処療法にとどまらない根底的な取り組みが要るという圧力は高まる。基地厚生委員会を肯定するかぎり、この要求は少なくとも論理的に無視しがたい。

そのうえで、既存体制への批判が前面に出てくる。『サーヴェイ』や『ウーマン・シチズン』は社会衛生問題をめぐる実効性とともに、平時の民主主義社会を発展させられるのは誰かと問うのだ。

## † ソーシャルワーカーたちの挫折

とはいえ、かれらもまた機を逸したのだ。連邦の力を利用しながらアメリカにおける社会の見方とそれへの対応のあり方で主導権を握ってしまおうとした試みは幾重にもはばまれる。実務的には連邦組織からの支持を欠き、戦時のような世論の追い風もない。社会衛生というテーマ自体が力を失うのだ。そこでは、予防医学といった知見がその意味を際立たせるのも難しい。現場における有用性という試金石を使えないとき、狭義の医科学派との分離はアメリカ社会衛生協会からＹＭＣＡや全米慈善矯正会議にいたるまでの諸アクターから科学の看板を次第に奪っていくことにもなろう。女医エディス・フッカーらは医科学的な権威をまとって発言をつづけるけれどもその訴求力は限定される。

この領域にかれらソーシャルワーク系が居座ったことの意図せぬ帰結もまたみておくべきだろう。テーマ自体にはいわば手あかがついた。このとき、かれらの存在自体がこのテーマに他のアクターが参入するのをためらわせる。かつてここに連携して加わったテクノクラートたちの姿はここにない。かれらは民間ワーカーの手が届かないところに科学性や専門性の座をしつらえた。たとえその実力に疑問符がついたとしても、その官製の科学はワーカーたちを専門性の範疇から押し出そうとする。アメリカ社会衛生協会は踏みとどまったが、かれらにもまたこの問題を提示し直すほどの力量はない。むしろ、かつて新しい知の実効性を試しうる場だったこの問題系は、地雷原として立ち現われる。社会衛生という領域に乗り出すのは、その専門性や科学性を失いかねない剣呑な選択とみえてくるのだ。

## † 社会衛生運動の挫傷

こうして残されたのは、虫喰い状に空洞をうがたれた社会衛生運動であり、社会をうわべだけ統べるような権威のありようだ。表面的には成功をおさめつつも、その皮下深くにはしたたかな打撃がおよんで臓器や筋組織は損なわれている。一九一〇年代の高揚は、その底流で社会衛生学とその運動に参加した諸アクターに挫傷を与えた。十九世紀的な権力に代わって新しい政治文化を構築しようという野心は、連携・野合ののちに瓦解した。勝利をうたった医科学的な専門知は、実のところ一九一〇年代よりもはるかにひかえめな領域にしか関与できない。その外側に広範なテリトリーを構築しようとしたソーシャルワークの諸陣営もまたはしごをはずされる。意気軒昂ではあっても、主導権をにぎるための経路はふさがれ、ソーシャルワークもまた次第に限定的なケアワークへの撤退を選んでいく。倫理、共感、あるいは情熱といったエネルギーは行き場を失う。表現の機会を失った声は、間欠的に吹き出すことはあっても鬱屈して滞留する。

ソーシャルワークを機軸にして大きな社会変革をという新しい政治文化の気運はここにしぼんでいった。基地厚生活動委員会の事業はかつてない規模で展開し、成功をおさめたはずだった。ところが委員会を支えた社会衛生連合は瓦解して、その推進力は損なわれてしまう。医学や社会学の貢献はおおいに称揚される一方で、その科学の内実を支えた政治的なモーメントは失われていった。現場における実践といったソーシャルワークが持ち込みかけた知や方法はその地位を固め損ね、やせた科学だけが残されていくのだ。

# 終章　虫喰う近代
## ——一九一〇年代反売買春運動から考える——

一九一〇年代アメリカを席巻したはずの社会衛生運動は実はその内奥に重い挫傷を負った。これが本書の端的な結論だ。そしてその意義は、この書き換えがより広範なアメリカ史像にどれほどの変化をもたらすかで計られる。

序章での問いに立ち戻れば、本書はこう問うたのだった。噴出する都市問題に対処した改良運動の数々は、混乱したアメリカ社会につつがなく均衡を取り戻したのだろうか。このとき中心的な役割を果たした科学とはこの秩序回復の具にすぎないのか。そしてアメリカは、この科学的な知見を備えて近代化の道を順調にまた一歩進んだのだろうか、と。

経巡ってきた六つの章からすれば、事態はそうした均衡や進展ではなかった。社会衛生運動の顚末が示唆するのはそうした落着ではない。現代へとつながるアメリカ政治文化の骨髄には、虫喰いのような穴が深く無数にうがたれたように思えるのだ。

## 1　新しい政治文化の興隆
### ――社会衛生運動の試み――

ここまでの議論をふりかえってみよう。

先行研究は、反売買春運動が下層民をあるべき規範へと首尾良く回収したと論じた。否、そこが焦点ではないと本書は主張する。社会衛生運動へとかりそめに収斂していく一九一〇年代の取り組みを根底で突き動かしたのは既存の体制への批判であり、それに取って代わるべき新しい知とその担い手を見定めようとする諸潮流のぶつかりあいだった。

### † 秩序の模索

われわれが出会ったアクターたちの長い一覧を見てみればよい。白人奴隷売買の糾弾者たち、諸都市の売買春問題委員会、性衛生医たち、ソーシャルワーク運動の女たち男たち、ジョン・D・ロックフェラー・ジュニアをはじめとする財界人、アメリカ社会衛生協会、そして基地厚生活動委員会の面々。史料が語るのは、こうしたいくつもの主体が、それぞれに事態の定義やそれへの対処をめぐって論争をつづけていったことだ。この執拗さは意味深い。中産階級の人びとが下層民を封じ込めたいとだけ願ったというなら、この議論の衝突や運動の変遷は説明しがたい。かれらには別の眼目があったと言うべきだ。

かれらは、アメリカの新しい秩序のありようを模索していた。つぎつぎと噴出する社会問題に世紀転換期アメリカはあえいでいた。もはや有徳の個人に頼るだけではこれを御し得ない。「売買春」のどこが問題でいかに対処するのかという問いを通して、新しい状況を迎えたアメリカをいかなる資格の誰がどう担うべきかとかれらは思案し、折衝し、競い合ったのだ。このぶつかりあいゆえに、廃娼運動が一直線に進んでいくのは難しかった。さまざまなアクターはこの要衝を制しようと盛んに働きかける。第一次世界大戦への参戦で兵士の性欲と性病の管理が喫緊の課題として浮上して、この論戦は机上から実践の場へとせり出していった。ことはいよいよ抜き差しならなかった。

### †ソーシャルワークという機軸

強調すべきは、このときソーシャルワークの潮流が機軸を担ったという点だ。

たしかに、性衛生学や社会学の登場は状況を一変させていった。性病という医学的な側面に光をあて、その実態を調査し、社会全体にとっての弊害をあきらかにしたことで、運動は力を得た。社会衛生学というプラットフォームは諸勢力を糾合して、基地厚生活動委員会を用意していった。

しかし、しばしば想定されるような男性医師やテクノクラートたちの力量だけがこれを可能にしていったのではない。鍵を握ったのはより周縁的な者であり、しばしば女たちだった。性衛生医プリンス・モローが感謝したのは『チャリティーズ&コモンズ』誌や『サーヴェイ』誌であり、当てにしたのは婦人クラブであり、セツルメント運動であり、ＹＭＣＡであり、女性参政権運動ですらあった。その財力で巨大な影響力をもっていたロックフェラー・ジュニアさえが、このソーシャルワークを旗印にする幅広いアクターを排することはできなかった。ジェーン・アダムズをはじめ、全米慈善矯正会議を結節点にした数多くの論者が介入する。一九一四年に発足したアメリカ社会衛生協会でも、一九一七年に連邦政府が先導した基地厚生活動委員会でも、ソーシャルワークの系譜につらなる諸団体やワーカーたちは、性衛生医、社会学者、テクノクラートたちとともにその中核にあった。

とりわけ運動の実働部分を担ったのは、実践的ノウハウをもち、地域コミュニティとの接点をもつ慈善活動やセツルメント運動の関係者だった。それはちょうど母性主義福祉国家論研究が再発見した人びとだと言ってよい。脆弱な国家機構しかなかった当時のアメリカにおいて、かれらこそが都市の現状に通じ、具体的な手を施すノウハウや組織を備えていた。既存の政治回路のいわば外部にいたからこそ、かれらは看過されてきた問題に気づき、取り組み得た。こうした条件こそが、従来の取り組みとは段違いの社会衛生運動の実力を支えたのだ。

## † 既存秩序への挑戦

かれらの存在は社会衛生運動にいくつかの特徴を与えていった。

科学と政治の濃厚なつながりをまずは挙げるべきだろう。社会衛生運動を科学が推進したと言うのではその特性を汲み尽くせない。なにか自明の客観知が非科学的な先行者を必然のように乗り越えていったのではないからだ。当時にあって、科学でことにあたれという主張はすぐれて政治的だった。科学の台頭は旧秩序への痛烈な批判と不可分だ。因襲的なあきらめや、社会という有機体への無関心や、徳のいたずらな称揚では駄目だとひとつずつつぶしていく。それは機能不全を起こした旧来の権威の輪郭をじかに指でなぞりながら示すことで、彼我の違いをことさらに際立たせる行為だ。事実はもちろん証拠だろうと決め込んでこの言説の磁場に囚われてはならない。売買春の現場から切り出したものに事実という名前を与えるのは、判断の基準がこの位相にこそあると論じたてることで、その視座を知らない者から正統性を奪い取ろうとする攻勢だ。性衛生学や社会調査は単なる手法でなく、この政治的な投企と一体だった。

煎じ詰めるとこの挑戦は、誰がどういった方法でアメリカを捉え導くべきかという論点を提起する。運動に加わった者たちが苛立ち、指弾したのは、売春宿や性病といった事柄とともに、それら諸問題を見過ごしてきた根本原因だ。仲間うちで社交する名望家、路地裏を知らない役人、個別利害だけをみている企業主や政治家、書斎にこもったままの知識人、診察室で患者とは接しても社会を顧みない町医者。かれらはみな新しい時代に対応できない。自立した個人が自ずとつくりだす共同体を理想として思い描くかれらには現実がみえないからだ。移民労働者街の住人は理念的個人ほど強くない。家族も十分な基盤とは限らない。個別の対処療法では状況の根治は望めない。個人では手に負えない社会的力学が働いている。論者たちは、この都市社会・産業社会の構造に見向きもしない者たちを強く批判したのだ。

「社会」を見よとかれらは言う。個人を基礎単位とみてきた旧来の制度や権威を塗り替えねばならない。社会という総体に有効に関与する道をつけねばならないし、その新しい担い手が要る。こうかれらが唱えたのは、社会という視点でアメリカ像を書き換えようとする野心ゆえだ。ここに中産階級的な規範の徹底した押しつけという側面のあることは近年の研究が的確に指摘している。それでも、社会衛生運動が見出した課題の妥当性は評価しておこう。単に売買春問題にとどまらず、諸問題の続発にゆらぐアメリカをいかに御するかをめぐっての問いと提起とがここには含まれていた。中産階級もまた変わらねばならなかった。渦巻いていたのは、既存の権威をひきずりおろせという要求だ。

## †　革新の主導権争い

ただし、この新しい挑戦者たちが一丸となって旧体制を乗り越えると図式化すると、その挑戦者間の主導権争いを捉え損なう。社会状況に根差してさまざまな論者が持ち込む「科学」は一様ではなかった。社会を把握しそこに働きかけるための「科学」のあり方をめぐって論争が生じたのだ。社会衛生運動はこの緊張を内包しつづける。とりわけ、ソーシャルワーカーたちが男性医師、社会学者、テクノクラートらの唱える科学に唯々諾々と付き従ったわけでないのに注意しよう。科学的であることの意味を、基地厚生活動委員会を支えたＹＭＣＡや基地コミュニティ・サービスといった提携団体は書き換えていく。ジェーン・アダムズは、倫理や共感はお題目でないと喝破した。現場に寄り添い徹底して事情に精通するなかで必然的に生まれ出るものであり、それこそが科学的な営為だと説いた。『サーヴェイ』誌上や全米慈善矯正会議の場で論者たちが盛んに仕掛けたのは、こうした現場での実効性を備え、一過性の対処療法でなく予防やフォローアップまでを可能にするソーシャルワークこそが必要だという論戦だ。旧世代の権威はもちろん、新世代の医師や社会学者たちからさえも権威を奪い取ろうという勢いだ。

科学を唱える者同士の競合はたがいに政治的・社会的な賭け金を積み上げるがゆえに熾烈だった。ソーシャルワーク陣営が織り込む要求は決して小さくない。アメリカ像に社会という切り口を導き入れよ。状況を把握し、事態を打開できるのがわれわれソーシャルワーク運動だと承認せよ。こうした圧力を強めるほどにあつれきは避けられず、性衛生医モローは愛憎半ばし、ロックフェラー・ジュニアは嫌悪を隠さなかった。

それでも一九一〇年代を経るうちにソーシャルワークの主張が次第に浸透していった。瞠目すべきは、それがなかば必然だったことだろう。思惑を異にする性衛生医、ソーシャルワーク活動家、社会学者、財界人、テクノクラートらが手を結ぶのは、眼前の都市問題とともに、機能不全のアメリカを刷新するという大課題のために実効性のある方法を求めざるを得なかったからだ。とりわけ第一次世界大戦は、アメリカ社会がその健全さを国際社会に証明せねばならない機会でもあった。実績を確保せねばならないなかで、ソーシャルワーク的な知はじわりと地歩を築いていく。新しいアメリカにふさわしい知と担い手の変革を合意していくなかではじめて、社会衛生運動を高みに押し上げる条件が整っていく。基地厚生活動委員会とともに、アメリカの政治文化はそのラディカルな変革をも射程に入れ、かつてない広範な人びとの参画を得て変化し始めたのだ。

## 2　挫傷を負った社会衛生運動
### ——やせた科学——

しかし第一次世界大戦の終幕を迎えて、ふたたび状況は動いた。基地厚生活動委員会が活動を止めていくのだ。ここに、一九一〇年代を席巻した社会衛生運動は立ち枯れていく。社会衛生学は挫傷を負い、引き潮の後に残されたのは、脆弱で狭隘な足場しかない公衆衛生行政と、活躍や発言の場を次第に失ってやはり逼塞していくソーシャルワーク運動だった。新しいアメリカをつくろうとした試みが、その内部に腐蝕を抱えて頓挫していった。

### †　ずれる思惑

医科学と国家機構の台頭を近代化の必然だと素朴に決めつけると、厚生委員会の退場はまるで当然にも思える。戦時の過剰な試みが沈静化し、説教臭い女たちが降板し、より中立公正な衛生行政が展開していくかのようだ。この見方がまったく見落とすのは、社会衛生運動がアメリカ社会に変革を迫ろうとする諸潮流の連合体だったという点である。同床異夢と呼ぶべき側面を抱えつつも、医師やテクノクラートたちとセツルメントワーカーやYMCAをはじめとする民間団体がひとまず調子をあわせたがゆえに運動は浮揚力を得ていた。厚生委員会関係者に幕を下ろすつもりはなかった。

戦争の終わりは、ソーシャルワークにとっていよいよ本番の到来と思われた。戦時協力のために目標を短期に限り、兵士の保護を優先してきたとすれば、いまや本丸に取りかかる条件がそろってきた。厚生活動委員会の女性オフィサーたちは、戦時の実績を梃子に自らの権威の承認を求める。連邦事業への貢献をお墨付きにその公共的で科学的な力量を誇って、ＹＭＣＡや基地コミュニティ・サービスといった民間組織もまた平時を見すえる。委員会事業に直接には参加してこなかった諸勢力もまた乗り出してくる。舞台が戦場から国内社会へと移るなら、軍などでなく市民活動にこそ働きどころがあろう。アメリカはいまこそその中心的担い手からして刷新すべしと言うのだ。

男性テクノクラートたちもまた社会衛生事業の継続を望んではいた。むしろ意欲もあらたに、さらなる発展を目指しさえした。戦後にこそ、アメリカ社会の改革を本格化させねばならないし、そのために挺身する準備ができているとかれらは意気込んだ。

けれども男たちはソーシャルワーク陣営には同調しなかった。停戦とともに、戦争遂行のための緊急手段という大義名分を失った基地厚生活動委員会は慎重な事業展開を必要とする。戦時には手控えられてきた批判が同委員会に向かってくる可能性は高い。とりわけ、ＹＭＣＡをはじめとする民間団体と手を組んで兵士と市民の日常に口出ししていく活動への反発は必至である。その批判が社会衛生事業の科学性への疑義に転じ、自身の地位がゆらぐのは避けねばならない。愛憎半ばする関係を続けてきたテクノクラートたちはついに、民間団体や女性ワーカーらとの関係の清算に踏み切った。

### † 社会衛生運動の失速

両者の指向がずれたとき、基地厚生活動委員会を支えた政治と科学とのバランスは崩れていく。既存の制度や権威を批判して新しいアメリカのありようを模索した連合体が、思惑のすれ違いから変調を来したのだ。テクノクラートたちは、社会改革の意欲を募らせるソーシャルワークをもてあましてもいたのだろう。戦時の兵士保護という緊急事業を乗り切ったところで、この厄介な部分だけを除去しようとしたと言えよう。ところがその試みは、自らの正統性を築くべき足場を掘り崩しても行った。

社会衛生運動にとって、学知の実践と政治文化的な挑戦とは分かちがたい両輪だった。この社会衛生連合からソーシャルワーク的要素だけをはずすのは実は困難だし、その影響は大きい。現場への経路なしにできることは限られてしまう。市民の日常へと接触していく経路を手放す道を選んだ男性テクノクラートたちは、厚生活動委の実力の源泉だった前線部隊を自ら放棄した恰好だ。委員会とその後継諸組織が勢いを失っていったのは当然とも言えよう。

より大きな誤算は、活動が狭義の保健問題へと切り詰められていくことだった。既存制度の変革を狙うワーカーを厄介払いしてみると、残された仕事は性病の治療といった範囲に限定される。都市生活の現状をあらためため、社会政策のための制度整備を進め、社会像そのものへも改編を迫ろうというモーメントを欠いて、ことは性病という個別問題へと縮んでしまう。科学はいまや単なる手法や形式に切り詰められ、公衆衛生局の狭義の保健事業を支えるにとどまる。不可欠だった協働をみすみす拒むことで、基地厚生活動委員会の系譜は次第に沈滞していったのだ。

他方で、テクノクラートたちの撤退にソーシャルワーク側が乗じることもできなかった。連邦政府を後ろ盾にできないなかで、かれら彼女らもまた政治的・社会的な改編要求を表現していく場を失っていったのだろう。『サーヴェイ』誌や全米慈善矯正会議での発言は一九二〇年代に入ってもしばらく続くが、それを受け止め拡散していく経路は閉ざされていく。社会改革のためのパートナーを失ったことで、その実践力を発揮し承認される機会は限られていった。文字通り「社会への働きかけ」を企図したソーシャルワークにとって、厚生活動委の事業は公共圏への進出を深めていくときの要路だった。社会衛生連合の瓦解で、この道はふさがれてしまう。ソーシャルワークは次第に個別細分化された領野のひとつにとどまっていくのだ。

## † 社会衛生運動の挫折の歴史的意味

ひとつの社会運動がここに頓挫したというだけでは十分でない。新しい権威の座をうかがい、得難い橋頭堡と目された社会衛生学がその内実を失ってしまった。その名はもはやスティグマさえ帯びていく。根底からの変革を夢見た者たちは、その糸口を取り落としてしまった。社会衛生運動に芽生えつつあった新しい政治文化は、反売買春運動という花は咲かせたかもしれないが、望んだような実を結ぶことはなかった。残されたのは、まずしくやせた「科学」にすぎない。一貫して高揚していったと描かれてきた反売買春運動は、その成功の評判とうらはらに、実はその精髄を損なっていったのだ。

そして、とすぐに本書は書き継がねばならない。ことの帰結に注目しよう。

社会衛生運動の挫傷という結末は、一九一〇年代アメリカでなにも生じなかったのと同義ではない。売買春論争という小片に凝縮して賭けられたのは、新しいアメリカを誰が担うのかという大きな問いだった。基地厚生活動委員会が幕を下ろしたとしても、社会衛生運動をめぐる重い賭けの収支までがご破算になるわけではあるまい。たとえ望んだものでなかったとしても、花殻の下に顔をのぞかせている果実や種子は、立ち腐れた葉や茎とともに政治文化という地に落ちてその土壌を変えていく。本書を通して見えてくるはずなのは、一群の社会改良運動の過程でアメリカにおける知と権威の布置に何が埋め込まれ、どう変質し、以後にいかなる影響を及ぼしていくかだ。

## 3　虫喰う近代
### ――アメリカ政治文化の変成――

いまやわれわれは、あらためて二十世紀初頭アメリカを描き直すべき地点に立っている。

#### †長い十九世紀と政体の危機

産業化や都市化にともなう諸問題がアメリカを根底から試していた。解放奴隷や移民さらには海外植民地人が突きつける課題とともに、アメリカはその政体がはたして現実に通用するのかと問わざるを得なかった。より巨視的に位置づけ直すなら、それは「長い十九世紀」に通底する緊張だ。産業化の波と、自立した個人をかりそめにも基礎とした市民革命の波とはなめらかには合流しなかった。西ヨーロッパ諸国ばかりか、ニュージーランドやオーストラリアあるいは日本といった新興国家、さらには諸植民地で試行されていく社会政策の数々は、諸矛盾との折り合いを模索する試みであった。そして、十八世紀末に一足先に革命を成し遂げたつもりのアメリカはこの実験に出遅れていた。ここにおいて、アメリカという政体の正統性に疑義を覚える者が増えていたのだ。

この動揺を視野に入れるなら、台頭する専門家や科学者たちをひとくくりに中産階級の代理人と見ることもできそうにない。本書が追った社会衛生運動の軌跡は、都市化や産業化にともなう諸障害を専門家集団や国家機構が粛々と解消していったという説明にも疑義を呈する。むしろ大きくせり出してきたのは、既存の体制における「社会」の不在を指弾し、都市生活が引き起こす諸問題の発見や解決に「実効的」だと自負する一群の人びとだった。当時「科学」とは、アメリカが関知を拒んできた諸問題に向きあうための具体的な知や方法でなければならなかった。そうした実践知をもっていると主張する顔ぶれは狭義の専門家には決して限られない。都市の現場を知悉していたのは、セツルメント運動に加わる女性たちや、医師といっても小児科医や保健局の役人や、婦人クラブの面々かもしれなかった。従来の政治回路にあっては、しばしば周縁的な位置を占めるのが精一杯だった者たちである。

## †　新秩序の模索――「科学」の政治学

ここにおける一大焦点は、旧来の秩序をいかに書き換えるかだ。

かれら改良運動家たちの「科学」はどこか中空に生まれるわけではない。十九世紀半ばからのアメリカにあって、科学を切実に必要としたのが誰だったのかという母性主義研究の着眼は重要である。都市の安アパートにすし詰めで暮らす住人が感染症で子どもを亡くすとき、なぜだという問いが生まれる。働けどもいっこうに貧困状態から脱せないときに、なにかがおかしいと感じる。こうした窮状を見てしまった者が、行政や議会の無策を腹に据えかねる。アメリカという政体がもはや機能していないのではという不信を抱く者たちが、状況を知らしめ、打開を図るためにときに手にしたのが科学だった。

生死にも関わる不信や不安に根ざした改良運動は、問題に淡々と対処するだけにとどまらない。正すべきは、個人を自由放任し、社会という有機体をあつかう術を欠いたアメリカの欠陥だった。視野を広げ、なすべき施策を進めねばならない。そのための制度を設けねばならない。そして、それができないなら旧体制は刷新せねばならない。担い手の交代と拡充とが不可欠だ。アメリカを捉えるための新しい言葉と、そこに働きかけていくための新しい方法が必要だ。こう言わざるを得ない人びとが生まれてくるのだ。

## †ミクロな現場からマクロな秩序へ

こうした大改編の要求は革命といった表現で想起するような派手な衝突をいつも起こすわけではない。それはときに、一見するならごく小さく個別的な舞台から始まりもする。世紀転換期アメリカの挑戦者たちが向きあわねばならなかったのは、いったんできた政治文化を編み変えるという難事だった。たとえ問題が生じようとも、自由な個人を理念的基礎単位に据えたアメリカの政体が一朝一夕に崩壊したり、変貌するとは限らない。ひとは従来の視点でものをみようとするし、既存の制度を用いてことにあたろうとする。政治文化のしたたかな柔構造である。この文化の網の目に取り込まれず、かつ網の目を読み直し、ほぐし、編み直すことができるかどうか。人びとがその新しい網目になじみの手触りを感じながら、なおかつそれまでの体制に対してそれが決定的な優位をもつと言うかどうか。似ているようでいて、あきらかに違う秩序をつくり得るか。ここが勘所であった。

売買春問題をめぐって諸都市でばらばらに始まる運動が、見る間に全国組織を立ち上げ、統合を果たしついに全国化していく。この過程は、変化がいわば秩序のニッチから始まらざるを得ず、しかしそれゆえに空隙を縫うようにして政治文化を深層から塗り替えていったひとつの典型であろう。いのちを守れ、暮らしを支えよと唱えて政体の正統性を俎上に乗せ、既存の政治回路の外縁からじわりと浸入して連邦の社会政策機構に食い込んでいったセツルメント運動が思い起こされる。性病を放置してきた体制を批判する諸運動は、現場での有用性を梃子にしてアメリカ社会衛生協会という連合プラットフォームを立ち上げ、ついに連邦レベルでの事業に参入した。それは「実効的」な「科学」という方法を織り込んで、アメリカの政治文化をそっと書き換える試みだ。個人を基本単位にしたアメリカを、社会的配慮という軸で編み直していくのだ。

革新主義期のどうにも個別的とも見える社会改良諸運動のあつかいに苦慮してきた歴史家たちは、こうしたミクロな現場での交渉や実績が共振や干渉や反発を生んで、マクロな秩序へと次第におよんでいくような動態に注目せねばならない。十九世紀グローバル世界各地で起きていた諸変動がそうであったように、このアメリカの地においても、政治、経済、社会、文化、環境といった多層でそれぞれに進行する諸変動の波は乱調と干渉をきたして、政治文化の体系を根底からゆさぶっていたのだ。当時の改良諸運動のいくつかが既存政治文化の急所を衝くなら、一方で摩擦や衝突をも生むだろうし、それは他方で反応の連鎖を期待できるだろう。新しいアメリカを担うのは、誰のいかなる知であり、技能なのか。この問いをめぐる主導権争いは、紛糾含みで大きく動いたのである。

## † 変革の成功と挫傷——やせた科学とその帰結

さてしかし本書が示唆するのは、この政治文化の大変動が実のところいびつなかたちに帰着したということである。世紀転換期アメリカの政治文化はたしかに更新を必要としたが、諸運動が望んだような刷新や改革は必ずしも実現しなかった。「長い十九世紀」当初のアメリカでは包含できなかった「社会」を射程に、社会福音主義者や医師や婦人たちに発言権を与えよという運動は、要求通りのものを手にはしなかった。姿を現わしたのは、〈虫喰う近代〉ではなかろうか。

社会衛生運動の結末が必然だったとすれば、一九一〇年代の他の社会改良運動や、連邦から地方におよぶ国家・行政機構の整備もまたやせほそった科学を産み落としただろう。第一次世界大戦を機に実績をもってアメリカという政体の正統性を証明せねばと願った改良運動家たちの連合体は、停戦とともに瓦解への坂道を駆け下り始める。戦争という事態がいったんは可能にした統制と社会変革との共同歩調が、その指向やリズムの違いを露呈していく。下層民たちが住む社会のすみずみまでを管理しようとする半面で、人命や生活を守るためにかれらと顔のみえる関係を築き、実効的な施策を打ち、それを阻害する体制や権威はつくりなおせとも要求する両面作戦が行き詰まる。社会という有機体と向きあおうと夢見て実効的とおぼしき経路をくまなく探ろうと欲した運動は、一九一〇年代の末には役所や診察室の中に引きこもり、個別クライアントとの関わりに撤退していく。それは、従来かえりみられなかった社会という広がりのあらゆる局面に科学の名のもとに介入したいと願った野心がしぼんでいく過程ではなかったか。政治文化過程で揉まれるうちに、科学は実効性を欠く脆弱なものに成り下がる。ちょうど社会衛生運動が経験したように、この科学はごく一握りの者にだけその名乗りを許し、多くの者から発言の機会を奪いながら、自らの基盤を掘り崩してしまう。

同時に重要なのは、このやせた科学がそれでも首座に着いたことだ。「科学」の看板を進んで下ろそうとする者はいなかった。旧来の秩序を乗り越えるのに重宝したこの武器をみすみす手放したくはなかっただろう。現場での実践的な基盤や運動の広がりを担保したソーシャルワーク的要素と訣別した後も、公衆衛生医や保健局の役人たちは自らの権威を医科学という知をもって飾ろうとした。個別クライアントとの関係に戦線を縮小していくソーシャルワーカーたちもまたその科学的専門性にこだわりつづける。こうした事例は、たとえ実効性や現場の担い手を欠いたとしても、先行する知と区別するための標識として科学という名乗りが残り得たのをうかがわせる。

やせた科学にしがみつく者は、その正統性を実効性でなく形式によって保証せざるを得ない。そしてこの基盤の狭さを糊塗しようとする者はしばしば、社会変革や共感や倫理を射程に含むような「科学」の広がりを忘れ去らねばなるまい。やせた科学で正統性を独占しようというなら、別様の科学の存在を断固否定せねばならないからだ。乳児や母たちを守るために社会という有機体に働きかけよ？　調査のための調査でなく、都市民の暮らしを共感とともに具体的に改善せよ？　そのためには、当事者に寄り添える人材に発言権を認め、現場に即した知を採用せよ？　そんな世迷い言は聞いたことがないと言わんばかりに、革新主義諸運動は相次いで店じまいして

いった。店を構え続けて一定の成果をあげる禁酒運動のような運動もまた隘路へと迷い込んでいく。(1)

## † アメリカに残された〈虫喰い〉の跡

こう見立てるなら、世紀転換期に興隆し第一次世界大戦の終わりとともに姿を消す革新主義運動の時代は、アメリカの政治文化に重大な変質を刻印したと言いうる。科学をもって万全だと言いつのる近代アメリカの基盤には実のところ虫喰いのような鬆《す》が入っていった。十九世紀型の政党や行政や司法に追従を許さない実力を備えるかとみえた諸運動は、その力の源泉だった既存秩序批判を放棄する。対処療法は施しても、根治のための社会変革には臆病であり運動の広がりを欠く。狭義の科学が立て籠もった領野の埒外には、倫理や共感といった回路がもはや手をつけがたいものとして野ざらしにされていく。その結果、貧困、衛生、保健、住居といった問題は存続し続け、社会への関わり手の顔ぶれは限られ、方法の間口は狭いままであった。二十世紀アメリカについに確立したはずの国家機構は、このもろい地盤に立つにすぎない。

アメリカという政体の更新は、実は途上のまま宙づりになったのだ。一九一〇年代社会改良運動における「科学」がいっときはらみ得た可能性は失われていった。いや、より深刻にも、その可能性を排除し続ける機制がここに沈着していくのだ。実際、歴史家ゲーリー・ガースルも示唆したように、二十世紀アメリカの社会政策はその適用範囲を狭めていった。一九一〇年代に社会の全般にわたって改良を志向したアメリカは、第一次世界大戦の終わりとともにはるかに限定的な領域での施策へと手じまいした。一九二九年の大恐慌に対処したニューディールを特徴づける経済政策中心の体制は、その土俵の限りでは手堅いけれども、実効あるかたちで人びとの生活を支えられたかは疑問だとガースルは指摘した。中産階級的な規範を維持し続ける二十世紀アメリカの社会保障制度や政策は、規律的な側面を強めていく。(2)倫理や共感を放棄し、担い手を狭義の専門職に限り、社会変革をあらかじめ射程外に置き去りにする体制にできることはおのずと限られていく。

もとよりこの仮説の当否はより広範な研究で確かめるよりないが、社会衛生運動を特殊な一事例だと切り捨てるわけにいかないとはすでにくり返し論じた。一九一〇年代の反売買春運動に登場するアクターたちはいずれも当時にあってなじみで有力な人びとだった。かれらはアメリカ政治文化の再編という一大課題に向きあっており、売買春問題というニッチは秩序を書き換えていくときの起点だった。そしてその試みは表面的には成功し、その内実では頓挫した。成長にともなう副作用を克服してついに完成していく近代アメリカといった見取り図は幻想ではなかろうか。現代アメリカの起点としての二十世紀はじめは、その礎を十分に広く確かなものにするのに失敗した時期と言うべきではなかろうか。

## † 変動の芽——そして、未来のための歴史学へ

本書の視点に即して〈虫喰う近代〉を見出すとすれば、われわれはその先に不穏な蠢動が続いてゆくのに気づかざるを得ない。やせてしまった科学に苛立ちもどかしがる者はこの新しい政治文化に合意しきらず、潜在的にその土台を侵食していくことになるだろう。救われない者、放置される者もまた多い。一九一〇年代社会改良運動の経験は、一見整序されたようでいてその足許にもろさを抱え込んだこの道をつけていった。転機を迎え脱皮を図らねばならなかったアメリカの政体は、その体幹に虫喰いを抱えたまま進んでいくのだ。「アメリカの世紀」と自他ともに認めた二十世紀中葉までこの暗渠は奥深く埋められて忘れられるのかも知れない。ニューディール体制を築いてゆく国家機構は万全かのようである。科学の発展に沿った道だけがあるなら、歴史はあたかも一本道だ。しかし本書はそれが唯一必然の道ではなかったと主張する。二十世紀アメリカ政治文化の皮下には、その秩序への不満分子や異論が身じろぎをくり返しながら出番を待っているのだ。

歴史学はこのとき、現状を追認し裏書きするだけでなく、別のあり方を探していく一助になるだろうか。政治文化がゆらぎを抱えたままだとすれば、声を失って逼塞しているアクターたちにも再度の機会があろうか。狭隘な科学をひらき直して、倫理や共感といった言葉すら織り込み直せるなら、別の道が立ち現われてくるだろうか。アメリカを担い導くのは誰であり、いかなる知なのか。この問いがふたたび浮上する余地が開けてくる。

# 注

## 序章

（1） Walter Lippmann, *Drift and Mastery: An Attempt to Diagnose the Current Unrest*（New York: M. Kennerley, 1914）, 16–17.

（2） Walter Edward Weyl, *The New Democracy: An Essay on Certain Political and Economic Tendencies in the United States*（New York: The Macmillan Company, 1912）, 1-3.

（3） Maureen A. Flanagan, *America Reformed: Progressives and Progressivisms, 1890s–1920s*（New York: Oxford University Press, 2007）; Nell Irvin Painter, *Standing at Armageddon: The United States, 1877–1919*, 1st ed.（New York: W.W. Norton, 1987）; Susan Harris Smith and Melanie Dawson, *The American 1890s: A Cultural Reader*（Durham, N.C.: Duke University Press, 2000）.

（4） Robert H. Wiebe, *The Search for Order, 1877–1920*（New York: Hill and Wang, 1967）.

（5） Alan Dawley, *Changing the World: American Progressives in War and Revolution*（Princeton, N.J.: Princeton University Press, 2003）; Daniel T. Rodgers,"An Age of Social Politics," in *Rethinking American History in a Global Age*, ed. Thomas Bender（Berkeley: University of California Press, 2002）; Daniel T. Rodgers, *Atlantic Crossings: Social Politics in a Progressive Age*（Cambridge, Mass.: Belknap Press of Harvard University Press, 1998）.

（6） Ronald Schaffer, *America in the Great War: The Rise of the War Welfare State*（New York: Oxford University Press, 1991）, chap.7.

（7） リン・ハント『フランス革命の政治文化』松浦義弘訳（平凡社、一九八九年［1984］）。

（8） 同書、二九頁。

（9） 同書、三二頁。

（10） Victoria E. Bonnell and Lynn Avery Hunt, eds., *Beyond the Cultural Turn: New Directions in the Study of Society and Culture* (Berkeley: University of California Press, 1999)；クリフォード・ギアツ『ヌガラ――19世紀バリの劇場国家』小泉潤二訳（みすず書房、一九九〇年［1980］）、クリフォード・ギアツ『文化の解釈学』吉田禎吾・柳川啓一・中牧弘允・板橋作美訳（岩波書店、一九八七年［1973］）、エドワード・サイード『オリエンタリズム』今沢紀子訳（平凡社、一九九三年［1978］）、エドワード・サイード『文化と帝国主義』大橋洋一訳（みすず書房、一九九八年［1993］）、Raymond Williams, "Base and Superstructure in Marxist Cultural Theory," *New Left Review* 82, November-December (1973).

（11） カルロ・ギンズブルグ『歴史を逆なでに読む』上村忠男訳（みすず書房、二〇〇三年）、長谷川まゆ帆「ヘイドン・ホワイトと歴史家たち――時間の中にある歴史叙述」（『思想』第一〇三六号、二〇一〇年）一六一―一八七頁、長谷川博子「歴史のエクリチュール――『女の場』をめぐって」小林康夫・船曳建夫編『知の論理』（東京大学出版会、一九九五年）二七二―二八六頁、小田中直樹『歴史学ってなんだ？』（ＰＨＰ新書、二〇〇四年）、齋藤晃「歴史、テクスト、ブリコラージュ」森明子編『歴史叙述の現在――歴史学と人類学の対話』（人文書院、二〇〇二年）、佐藤卓己『歴史学』（岩波書店、二〇〇九年）、ジョーン・Ｗ・スコット『増補新版　ジェンダーと歴史学』荻野美穂訳（平凡社、二〇〇四年［1999］）、安丸良夫「表象の意味するもの」歴史学研究会編『歴史学における方法論的展開――現代歴史学の成果と課題　1980-2000年』（青木書店、二〇〇二年）、また、*American Historical Review* 117, no. 3 (2012) の特集 "AHR Forum: Historiographic 'Turns' in Critical Perspective." も見よ。

（12） ジャック・ドンズロ『家族に介入する社会――近代家族と国家の管理装置』宇波彰訳（新曜社、一九九一年［1980］）、ミシェル・フーコー『監獄の誕生――監視と処罰』田村俶訳（新潮社、一九七七年［1975］）、ミシェル・フーコー『知への意志（性の歴史１）』渡辺守章訳（新潮社、一九八六年［1978］）、川越修『社会国家の生成――20世紀社会とナチズム』（岩波書店、二〇〇四年）、見市雅俊編著『青い恐怖　白い街――コレラ流行と近代ヨーロッパ』（平凡社、一九九〇年）、エドワード・サイード『オリエンタリズム』今沢紀子訳（平凡社、一九九三年［1978］）、エドワード・サイード『文化と帝国主義』大橋洋一訳（みすず書房、一九九八年［1993］）、阪上孝『近代的統治の誕生――人口・世論・家族』（岩波書店、一九九九年）。

(13) Mary E. Odem, *Delinquent Daughters: Protecting and Policing Adolescent Female Sexuality in the United States, 1885–1920* (Chapel Hill: University of North Carolina Press, 1995); Michael Willrich, *City of Courts: Socializing Justice in Progressive Era Chicago* (Cambridge; New York: Cambridge University Press, 2003).

(14) Bonnell and Hunt, eds., *Beyond the Cultural Turn: New Directions in the Study of Society and Culture*; スティーブン・グリーンブラット『驚異と占有――新世界の驚き』荒木正純訳（みすず書房、一九九四年［1991］）、酒井直樹『死産される日本語・日本人――「日本」の歴史‐地政的配置』（新曜社、一九九六年）、吉見俊哉『カルチュラル・ターン、文化の政治学へ』（人文書院、二〇〇三年）。

(15) 「歴史」が過去の裏書きになることへの疑義を呈して示唆的な、ロンダ・シービンガー『植物と帝国――抹殺された中絶薬とジェンダー』小川眞里子・弓削尚子訳（工作社、二〇〇七年［2004］）、冨山一郎『暴力の予感――伊波普猷における危機の問題』（岩波書店、二〇〇二年）、具体的な過程を問えと主張するのが田中拓道『貧困と共和国――社会的連帯の誕生』（人文書院、二〇〇六年）。

(16) 樋口映美・中條献編『歴史のなかの「アメリカ」――国民化をめぐる語りと創造』（彩流社、二〇〇六年）、松本悠子『創られるアメリカ国民と「他者」――「アメリカ化」時代のシティズンシップ』（東京大学出版会、二〇〇七年）。

(17) 川越修『社会国家の生成――20世紀社会とナチズム』（岩波書店、二〇〇四年）、貴堂嘉之「移民国家アメリカの「国民」管理の技法と「生‐権力」」古矢旬・山田史郎編『暴力と権力』（ミネルヴァ書房、二〇〇七年）、阪上孝『近代的統治の誕生――人口・世論・家族』（岩波書店、一九九九年）。

(18) Dawley, *Changing the World: American Progressives in War and Revolution*; Rodgers, "An Age of Social Politics"; Rodgers, *Atlantic Crossings: Social Politics in a Progressive Age*.

(19) Mary P. Ryan, *Cradle of the Middle Class: The Family in Oneida County, New York, 1790–1865*, (Cambridge, Eng.; New York: Cambridge University Press, 1981); Sean Wilentz, *Chants Democratic: New York City & the Rise of the American Working Class, 1788–1850* (New York: Oxford University Press, 1984); Sean Wilentz, *The Rise of American Democracy: Jefferson to Lincoln*, 1st ed. (New York: Norton, 2005).

(20) Peter J. Coleman, *Progressivism and the World of Reform: New Zealand and the Origins of the American Welfare State*

(Lawrence, Kan.: University Press of Kansas, 1987); イアン・ティレル『トランスナショナル・ネーション——アメリカ合衆国の歴史』藤本茂生・山倉明弘・吉川敏博・木下民生訳（明石書店、二〇一〇年［2007］）、九章。

(21) Dawley, *Changing the World: American Progressives in War and Revolution*; Rodgers, "An Age of Social Politics."

(22) Dawley, *Changing the World: American Progressives in War and Revolution*; 市野川容孝『社会』（岩波書店、二〇〇六年）、Rodgers, "An Age of Social Politics"; Rodgers, *Atlantic Crossings: Social Politics in a Progressive Age*; Theda Skocpol, *Protecting Soldiers and Mothers: The Political Origins of Social Policy in the United States* (Cambridge, Mass.: Belknap Press of Harvard University Press, 1992); Theda Skocpol, *Social Policy in the United States: Future Possibilities in Historical Perspective, Princeton Studies in American Politics* (Princeton: Princeton University Press, 1995).

(23) Thomas L. Haskell, *The Emergence of Professional Social Science: The American Social Science Association and the Nineteenth-Century Crisis of Authority* (Urbana: University of Illinois Press, 1977); 貴堂嘉之「移民国家アメリカの「国民」管理の技法と「生－権力」」; Dorothy Ross, *The Origins of American Social Science* (Cambridge; New York: Cambridge University Press, 1991); Olivier Zunz, *Why the American Century?* (Chicago: University of Chicago Press, 1998).

(24) Mark C. Smith, *Social Science in the Crucible: The American Debate over Objectivity and Purpose, 1918–1941* (Durham : Duke University Press, 1994).

(25) ロスが社会科学の体制補完性を強調するのに対して、スミスは社会科学が内包した社会改良のベクトルに着目する。最終的には「科学的」「社会科学」の勝利を描くものの、旧中産階級の出身者による地位保全の試みが自由放任の世相とその弊害への批判というかたちをとってしまう機制にスミスは注目する。医科学における社会改良志向については、メッケルらを参照。Richard A. Meckel, *Save the Babies: American Public Health Reform and the Prevention of Infant Mortality, 1850–1929* (Ann Arbor: University of Michigan Press, 1998); Alexandra Stern and Howard Markel, eds., *Formative Years: Children's Health in the United States, 1880–2000* (Ann Arbor: University of Michigan Press, 2002).

(26) バーン・ブーロー／ボニー・ブーロー『売春の社会史——古代オリエントから現代まで』香川檀・家本清美・岩倉桂子訳（筑摩書房、一九九一年［1987］）、John C. Burnham, "The Progressive Era Revolution in American Attitudes toward Sex," *The Journal of American History* 59, no. 4 (1973):885–908; アラン・コルバン『娼婦』杉村和子監訳（藤原書

店、一九九一年〔1990〕)、Timothy J. Gilfoyle, *City of Eros: New York City, Prostitution, and the Commercialization of Sex, 1790–1920*, 1st ed. (New York: W.W. Norton, 1992); Ruth Rosen, *The Lost Sisterhood: Prostitution in America, 1900–1918* (Baltimore: Johns Hopkins University Press, 1982); Judith R. Walkowitz, *Prostitution and Victorian Society: Women, Class, and the State* (Cambridge; New York: Cambridge University Press, 1980).

(27) Allan M. Brandt, *No Magic Bullet: A Social History of Venereal Disease in the United States since 1880*, Expanded ed. (New York: Oxford University Press, 1987); Nancy K. Bristow, *Making Men Moral: Social Engineering During the Great War* (New York: New York University Press, 1996); Mark Thomas Connelly, *The Response to Prostitution in the Progressive Era* (Chapel Hill: University of North Carolina Press, 1980); Barbara Meil Hobson, *Uneasy Virtue: The Politics of Prostitution and the American Reform Tradition* (New York: Basic Books, 1987).

(28) Sonya Michel and Seth Koven, *Mothers of a New World: Maternalist Politics and the Origins of Welfare States* (New York: Routledge, 1993); Robyn Muncy, *Creating a Female Dominion in American Reform, 1890–1935* (New York: Oxford University Press, 1991); Skocpol, *Protecting Soldiers and Mothers: The Political Origins of Social Policy in the United States*; Skocpol, *Social Policy in the United States: Future Possibilities in Historical Perspective*; Stephen Skowronek, *Building a New American State: The Expansion of National Administrative Capacities, 1877–1920* (Cambridge Cambridgeshire; New York: Cambridge University Press, 1982).

(29) Kevin P. Murphy, *Political Manhood: Red Bloods, Mollycoddles, & the Politics of Progressive Era Reform* (New York: Columbia University Press, 2008).

(30) Morton Keller, *America's Three Regimes: A New Political History* (Oxford; New York: Oxford University Press, 2007), 156–58.

(31) Daniel T. Rodgers, "In Search of Progressivism," *Reviews in American History* 10 (1982): 113–32.

## ■第一章

(1) Allan M. Brandt, *No Magic Bullet: A Social History of Venereal Disease in the United States since 1880*, Expanded ed.

(New York: Oxford University Press, 1987), 52–95; Barbara Meil Hobson, *Uneasy Virtue: The Politics of Prostitution and the American Reform Tradition: With a New Preface* (Chicago: University of Chicago Press, 1990); Willoughby Cyrus Waterman, *Prostitution and Its Repression in New York City, 1900–1931* (New York: Columbia University Press, 1932; reprint, New York: AMS Press, 1968), 165–83; Howard Brown Woolston, *Prostitution in the United States* (New York: The Century Co., 1921), 119–23.

(2) Mark Thomas Connelly, *The Response to Prostitution in the Progressive Era* (Chapel Hill: University of North Carolina Press, 1980); Ruth Rosen, *The Lost Sisterhood: Prostitution in America, 1900–1918* (Baltimore: Johns Hopkins University Press, 1982). 同様の論点をイギリス史で展開してよく参照されたのは、Judith R. Walkowitz, *City of Dreadful Delight: Narratives of Sexual Danger in Late-Victorian London* (Chicago: University of Chicago Press, 1992); Judith R. Walkowitz, *Prostitution and Victorian Society: Women, Class, and the State* (Cambridge; New York: Cambridge University Press, 1980).

(3) Brandt, *No Magic Bullet: A Social History of Venereal Disease in the United States since 1880*; Nancy K. Bristow, *Making Men Moral: Social Engineering During the Great War* (New York: New York University Press, 1996); Hobson, *Uneasy Virtue: The Politics of Prostitution and the American Reform Tradition: With a New Preface*; 松原宏之「ジェンダー・階級・エスニシティ間関係の再編過程——20世紀初頭の米国における売春反対運動」(『思想』第八八九号、一九九八年)八六－一〇五頁、植民地史や帝国史において同様の論点を展開するものに、Laura Briggs, *Reproducing Empire: Race, Sex, Science, and U.S. Imperialism in Puerto Rico* (Berkeley: University of California Press, 2002); Philippa Levine, *Prostitution, Race, and Politics: Policing Venereal Disease in the British Empire* (New York: Routledge, 2003).

(4) Walter Edward Weyl, *The New Democracy: An Essay on Certain Political and Economic Tendencies in the United States* (New York: The Macmillan Company, 1912), 2.

(5) Mara L. Keire, "The Vice Trust: A Reinterpretation of the White Slavery Scare in the United States, 1907–1917," *Journal of Social History* 35, no. 1 (2001):5–41.

(6) United States. Immigration Commission and William Paul Dillingham, *Reports of the Immigration Commission* (Washington: Government Printing office., 1911), vol. 37, 59.

（7） George Kibbe Turner, "The City of Chicago: A Study of the Great Immoralities," *McClure's Magazine* 28 (April 1907): 590.

（8） Brian Donovan, *White Slave Crusades: Race, Gender; and Anti-Vice Activism, 1887-1917* (Urbana: University of Illinois Press, 2006), chaps. 1–2; Frederick K. Grittner, *White Slavery: Myth, Ideology, and American Law* (New York: Garland Publishing, 1990).

（9） United States Congress. Senate. Committee on Immigration, *White-Slave Traffic Report* (Washington: Government Printing Office, 1910), 11.

（10） S. S. McClure, "The Tammanyizing of a Civilization," *McClure's Magazine* 34 (November 1909): 117.

（11） Bristow, *Making Men Moral*; Connelly, *The Response to Prostitution in the Progressive Era*, 113–18; Egel Feldman, "Prostitution, the Alien Woman and the Progressive Imagination, 1910–1915," *American Quarterly* 19, no. 2 (1967):192–206; Frederick K. Grittner, *White Slavery: Myth, Ideology, and American Law*. なお「ヴィクトリア期中産階級的ジェンダー像」の理念と実態については多くの議論があるが、ここではひとまずつぎを参照。Barbara Welter, "The Cult of True Womanhood: 1820–1860," *American Quarterly* 18 (1966): 151–74.

（12） Ernest Albert Bell, *Fighting the Traffic in Young Girls; or, War on the White Slave Trade; a Complete and Detailed Account of the Shameless Traffic in Young Girls* (Chicago?, 1910), 260.

（13） Turner, "The City of Chicago: A Study of the Great Immoralities," 582. Also see Connelly, *The Response to Prostitution in the Progressive Era*, 113–18; Grittner, *White Slavery: Myth, Ideology, and American Law*, 15–37, 127–35.

（14） Hobson, *Uneasy Virtue: The Politics of Prostitution and the American Reform Tradition: With a New Preface*; 松原宏之「ジェンダー・階級・エスニシティ間関係の再編過程――20世紀初頭の米国における売春反対運動」。

（15） Vice Commission of Philadelphia, *A Report on Existing Conditions with Recommendation to the Honorable Rudolph Blankenburg, Mayor of Philadelphia* (Philadelphia, 1913), 18–19; Syracuse Moral Survey Committee, *The Social Evil in Syracuse, Being the Report of an Investigation of the Moral Condition of the City* (Syracuse, N.Y., 1913), 79, 104.

（16） Vice Commission of Chicago, *The Social Evil in Chicago: A Study of Existing Conditions with Recommendations*

(Chicago: Gunthorp-Warren, 1911), 229–30, 237–39, 245; George J. Kneeland and Katharine Bement Davis, *Commercialized Prostitution in New York City* (New York: Century, 1913), 179–80; Maude E. Miner, *Slavery of Prostitution: A Plea for Emancipation* (New York: Macmillan, 1916), 59–61; Vice Commission of Philadelphia, *A Report on Existing Conditions with Recommendation to the Honorable Rudolph Blankenburg, Mayor of Philadelphia*, 10, 18–19, 22.

(17) Vice Commission of Philadelphia, *A Report on Existing Conditions with Recommendation to the Honorable Rudolph Blankenburg, Mayor of Philadelphia*, 22.

(18) Bridgeport Vice Commission, *The Report and Recommendation of the Bridgeport Vice Commission* (Bridgeport, 1916), 73; Kneeland and Davis, *Commercialized Prostitution in New York City*, 177–80; Miner, *Slavery of Prostitution: A Plea for Emancipation*, 34.

(19) Bridgeport Vice Commission, *The Report and Recommendation of the Bridgeport Vice Commission*, 40–46; Vice Commission of Philadelphia, *A Report on Existing Conditions with Recommendation to the Honorable Rudolph Blankenburg, Mayor of Philadelphia*, 21.

(20) Vice Commission of Chicago, *The Social Evil in Chicago: A Study of Existing Conditions with Recommendations*, 69.

(21) Vice Commission of Philadelphia, *A Report on Existing Conditions with Recommendation to the Honorable Rudolph Blankenburg, Mayor of Philadelphia*, 1. カッコ内、筆者。

(22) Massachusetts Commission for the Investigation of the White Slave Traffic, so called, *Report of the Commission for the Investigation of the White Slave Traffic, So Called.* (Boston: Wright & Potter Printing, 1914), 8.

(23) *Ibid.*, 21–22.

(24) かつて私も売買春問題委員会の言説をこう読んだ。しかし、世紀転換期の権威そのもののゆらぎを考えると、この規律論では十分でない。松原宏之「ジェンダー・階級・エスニシティ間関係の再編過程――20世紀初頭の米国における売春反対運動」。

(25) Bridgeport Vice Commission, *The Report and Recommendation of the Bridgeport Vice Commission*, 11.

(26) Massachusetts Commission for the Investigation of the White Slave Traffic, *Report of the Commission for the*

*Investigation of the White Slave Traffic, So Called*, 65.

(27) Vice Commission of Minneapolis, *Report of the Vice Commission of Minneapolis to His Honor, James C. Haynes, Mayor* (Minneapolis: Press of H. M. Hall, 1911), 14.　同様の留保はシカゴ委員会ほかでも。

(28) Vice Commission of Chicago, *The Social Evil in Chicago: A Study of Existing Conditions with Recommendations*, 25.

(29) *Ibid.*, 4.

(30) *Ibid.*, 69.

(31) Christopher Diffee, "Sex and the City: The White Slavery Scare and Social Governance in the Progressive Era," *American Quarterly* 57, no. 2 (2005): 411–38.

(32) Connelly, *The Response to Prostitution in the Progressive Era*, 99.

(33) David J. Pivar, *Purity and Hygiene: Women, Prostitution, and the "American Plan," 1900–1930* (Westport, Conn.: Greenwood Press, 2002), 93–95.

(34) "Report of Chicago Vice Commission," *Survey* 26, no. 3 (1911): 99.

(35) Nikki Mandell, "Allies or Antagonists? Philanthropic Reformers and Business Reformers in the Progressive Era," *The Journal of the Gilded Age and Progressive Era* 11, no. 1 (2012): 107.

(36) Vice Commission of Minneapolis, *Report of the Vice Commission of Minneapolis to His Honor, James C. Haynes, Mayor*, 99–101.

(37) Syracuse Moral Survey Committee, *The Social Evil in Syracuse, Being the Report of an Investigation of the Moral Condition of the City* , 10–11.

(38) "Nation-Wide Fight on White Slavery," *New York Times*, March 24, 1912.

(39) Pivar, *Purity and Hygiene: Women, Prostitution, and the "American Plan," 1900–1930*, 78.

(40) *Vigilance* 14 (April 1912): 1.　アメリカ自警協会への再編後の発足号。

(41) "National Merger to Fight White Slavery," *Survey* 27 (March 30, 1912): 1191–92.

(42) Syracuse Moral Survey Committee, *The Social Evil in Syracuse, Being the Report of an Investigation of the Moral*

*Condition of the City*, 7–12.

（43） Vice Commission of Philadelphia, *A Report on Existing Conditions with Recommendation to the Honorable Rudolph Blankenburg, Mayor of Philadelphia*, 1–4.

（44） Lynne Curry, *Modern Mothers in the Heartland: Gender, Health, and Progress in Illinois, 1900–1930*（Columbus: Ohio State University Press, 1999）; Alisa Klaus, *Every Child a Lion: The Origins of Maternal and Infant Health Policy in the United States and France, 1890–1920*（Ithaca: Cornell University Press, 1993）; Richard A. Meckel, *Save the Babies: American Public Health Reform and the Prevention of Infant Mortality, 1850–1920*（Baltimore: Johns Hopkins University Press, 1990）; Jacqueline H. Wolf, *Don't Kill Your Baby: Public Health and the Decline of Breastfeeding in the Nineteenth and Twentieth Centuries*（Columbus: Ohio State University Press, 2001）.

（45） Levine, *Prostitution, Race, and Politics: Policing Venereal Disease in the British Empire*; Ian R. Tyrrell, *Woman's World Woman's Empire: The Woman's Christian Temperance Union in International Perspective, 1880–1930*（Chapel Hill: University of North Carolina Press, 1991）.

## ■第11章

（1） John Duffy, *The Sanitarians: A History of American Public Health*（Urbana: University of Illinois Press, 1990）; George Rosen, *A History of Public Health*, Expanded ed.（Baltimore: Johns Hopkins University Press, 1993）.

（2） Allan M. Brandt, *No Magic Bullet: A Social History of Venereal Disease in the United States since 1880*, Expanded ed.（New York: Oxford University Press, 1987）.

（3） Duffy, *The Sanitarians: A History of American Public Health*; Rosen, *A History of Public Health*.

（4） スーエレン・ホイ『清潔文化の誕生』椎名美智訳（紀伊國屋書店、一九九九年［1995］）、アラン・M・クラウト『沈黙の旅人たち』中島健訳（青土社、一九九七年［1994］）。

（5） 貴堂嘉之「移民国家アメリカの「国民」管理の技法と「生－権力」」古矢旬・山田史郎編『暴力と権力』（ミネルヴァ書房、二〇〇七年）。

(6) Alisa Klaus, *Every Child a Lion: The Origins of Maternal and Infant Health Policy in the United States and France, 1890–1920* (Ithaca: Cornell University Press, 1993); Richard A. Meckel, *Save the Babies: American Public Health Reform and the Prevention of Infant Mortality, 1850–1920* (Baltimore: Johns Hopkins University Press, 1990).

(7) Prince A. Morrow, *Social Diseases and Marriage: Social Prophylaxis* (New York and Philadelphia: Lea Brothers & Co., 1904), iii.

(8) Prince A. Morrow, *The Society of Sanitary and Moral Prophylaxis: Its Objects and Aims* (1905), 9.

(9) Morrow, *Social Diseases and Marriage: Social Prophylaxis*, 40.

(10) Morrow, *The Society of Sanitary and Moral Prophylaxis: Its Objects and Aims*, 21–22.

(11) Paul Kramer, "The Darkness That Enters the Home: The Politics of Prostitution During the Philippine-American War," in *Haunted by Empire: Geographies of Intimacy in North American History*, ed. Ann Laura Stoler (Durham: Duke University Press, 2006). 一九〇二年会議を起源に挙げるモロー。Prince A. Morrow, *Society of Sanitary and Moral Prophylaxis ... Origin of The Movement: Its Objects, Aims And Methods of Work*, 1912.

(12) The Vice Commission of Chicago, *The Social Evil in Chicago: A Study of Existing Conditions with Recommendations* (Chicago: Gunthorp-Warren, 1911), 25.

(13) Charles W Birtwell, "The Current Movement for Sex Education and Hygiene," *Proceedings of the National Conference of Charities and Correction* (1912): 263; Eugene T. Lies, "Minneapolis Vice Commission's Report," *Survey* 26, no. 20 (1911); Walter T. Sumner, "Some Aspects of Progress in Sex Problems," *Proceedings of the National Conference of Charities and Correction* (1912): 271–72.

(14) Charles W. Eliot, "Public Opinion and Sex Hygiene," *Vigilance* 26, no. 11 (November 1913): 1–8.

(15) Allan M. Brandt, *No Magic Bullet: A Social History of Venereal Disease in the United States since 1880* , 14, 38–39; David J. Pivar, *Purity and Hygiene: Women, Prostitution, and the "American Plan," 1900–1930* (Westport, Conn.: Greenwood Press, 2002), chap. 6.

(16) Charles W. Eliot, "The American Social Hygiene Association," *Social Hygiene* 1, no. 1 (1914): 2. Also see Charles W.

Eliot, "Public Opinion and Sex Hygiene," *Vigilance* 26, no. 11（1913）:1–8. アメリカの大学カリキュラム近代化の功労者と評される元ハーバード大学長 Charles W. Eliot（1834–1926）は、英国大使職を辞退して同協会会長に就任。

（17） The Vice Commission Louisville, *Report of the Vice Commission, Louisville, Kentucky. Survey of Existing Conditions with Recommendations to the Hon. John H. Buschemeyer, Mayor*（Louisville: Printed by Smith & Dugan, 1915）, 17.

（18） "Active Diffusion of Dire Facts to Guard Mankind from Vicious Infection," *New York Tribune*, April 7, 1912, 4; "Report of Progress in Sanitary and Moral Prophylaxis," reprint, from *The New York Medical Journal*, March 23, 1912.

（19） Prince A. Morrow, *The Control of Syphilis and Venereal Diseases*（Boston: D. C. Heath & Company, 1907; reprint, from *the Boston Medical and Surgical Journal* 156, no. 6: 169–74（February 7, 1907））, 16.

（20） Lavina L. Dock, *Hygiene and Morality: A Manual for Nurses and Others, Giving an Outline of the Medical, Social, and Legal Aspects of the Venereal Diseases*（G. P. Putnam's Sons, 1910）, part II; Philippa Levine, *Prostitution, Race, and Politics: Policing Veneral Disease in the Birtish Empire*（New York: Routledge, 2003）, chaps. 2–6; Pivar, *Purity and Hygiene*, 25–26.

（21） Duffy, *The Sanitarians: A History of American Public Health*, 143.

（22） Julius Rosenstirn, *Our Nation's Health Endangered by Poisonous Infection through the Social Malady: The Protective Work of the Municipal Clinic of San Francisco and Its Fight for Existence*（San Francisco: Printed by The Town Talk Press, 1913）, 5; Pivar, *Purity and Hygiene: Women, Prostitution, and the "American Plan," 1900–1930*, chap. 2.

（23） "The Prostitution Question," *New York Medical Journal* 84（June 14, 1906）: 84.

（24） Prince A. Morrow, "Prophylaxis of Social Diseases," *The American Journal of Sociology* 13, no. 1（1907）:20–33; Prince A. Morrow, "The Relations of Social Diseases to the Family," *The American Journal of Sociology* 14, no. 5（1909）: 622–37; Edward A. Ross, "Western Civilization and the Birth-Rate," *The American Journal of Sociology* 12, no. 5（1907）: 607–32. モローに言及したアナ・スペンサーによるロスへの批判は六二三頁から。

（25） Morrow, *The Control of Syphilis and Venereal Diseases*, 17.

（26） Prince A. Morrow, *Sanitary and Moral Prophylaxis*（Boston: The Old Cornetr Book Store, 1906; reprint, from *The Boston Medical and Surgical Journal* 154, no. 24: 674–77（June 14, 1906））,8.

(27) "Financing the Federation," *Social Diseases* 1. no. 3 (July 1910): 4–6; *Social Diseases* 2, no. 1 (January 1911): 1–2; "To Our Members," *Social Diseases* 4, no. 4 (October 1913): 185; Prince A. Morrow to John D. Rockefeller Jr., October 25, 1911, New York Social Hygiene Society folder, box 16, series Social Hygiene, RG 2, Medical Interests, Rockefeller Family Archives, RAC.

(28) Prince A. Morrow to John D. Rockefeller Jr., September 20, 1910, December 2, 1910, January 7, 1911, New York Social Hygiene Society folder, box 16, series Social Hygiene, RG 2. Medical Interests, Rockefeller Family Archives, RAC; John D. Rockefeller Jr. to Prince A. Morrow, October 25, 1911, New York Social Hygiene Society folder, box 16, series Social Hygiene, RG 2, Medical Interests, Rockefeller Family Archives, RAC.

(29) Clifford G. Roe to John D. Rockefeller Jr., Aug. 5, 1912, American Vigilance Association folder, box 6, series Bureau of Social Hygiene, RG 2, Rockefeller Boards, Rockefeller Family Archives, RAC.

(30) Keys, "President's Report," *The Journal of the Society of Sanitary and Moral Prophylaxis* V, no. 1 (January 1914): 4–8. その独立傾向を牽制するかのように同会の発足会議に性衛生学協会から出向いたウィリアム・スノーは、モローらの功績を持ち上げつつも、医科学と「教会」との連携を説いて、医師らが権威を独占するのに釘を刺す。William F. Snow, "The American Social Hygiene Association; An Experiment in Preventive Medicine and 'Curative' Morals," *The Journal of the Society of Sanitary and Moral Prophylaxis* 5, no. 2 (April 1914): 79–91.

(31) 宝月理恵『近代日本における衛生の展開と受容』(東信堂、二〇一〇年)、Deborah Lupton, *The Imperative of Health: Public Health and the Regulated Body* (London; Thousand Oaks, Calif.: Sage Publications, 1995).

(32) Duffy, *The Sanitarians: A History of American Public Health*; Rosen, *A History of Public Health,* chaps. 5–9.

(33) John H. Griscom, *The Sanitary Condition of the Laboring Population of New York. With Suggestions for Its Improvement. A Discourse (with Additions) Delivered on the 30th December, 1844, at the Repository of the American Institute* (New York: Harper & brothers, 1845), 1–3.

(34) Bonnie Yochelson and Daniel J. Czitrom, *Rediscovering Jacob Riis: Exposure Journalism and Photography in Turn-of-the-Century New York* (New York: New Press: Distributed by W.W. Norton, 2007), 28.

(35) 小野直子「アメリカ合衆国における出産の病院化と産科学の台頭」『富山大学人文学部紀要』第三七号（二〇〇二年）、Charles E. Rosenberg, *The Care of Strangers: The Rise of America's Hospital System* (New York: Basic Books, 1987); Jacqueline H. Wolf, *Don't Kill Your Baby: Public Health and the Decline of Breastfeeding in the Nineteenth and Twentieth Centuries* (Columbus: Ohio State University Press, 2001).

(36) Duffy, *The Sanitarians: A History of American Public Health*; ヴァージニア・スミス『清潔の歴史――美・健康・衛生』鈴木実佳訳（東洋書林、二〇一〇年［2007］）。

(37) 平体由美「20世紀転換期ニューヨーク市公衆衛生行政――細菌・他者・行政組織」杉田米行編『日米の社会保障とその背景』（大学教育出版会、二〇一〇年）六六－九〇頁。

(38) Duffy, *The Sanitarians: A History of American Public Health*, chap. 9; リチャード・プランツ『ニューヨーク都市居住の社会史』酒井詠子訳（鹿島出版会、二〇〇五年［1990］）四七－五〇頁、David Rosner and Museum of the City of New York, *Hives of Sickness: Public Health and Epidemics in New York City* (New Brunswick, N.J.: Published for the Museum of the City of New York by Rutgers University Press, 1995).

(39) Evelynn Maxine Hammonds, *Childhood's Deadly Scourge: The Campaign a Control Diphtheria in New York City, 1880–1930* (Baltimore, Md.: Johns Hopkins University Press, 1999); Russel Viner, "Abraham Jacobi and the Origins of Scientific Pediatrics in America," in *Formative Years: Children's Health in the United States, 1880–2000*, eds. Alexandra Stern and Howard Markel (Ann Arbor: University of Michigan Press, 2002).

(40) Viner, "Abraham Jacobi and the Origins of Scientific Pediatrics in America"; Walter Edward Weyl, *The New Democracy: An Essay on Certain Political and Economic Tendencies in the United States* (New York: The Macmillan Company, 1912), 2–3.

(41) Prince A. Morrow and American Society of Sanitary and Moral Prophylaxis, *The Boy Problem, Educational Pamphlet No. 4* (New York: Grafton Press, 1909), 14.

(42) Prince A. Morrow, *Professional Discretion. The Medical Secret* (1903; reprint, from *The Medical News*, (May 30 and June 6, 1903)), 3

(43) Prince A. Morrow, "Results of the Work Accomplished by the Society of Sanitary and Moral Prophylaxis" (paper

presented at the American Society of Sanitary and Moral Prophylaxis, 1910), 1–2. ほかにも予防医学の立ち後れについて。Prince A. Morrow, *Education within the Medical Profession* (1905; reprint, from *The Medical News*. 86, no. 25:1153–1156 (June 24, 1905)); Morrow, *Professional Discretion. The Medical Secret*; Morrow, *Social Diseases and Marriage: Social Prophylaxis*.

(44) Prince A. Morrow, *The Society of Sanitary and Moral Prophylaxis: Its Objects and Aims* (1905), 22

(45) Prince A. Morrow, "Social Prophylaxis– Results Accomplished–the Outlook for the Future" (paper presented at the American Federation for Sex Hygiene, 1910), 5.

(46) 市野川容孝『社会』(岩波書店、二〇〇六年)、川越修『社会国家の生成――20世紀社会とナチズム』(岩波書店、二〇〇四年)、田中拓道『貧困と共和国――社会的連帯の誕生』(人文書院、二〇〇六年)。

(47) Prince A. Morrow, *Sanitary and Moral Prophylaxis* (Boston: The Old Corner Book Store, 1906; reprint, from *Boston Medical and Surgical Journal* 154, no. 24: 674–77 (June 14, 1906)), 12.

(48) Morrow, "Results of the Work Accomplished by the Society of Sanitary and Moral Prophylaxis," 1–2.

(49) Morrow, *Social Diseases and Marriage: Social Prophylaxis*, 40.

(50) Morrow, *The Control of Syphilis and Venereal Diseases*, 17; Morrow, *Sanitary and Moral Prophylaxis*, 7–9.

(51) Prince A. Morrow, "Prophylaxis of Social Diseases," *The American Journal of Sociology* 13, no. 1 (1907): 32; "Financing the Federation," *Social Diseases* 1, no. 3 (1910); Prince A. Morrow, "Results Achieved by the Movement for Sanitary and Moral Prophylaxis: Outlook for the Future," *Social Diseases* 1, no. 1 (January, 1910): 12.

(52) Morrow, "Results Achieved by the Movement for Sanitary and Moral Prophylaxis," 12.

(53) Prince A. Morrow, "Catechism on Blindness," *Charities and the Commons* 20 (1908): 518–20.

(54) Morrow, *Social Disease and Marriage*, 335.

(55) Committee of Fifteen and Edwin Robert Anderson Seligman, *The Social Evil, with Special Reference to Conditions Existing in the City of New York; A Report*, 2d, rev., with new material, ed. (New York, London: G.P. Putnam's Sons, 1912), 216; Frederick Bierhoff to Frederick H. Whitin, May 27, 1912; Bierhoff to Whitin, June 3; Whitin to Bierhoff, June 7;

Bierhoff to Whitin, June 8; Bierhoff to Whitin, June 11, 1912, box 2, Committee of Fourteen Records, 1905–1932, New York Public Library. Also see Pivar, *Purity and Hygiene*, 105.

(56) *Social Diseases* 1, no. 4 (October 1910): 35–36.

(57) *Ibid.*, 41.

(58) *Ibid.*, 20–24, 40–41.

(59) "Financing the Federation," *Social Diseases* 1, no. 3 (July 1910): 5.

(60) Frances M. Greene, "The Problem of Chastity," *Social Diseases* 1, no. 3 (July 1910): 26; *Social Diseases* 4, no. 4 (October 1913): 180–83,

(61) Pivar, *Purity and Hygiene*, 37.

(62) *Social Diseases* 2, no. 1 (January 1911); *Vigilance* 24 (October 1911); Pivar, *Purity and Hygiene*, 114, note 50. 歴史家ジルフォイルによれば、同法は実態としてはその後も適用されつづけた。Timothy J. Gilfoyle, *City of Eros: New York City, Prostitution, and the Commercialization of Sex, 1790–1920* (New York: W.W. Norton, 1992), 258–59.

(63) *Social Diseases* 2, no. 1 (January 1911): 4.

(64) *Ibid.*, 7.

(65) *Ibid.*, 9.

(66) *Ibid.*, 21. スミスは一八七〇年代からの活動家。

(67) *Ibid.*, 23.

(68) *Ibid.*, 27.

(69) *Ibid.*, 31–35.

(70) *Ibid.*, 30.

(71) *Ibid.*, 29.

(72) ニューヨーク市保健局はその後も、ページ法案に類似するとみられた性病用の特別診療所を設置している。Jerome D. Greene to John D. Rockefeller, Jr., May 5, 1913, New York City Dept. of Health, Venereal Disease Clinic folder,

box 8, series Bureau of Social Hygiene, RG 2. Rockefeller Boards, Rockefeller Family Archives, RAC.

### ■第三章

（1） Prince A. Morrow, *The Control of Syphilis and Venereal Diseases*（Boston: D. C. Heath & Company, 1907; reprint, from *The Boston Medical and Surgical Journal* 156, no. 6: 169–74（February 7, 1907））, 17; Prince A. Morrow, *Sanitary and Moral Prophylaxis*（Boston: The Old Corner Book Store, 1906; reprint, from *The Boston Medical and Surgical Journal* 154, no. 24: 674–77（June 14, 1906））, 7–9.

（2） Prince A. Morrow, "Results Achieved by the Movement for Sanitary and Moral Prophylaxis: Outlook for the Future," *Social Diseases* 1, no. 1（January 1910）: 12.

（3） Robyn Muncy, *Creating a Female Dominion in American Reform*, 1890–1935（New York: Oxford University Press, 1991）; Sonya Michel and Seth Koven, eds., *Mothers of a New World: Maternalist Politics and the Origins of Welfare States*（New York: Routledge, 1993）. 国家以外のアクターを含む「福祉の混合体 mixed economy of welfare」に着目して、より広範な福祉国家論の再検討もまた始まっている。G・エスピン＝アンデルセン『福祉資本主義の三つの世界――比較福祉国家の理論と動態』岡沢憲芙・宮本太郎監訳（ミネルヴァ書房、二〇〇一年［1990］）; Bernard Harris and Paul Bridgen, "The 'Mixed Economy of Welfare' and the Historiography of Welfare Provision," in *Charity and Mutual Aid in Europe and North America since 1800*, eds. Bernard Harris and Paul Bridgen（New York: Routledge, 2007）; 金澤周作『チャリティとイギリス近代』（京都大学学術出版会、二〇〇八年）、齋藤純一・宮本太郎・近藤康史編著『社会保障と福祉国家のゆくえ』（ナカニシヤ出版、二〇一一年）、田中拓道「ヨーロッパ貧困史・福祉史研究の方法と課題」『歴史学研究』第八八七号（二〇一一年）一－九、二九頁。

（4） Stephen Skowronek, *Building a New American State: The Expansion of National Administrative Capacities, 1877–1920*（Cambridge Cambridgeshire; New York: Cambridge University Press, 1982）.

（5） ジャック・ドンズロ『家族に介入する社会――近代家族と国家の管理装置』宇波彰訳（新曜社、一九九一年［1980］）、市野川容孝『社会』（岩波書店、二〇〇六年）、川越修『社会国家の生成――20世紀社会とナチズム』（岩波書店、二〇

〇四年）、阪上孝『近代的統治の誕生――人口・世論・家族』（岩波書店、一九九九年）。

（6） Thomas L. Haskell, *The Emergence of Professional Social Science: The American Social Science Association and the Nineteenth-Century Crisis of Authority* (Urbana: University of Illinois Press, 1977).

（7） Theda Skocpol, *Protecting Soldiers and Mothers: The Political Origins of Social Policy in the United States* (Cambridge, Mass.: Belknap Press of Harvard University Press, 1992); Theda Skocpol, *Social Policy in the United States: Future Possibilities in Historical Perspective, Princeton Studies in American Politics* (Princeton: Princeton University Press, 1995); シーダ・スコッチポル『失われた民主主義――メンバーシップからマネージメントへ』河田潤一訳（慶應義塾大学出版会、二〇〇七年［2003］）。

（8） Lynne Curry, *Modern Mothers in the Heartland: Gender, Health, and Progress in Illinois, 1900–1930* (Columbus: Ohio State University Press, 1999); Alexandra Stern and Howard Markel, eds., *Formative Years: Children's Health in the United States, 1880–2000* (Ann Arbor: University of Michigan Press, 2002).

（9） Lori D. Ginzberg, *Women and the Work of Benevolence: Morality, Politics, and Class in the Nineteenth-Century United States* (New Haven: Yale University Press, 1990).

（10） Curry, *Modern Mothers in the Heartland: Gender, Health, and Progress in Illinois, 1900–1930*; 小野直子「アメリカ合衆国における出産の病院化と産科学の台頭」『富山大学人文学部紀要』第三七号（二〇〇二年）三七–五七頁、Stern and Markel, eds., *Formative Years: Children's Health in the United States, 1880–2000*.

（11） Muncy, *Creating a Female Dominion in American Reform, 1890–1935*; Kathryn Kish Sklar, "The Historical Foundations of Women's Power in the Creation of the American Welfare State," in *Mothers of a New World*, ed. Michel and Koven.

（12） Muncy, *Creating a Female Dominion in American Reform, 1890–1935*, chap. 2; Alice O'Connor, *Poverty Knowledge: Social Science, Social Policy, and the Poor in Twentieth-Century U.S. History* (Princeton: Princeton University Press, 2001).

（13） たとえば、西山隆行『アメリカ型福祉国家と都市政治――ニューヨーク市におけるアーバン・リベラリズムの展開』（東京大学出版会、二〇〇八年）、二四頁。

（14） 松本悠子『創られるアメリカ国民と「他者」――「アメリカ化」時代のシティズンシップ』（東京大学出版会、二〇〇七年)、松本悠子「民主主義の「再生」を求めて——革新主義期における生活様式としての民主主義」紀平英作編『アメリカ民主主義の過去と現在——歴史からの問い』(ミネルヴァ書房、二〇〇八年)、Brent Ruswick, "Just Poor Enough: Gilded Age Charity Applicants Respond to Charity Investigators," *The Journal of the Gilded Age and Progressive Era* 10, no. 3 (2011): 265–87.

(15) Regina G. Kunzel, *Fallen Women, Problem Girls: Unmarried Mothers and the Professionalization of Social Work, 1890–1945* (New Haven: Yale University Press, 1993); ウォルター・トラットナー『アメリカ社会福祉の歴史——救貧法から福祉国家へ』古川孝順訳(川島書店、一九七八年[1974])第十一章、二二一–二二六頁。

(16) Lucius C. Storrs, "Annual Address of the President," *Proceedings of the National Conference of Charities and Correction* (1894): 1–8. 同様に、Charles D. Kellogg, "Charity Organization in the United States: Report of the Committee on History of Charity Organization," *Proceedings of the National Conference of Charities and Correction* (1893): 52–93; Charles D. Kellogg, "The Situation in New York City During the Winter of 1893–94," *Proceedings of the National Conference of Charities and Correction* (1894): 21–30. こうした論調への批判の一例として、Francis Greenwood Peabody, "Social Settlements," *Proceedings of the National Conference of Charities and Correction* (1897): 329–32.

(17) Elizabeth N. Agnew, *From Charity to Social Work: Mary E. Richmond and the Creation of an American Profession* (Urbana: University of Illinois Press, 2004), 64, 78–79, 84; Philip R. Popple and Leslie Leighninger, *Social Work, Social Welfare, and American Society*, 7th ed. (Boston: Allyn & Bacon/Pearson, 2008), chap. 3.

(18) Agnew, *From Charity to Social Work: Mary E. Richmond and the Creation of an American Profession*, 82–83.

(19) Clarke A. Chambers, *Paul U. Kellogg and the Survey; Voices for Social Welfare and Social Justice* (Minneapolis: University of Minnesota Press, 1971). 一九〇九年の『サーヴェイ』誌への改称でも、「チャリティ」は不評。"To Change the Name of Charities and the Commons," *Charities and the Commons* 21 (1909): 1251–53.

(20) C. R. Lowell, "Poverty and Its Relief: The Methods Possible in the City of New York," *Proceedings of the National Conference of Charities and Correction* (1895): 44–54.

(21) *Ibid.*, 44.

(22) *Ibid.*, 48.

(23) *Ibid.*, 52.

(24) *Ibid.*

(25) *Ibid.*, 48.

(26) *Ibid.*, 53.

(27) Jane Addams, "Neighborhood Improvement," *Proceedings of the National Conference of Charities and Correction* (1904): 456–58; Jane Addams, "Social Settlements," *Proceedings of the National Conference of Charities and Correction* (1897): 338–46; Robert E. Ely, "The Settlement Idea," *Proceedings of the National Conference of Charities and Correction* (1897): 332–38.

(28) "Discussion on Social Settlements," *Proceedings of the National Conference of Charities and Correction* (1897): 473–74.

(29) Ely, "The Settlement Idea," 333.

(30) Mary E. M'Dowell, "The Settlement and Organized Charity," *Proceedings of the National Conference of Charities and Correction* (1896): 123, 127.

(31) Jane Addams, *Democracy and Social Ethics* (New York: Macmillan Co., 1902).

(32) John Duffy, *The Sanitarians: A History of American Public Health* (Urbana: University of Illinois Press, 1990); George Rosen, *A History of Public Health, Expanded* ed. (Baltimore: Johns Hopkins University Press, 1993); Dorothy Ross, *The Origins of American Social Science* (Cambridge; New York: Cambridge University Press, 1991); Mark C. Smith, *Social Science in the Crucible: The American Debate over Objectivity and Purpose, 1918–1941* (Durham, N.C.: Duke University Press, 1994).

(33) Addams, "Social Settlements"; Florence Kelley, "Use and Abuse of Factory Inspection," *Proceedings of the National Conference of Charities and Correction* (1903): 135–38; Peabody, "Social Settlements."

(34) Edward T. Devine, "The Dominant Note of the Modern Philanthropy," *Proceedings of the National Conference of Charities and Correction* (1906): 2.

(35) Lowell, “Poverty and Its Relief: The Methods Possible in the City of New York,” 52.

(36) *Ibid.*, 53.

(37) Jane Addams, “The President's Address: Charity and Social Justice,” *Proceedings of the National Conference of Charities and Correction* (1910): 1–18; Michael Reisch and Janice Andrews, *The Road Not Taken: A History of Radical Social Work in the United States* (Philadelphia: Brunner-Routledge, 2001), 26.

(38) Addams, “The President's Address: Charity and Social Justice,” 4–5.

(39) *Ibid.*, 9.

(40) 諸部会もこれに呼応して、ソーシャルワーカーの役割を力説した。Charles F. Emerson, “Report of the Health and Sanitation Committee: The Medical Method of Handling Certain Charity Problems,” *Proceedings of the National Conference of Charities and Correction* (1910): 323–31; Garnet Isabel Pelton, “The History and Status of Hospital Social Work,” *Proceedings of the National Conference of Charities and Correction* (1910): 332–41.

(41) “A Constructive Plan Would Rally Support,” *Survey* 24 (June 25, 1910): 501.

(42) “Report of Chicago Vice Commission,” *Survey* 26, no. 3 (April 15, 1911): 99. Also see Henry B. Favill, M. D., “The Chicago Vice Commission,” *Survey* 26, no. 6 (May 6, 1911): 215–16, 218.

(43) Charles W Birtwell, “The Current Movement for Sex Education and Hygiene,” *Proceedings of the National Conference of Charities and Correction* (1912): 261.

(44) *Ibid.*, 264.

(45) C. B. Davenport, “Eugenics and Charity,” *Proceedings of the National Conference of Charities and Correction* (1912): 281.

(46) Birtwell, “The Current Movement for Sex Education and Hygiene,” 264–66.

(47) “Discussion,” *Proceedings of the National Conference of Charities and Correction* (1912): 293.

(48) George L. Jones, “Some Sex Problems Encountered by Social Workers,” *Proceedings of the National Conference of Charities and Correction* (1912): 300.

(49) James Alexander Miller, "Relation of Medical and Social Work, Report of the Committee," *Proceedings of the National Conference of Charities and Correction* (1912): 308, 311; John R. Shillady, "Report of the Sub-Committee on Certain Important Social Diseases," *Proceedings of the National Conference of Charities and Correction* (1912): 317.

(50) Miller, "Relation of Medical and Social Work, Report of the Committee", 308–10. Also see William Leach, *True Love and Perfect Union: The Feminist Reform of Sex and Society* (New York: Basic Books, 1980); Ellen Singer More, *Restoring the Balance: Women Physicians and the Profession of Medicine, 1850–1995* (Cambridge, Mass.: Harvard University Press, 1999).

(51) Richard C. Cabot, "Educational Aspects of Medical-Social Work," *Proceedings of the National Conference of Charities and Correction* (1912): 355.

(52) Mary E. Richmond, "Medical and Social Co-Operation," *Proceedings of the National Conference of Charities and Correction* (1912): 359–60.

(53) More, *Restoring the Balance: Women Physicians and the Profession of Medicine, 1850–1995*, chap. 3.

(54) Michael M. Davis, Jr., "Social Aspects of a Medical Institution," *Proceedings of the National Conference of Charities and Correction* (1912): 363–69.

(55) Shillady, "Report of the Sub-Committee on Certain Important Social Diseases," 319.

(56) Morrow, *The Control of Syphilis and Venereal Diseases*, 5.

(57) *Ibid.*, 6.

(58) Prince A. Morrow, "Prophylaxis of Social Diseases," *The American Journal of Sociology* 13, no. 1 (1907): 21. 同じくモローが社会運動との連携を唱える部分。Prince A. Morrow, *Publicity as a Factor in Venereal Prophylaxis* (Chicago: Press of the American Medical Association; paper presented at the Fifty-seventh Annual Session, the American Medical Association, June 1906), 8.

(59) Shillady, "Report of the Sub-Committee on Certain Important Social Diseases," 319.

(1) David J. Pivar, *Purity and Hygiene: Women, Prostitution, and the "American Plan," 1900–1930* (Westport, Conn.: Greenwood Press, 2002), 536.

(2) Charles W. Eliot, "The American Social Hygiene Association," *Social Hygiene* 1, no. 1 (1914): 2.　なおエリオットはここで、人類を white race と表現している。

(3) *Ibid.*, 3.

(4) George J. Kneeland and Katharine Bement Davis, *Commercialized Prostitution in New York City* (New York: Century, 1913), x.

(5) Allan M. Brandt, *No Magic Bullet: A Social History of Venereal Disease in the United States since 1880*, Expanded ed. (New York: Oxford University Press, 1987), 38–42; John C. Burnham, "The Progressive Era Revolution in American Attitudes toward Sex," *The Journal of American History* 59, no. 4 (1973): 885–908 ; Mark Thomas Connelly, *The Response to Prostitution in the Progressive Era* (Chapel Hill: University of North Carolina Press, 1980), 72–73; Pivar, *Purity and Hygiene: Women, Prostitution, and the "American Plan," 1900–1930,* chap. 6.

(6) Brandt, *No Magic Bullet: A Social History of Venereal Disease in the United States since 1880,* chap. 2; Nancy K. Bristow, *Making Men Moral: Social Engineering During the Great War* (New York: New York University Press, 1996).

(7) John D'Emilio and Estelle B. Freedman, *Intimate Matters: A History of Sexuality in America*, 1st ed. (New York: Harper & Row, 1988), 205–06.

(8) Brandt, *No Magic Bullet: A Social History of Venereal Disease in the United States since 1880*, 40, 42–47.

(9) Pivar, *Purity and Hygiene: Women, Prostitution, and the "American Plan," 1900–1930*, chap. 6.

(10) *Ibid.*, 125–34.

(11) John D. Rockefeller, Jr. to James B. Reynolds, July 11, 1913, American Vigilance Association folder, box 6, series Bureau of Social Hygiene, RG 2, Rockefeller Boards, Rockefeller Family Archives, Rockefeller Archival Center [hereafter RAC]; John D. Rockefeller, Jr. to Edward L. Keyes. Jr., July 18, 1913, American Vigilance Association folder, box 6, series Bureau of Social Hygiene, RG 2, Rockefeller Boards, Rockefeller Family Archives, RAC.

(12) John D. Rockefeller, Jr. to Edward L. Keyes. Jr., 1913?, American Vigilance Association folder, box 6, series Bureau of Social Hygiene, RG 2, Rockefeller Boards, Rockefeller Family Archives, RAC.

(13) *Ibid.*

(14) Read to [Clifford] Roe, November 12, 1912, American Vigilance Association folder, box 6, series Bureau of Social Hygiene, RG 2, Rockefeller Boards, Rockefeller Family Archives, RAC.

(15) John D. Rockefeller, Jr., "Introduction," in *Commercialized Prostitution in New York City*, ed. George J. Kneeland and Katharine Bement Davis (New York: Century, 1913), vii-viii.

(16) Vice Commission of Chicago, *The Social Evil in Chicago: A Study of Existing Conditions with Recommendations* (Chicago: Gunthorp-Warren, 1911), 25, 51; Vice Commission of Minneapolis, *Report of the Vice Commission of Minneapolis to His Honor, James C. Haynes, Mayor* (Minneapolis: Press of H. M. Hall, 1911), 14.

(17) しばしば売買春問題委員会報告書のひとつに数えられるジョージ・ニーランドのニューヨーク市報告は、ロックフェラーの社会衛生局がスポンサーであった。各地で自治体が委員会方式を取るのに抗うように、ロックフェラー私設団体が単独で刊行したのである。

(18) Minutes of the Meeting of the Board of Directors, December 3, 1913, box 5, American Social Health Association Records, Social Welfare History Archives (hereafter cited as SWHA), University of Minnesota. クリフォード・ローはすでにこの理事レベルからはずれている。

(19) *Ibid.* なお、執行役員の提案者はフッカー。

(20) Minutes of the Meeting of the Executive Committee, December 13, 1913, box 5, American Social Health Association Records, SWHA, University of Minnesota.

(21) Minutes of the Meeting of the Executive Committee, February 13, 1914, box 5, American Social Health Association Records, SWHA, University of Minnesota.

(22) Minutes of the Meeting of the Board of Directors, October 21, 1914, box 5, American Social Health Association Records, SWHA, University of Minnesota. 死去したドッジの後に福音主義系運動のグレアが入り、ヘバードの後任に

やはりソーシャルワーク界の有力者ファルコナーがおさまる。基本的な人事のバランスは変わらないし、かれらは積極的な発言者であり続ける。動議を提出して議論をリードしているのはニューヨーク州慈善協会のヘボット。

(23) William Snow to Rev. John P. Peters, September. 27, 1915, box 9, Committee of Fourteen Records, 1905–1932, New York Public Library.

(24) Franklin Hichborn, "California's Fight for a Red Light Abatement Law," *Social Hygiene* 1, no. 1 (1914): 6–8; 松原宏之「政治文化の秩序を賭けて――サンフランシスコ市営売春婦診療所論争のゆくえ」歴史学研究会編『性と権力関係の歴史』青木書店、二〇〇四年、二九–六八頁。

(25) Frederick W. Betts, "History of the Moral Survey Committee of Syracuse," *Social Hygiene* 1, no. 2 (1915): 183–93.

(26) Bascom Johnson, "The Injunction and Abatement Law," *Social Hygiene* 1, no. 2 (1915): 231–56.

(27) Abraham Flexner, "The Regulation of Prostitution in Europe," *Social Hygiene* 1, no. 1 (1914): 15–28.

(28) Abraham Flexner, *Prostitution in Europe* (New York: Century, 1914).

(29) James B. Reynolds, "Recent Progress in Social Hygiene in Europe," *Social Hygiene* 1, no. 2 (1914): 165–82.

(30) See *American Social Hygiene Association Bulletin* and "Note and Comment" in the end of every *Social Hygiene*.

(31) Camilla Stivers, *Bureau Men, Settlement Women: Constructing Public Administration in the Progressive Era* (Lawrence, KS: University Press of Kansas, 2000).

(32) 発足のための人事などが一段落するや、機関誌の刊行を待たず一九一三年からすでにパナマ博覧会は議案にあがる。Minutes of the Meeting of the Executive Committee, February 20, 1914, box 5, American Social Health Association Records, SWHA, University of Minnesota; Minutes of the Meeting of the Board of Directors, October 9, 1914, box 5, American Social Health Association Records, SWHA, University of Minnesota.

(33) Thomas D. Eliot, "Social Hygiene at the Panama-Pacific International Exposition," *Social Hygiene* 1, no. 3 (1915): 397–414; Bascom Johnson, "Moral Conditions in San Francisco and at the Panama-Pacific Exposition," *Social Hygiene* 1, no. 4 (1915): 589–609.

(34) Abraham Flexner, "Next Steps in Dealing with Prostitution," *Social Hygiene* 1, no. 4 (1915): 529–38. サンフランシス

コ市の事例が如実に示すように、圧力団体や既得権益をおさえて議会や行政を動かすのにおいてもまた女性を含む諸運動の力が不可欠だった。言い直せば、「次のステップ」を云々する以前にすでに諸運動の協力が要るのだ。ヒッチボーンらが描き出す「必然」は、科学が保証するのでなく社会運動の裏付けに依存した。

（35） *Ibid.*, 536.

（36） "Another Year's Work in Social Hygiene," *Survey* 33, no. 3 (October 17, 1914): 61.

（37） Abraham Flexner, "Next Steps in Dealing with Prostitution," *Proceedings of the National Conference of Charities and Correction* (1915): 253–60.

（38） Edward L. Keyes, "Can the Law Protect Matrimony from Disease," *Social Hygiene* 1, no. 1 (1914): 9–14.

（39） Edward L. Keyes, "Morals and Venereal Disease," *Social Hygiene* 2, no. 1 (1916): 52. ここに、医学と道徳とを二分して理解せずとも良かろうという性衛生医フランセス・グリーンの言を重ねてみると、こうした議論が珍奇なものではなかったのを確認できる。Frances M. Greene, "The Problem of Chastity," *Social Diseases* 1, no. 3 (1910): 26.

（40） Edward L. Keyes, "Can the Law Protect Matrimony from Disease"; James Bronson Reynolds, "Recent Progress in Social Hygiene in Europe."

（41） この時点で三十都市、一郡、二州が調査委員会を持つ。Martha P. Falconer, "Social Hygiene Program: Report of the Committee," *Proceedings of the National Conference of Charities and Correction* (1915): 246.

（42） William F. Snow, "Progress, 1910–1915," *Social Hygiene* 2, no. 1 (1916): 39.

（43） Donald R. Hooker, "Social Hygiene: Another Great Social Movement," *Social Hygiene* 2, no. 1 (1916): 5–10; Frederick H. Whitin, "Obstacles to Vice Repression," *Social Hygiene* 2, no. 2 (1916):145–63.

（44） Minutes of the Meeting of the Board of Directors, April 4, 1914, box 5, American Social Health Association Records, SWHA, University of Minnesota.

（45） もっとも、一九一三年の欠落と一九一四年の報告は、ソーシャルワーカーたちが依然としてその戦略になじみきっていないのをうかがわせる。一九一四年議事録序文からもジェーン・アダムズの『新しい良心』を引き合いに社会衛生問題におおいに関心を寄せつつも、報告自体はいわば因襲的なスタイルをとっている。社会衛生部会の議長にベテランのモウド・マイナーをすえて、売春業の廃絶を訴える。アメリカ社会衛生協会のジェームズ・レイノルズも登壇するが、その論旨は白人奴隷売買の実在を強調するところにあって、「科学」をめぐる政治文化の布置には踏み込んでこない。

(46) Richard C. Cabot, "Health Program: Introductory Statement by the Chairman," *Proceedings of the National Conference of Charities and Correction* (1915): 208.

(47) William Welch, "Duties of a Hospital to the Public Health," *Proceedings of the National Conference of Charities and Correction* (1915).

(48) *Ibid.*, 219.

(49) 婦人宣教師から、アメリカ社会衛生協会、社会学者ニーランド、レイノルズといった広範な面々に並列に言及。

(50) "Announcement," *Journal of the Society of Sanitary and Moral Prophlaxis* 5, no. 1 (1914), 2.

(51) Edward L. Keyes, "Society of Sanitary and Moral Prophlaxis: Report of Progress," *Journal of the Society of Sanitary and Moral Prophlaxis* 5, no. 1 (1914): 4.

(52) *Ibid.*, 8.

(53) *Ibid.*

(54) *Ibid.*, 5–6.

(55) Steven Charles Wheatley, *The Politics of Philanthropy: Abraham Flexner and Medical Education* (Madison, Wis.: University of Wisconsin Press, 1988); Robert H. Wiebe, *The Search for Order*, 1877–1920 (New York: Hill and Wang, 1967).

(56) Abraham Flexner, "Is Social Work a Profession?" *Proceedings of the National Conference of Charities and Correction* (1915): 584–86.

(57) *Ibid.*, 576–81.

(58) *Ibid.*, 589.

(59) *Ibid.*, 583.

## 第五章

（1）なお、海軍省のもとにも同じくフォスディックを委員長に基地厚生委員会が設置される。その発足は一九一七年七月のことであった。以降、同委員会は Commisions on Training Camp Activities と複数形で表記されることが増える。War Dept. Commission on Training Camp Activities, *Commission on Training Camp Activities* (Washington, D.C.: Government Printing Office, 1917), 20. 二日の進言は手紙で。Newton D. Baker to Woodrow Wilson, April 2, 1917, in Arthur Stanley Link, ed., *The Papers of Woodrow Wilson,* vol. 41 (Princeton, N.J.: Princeton University Press, 1966), 527–28; Allan M. Brandt, *No Magic Bullet: A Social History of Venereal Disease in the United States since 1880*, Expanded ed. (New York: Oxford University Press, 1987), 56.

（2）Christopher Joseph Nicodemus Capozzola, *Uncle Sam Wants You: World War I and the Making of the Modern American Citizen* (Oxford; New York: Oxford University Press, 2008).

（3）War Dept. Commission on Training Camp Activities, *Clean Communities Camps Fighters: Working Plan of the Social Hygiene Division, War Department Commission on Training Camp Activities* (Washington, D.C.: Government Printing Office, 1917), 4.

（4）Edward Frank Allen and Raymond B. Fosdick, *Keeping Our Fighters Fit for War and After* (New York: The Century Co., 1918), 191–92; Commission on Training Camp Activities, *Clean Communities Camps Fighters: Working Plan of the Social Hygiene Division, War Department Commission on Training Camp Activities* (Washington, New York: War Department, Commission on Training Camp Activities, 1917?), 3.

（5）Ronald Schaffer, *America in the Great War: The Rise of the War Welfare State* (New York: Oxford University Press, 1991), 99.

（6）M. J. Exner, "Prostitution in Its Relation to the Army on the Mexican Border," *Social Hygiene* 3, no. 2 (1917):205–20; Elizabeth Boies, "The Girls on the Border and What They Did for the Militia," *Social Hygiene*. 3, no. 2 (1917):221–28; William F. Snow, "Social Hygiene and the War," *Social Hygiene* 3, no. 1 (1917): 417–50; Allen and Fosdick, *Keeping Our Fighters Fit for War and After*, 2–8; Commission on Training Camp Activities, *Clean Communities*, 25–28.

(7) M. J. Exner, "Prostitution in Its Relation to the Army on the Mexican Border," 218.

(8) Allan M. Brandt, *No Magic Bullet: A Social History of Venereal Disease in the United States since 1880*, 63, 80.

(9) Allen and Fosdick, *Keeping Our Fighters Fit for War and After*, 191–94; United States. Commission on Training Camp Activities, *Documents Regarding Alcoholic Liquors and Prostitution in the Neighborhood of Military Camps and Naval Stations* (Washington, 1918).

(10) Kristin Luker, "Sex, Social Hygiene and the Double-Edged Sword of Social Reform," *Theory and Sociology* 27 (1998): 615.

(11) Allen and Fosdick, *Keeping Our Fighters Fit for War and After*, 198.

(12) *Ibid.*, 195–202.

(13) Bascom Johnson, *Law Enforcement in Social Hygiene* (192–?); Paul Popenoe, "Law Enforcement: A Plan for Organized Action," *Social Hygiene* 5, no. 3 (1919).

(14) Luker, "Sex, Social Hygiene and the Double-Edged Sword of Social Reform," 617–18.

(15) Commission on Training Camp Activities, *Clean Communities Camps Fighters: Working Plan of the Social Hygiene Division, War Department Commission on Training Camp Activities*, 3.

(16) Walter Clarke, "Social Hygiene and the War," *Social Hygiene* 4, no. 2 (1918):259–306; Luker, "Sex, Social Hygiene and the Double-Edged Sword of Social Reform," 618.

(17) Nancy K. Bristow, *Making Men Moral: Social Engineering During the Great War* (New York: New York University Press, 1996).

(18) Charles W. Eliot to Woodrow Wilson, March 27, 1917, in Link, ed., *The Papers of Woodrow Wilson*, v. 41, 480. アメリカ社会衛生協会の初代会長でもあったが、その発言には関連団体からの個別陳情以上の重みがある。ハーバードひいては全米の大学制度近代化の立役者にして、アメリカ社会の専門化・科学化指向への舵取り役とも目されたエリオットは、当代きっての物言う知識人でもあった。

(19) Allen and Fosdick, *Keeping Our Fighters Fit for War and After*, 16.

(20) Raymond B. Fosdick, "The War and Navy Departments Commissions on Training Camp Activities," *Annals of the American Academy of Political and Social Science* 79 (1918):130–42; John R. Mott, "The War Work of the Young Men's Christian Associations of the United States," *Annals of the American Academy of Political and Social Science* 79 (1918) 204–08.

(21) Brandt, *No Magic Bullet: A Social History of Venereal Disease in the United States since 1880*, 70–71; Joseph Lee, "War Camp Community Service," *Annals of the American Academy of Political and Social Science* 79 (1918) 189–94.

(22) Allen and Fosdick, *Keeping Our Fighters Fit for War and After*, 138–55.

(23) "Real Theatres in Every National Army Camp; Soldiers in the Cantonments Will See Best Plays," *New York Times*, November 11, 1917.

(24) War Dept. Commission on Training Camp Activities, *Commission on Training Camp Activities*; Allen and Fosdick, *Keeping Our Fighters Fit for War and After*, 11–15; United States. Commissions on Training Camp Activities of the Army and Navy Departments, *Songs of the Soldiers and Sailors U. S.* (Washington, D.C.: Government Printing Office, 1917); United States Camp Music Division of the War Department Commission on Training Camp Activities, *Music in the Camps*, First edition (Washington, D.C.: Government Printing Office, 1919).

(25) Allen and Fosdick, *Keeping Our Fighters Fit for War and After*, 192. 同様に、社会衛生部門の男性局長ウィリアム・ジンサーは「性病問題は（兵士だけでなく）民間人の問題なのだ」と明言する。William H. Zinsser, "Social Hygiene and the War I: Fighting Venereal Diseases: A Public Trust," *Social Hygiene* 4, no. 4 (1918): 497.

(26) War Dept. Commission on Training Camp Activities, *Keeping Fit to Fight*, 16.

(27) Brandt, *No Magic Bullet: A Social History of Venereal Disease in the United States since 1880*, 77–80.

(28) Walter Clarke, "The Promotion of Social Hygiene in War Time," *Annals of the American Academy of Political and Social Science* 79 (1918): 178–89; Jane Deeter Rippin, *Outline of Organization and Methods: Section on Women and Girls, Law Enforcement Division* (Washington, D.C.: War Dept. Commission on Training Camp Activities, 1918); War Dept. Commission on Training Camp Activities, *Fit to Win: Honor, Love, Success. The Story of a Motion Picture Drama Prepared for the Surgeon General* (Washington, D. C.: The War Department Commission on Training Camp Activities).

(29) "Notes on the History of the Social Hygiene Division. Commission on Training Camp Activities. Part II: Section on Men's Work," folder 131:3, box 131, American Social Health Association Records, Social Welfare History Archives (hereafter cited as SWHA), University of Minnesota.

(30) Brandt, *No Magic Bullet: A Social History of Venereal Disease in the United States since 1880*, 110–12.

(31) "Social Hygiene and the War," *Social Hygiene* 3, no. 4 (1917): 605–27.　ロックフェラー系のジェローム・グリーンも同調。 Jarome D. Greene, "The Bureau of Social Hygiene," *Social Hygiene* 3, no. 1 (1917): 1–10.

(32) Brandt, *No Magic Bullet: A Social History of Venereal Disease in the United States since 1880*, 84–90.

(33) War Dept. Commission on Training Camp Activities, *Keeping Fit to Fight*, 8.

(34) *Ibid*., 4.

(35) *Ibid*., 3.

(36) Woodallen Chapman, *The Nation's Call to Young Women* (Washington, D.C.: The War Department, Commission on Training Camp Activities, Social Hygiene Division, Section on Women's Work, 1918). ブリストーの研究はこの階層対立の様相を詳細に検討していて有用。 Bristow, *Making Men Moral*.

(37) Woodallen Chapman, *The Nation's Call to Young Women* (The War Department, Commission on Training Camp Activites, Social Hygiene Division, Section on Women's Work, 1918), 11–12.

(38) *Ibid*; Woodallen Chapman, *Your Country Needs You: A Talk with Girls* (The War Department, Commission on Training Camp Activites, Social Hygiene Division, Section on Women's Work, 1918); Mabel S. Ulrich, *The Girl's Part* (The War Department, Commission on Training Camp Activites, Social Hygiene Division, Section on Women's Work, 1918); *Women's Share in a National Service* (The War Department, Commission on Training Camp Activites, Social Hygiene Division, Section on Women's Work, 1918).

(39) Brandt, *No Magic Bullet: A Social History of Venereal Disease in the United States since 1880*, 84–89; Luker, "Sex, Social Hygiene and the Double-Edged Sword of Social Reform," 616.

(40) Bristow, *Making Men Moral*, chap. 4; Ruth Rosen, *The Lost Sisterhood: Prostitution in America, 1900–1918* (Baltimore:

Johns Hopkins University Press, 1982), 159.

(41) Jane Deeter Rippin, *Outline of Organization and Methods: Section on Women and Girls, Law Enforcement Division*, (1918), 3.

(42) Woodrow Wilson, “Foreword,” in Allen and Fosdick, *Keeping Our Fighters Fit for War and After*, no page number; Nancy K. Bristow, *Making Men Moral*, 179–180.

(43) Capozzola, *Uncle Sam Wants You: World War I and the Making of the Modern American Citizen*; Lynn Dumenil, “Women's Reform Organizations and Wartime Mobilization in World War I-Era Los Angeles,” *The Journal of the Gilded Age and Progressive Era* 10, no. 2 (2011) 213–45; Kimberly Jensen, *Mobilizing Minerva: American Women in the First World War* (Urbana: University of Illinois Press, 2008).

(44) Thomas D. Wood, “War's Emphasis on Health Education,” *New York Times*, April 14, 1918.

(45) Maureen A. Flanagan, *America Reformed: Progressives and Progressivisms, 1890s–1920s* (New York: Oxford University Press, 2007), 28.

(46) Newton Diehl Baker, *Frontiers of Freedom* (New York: George H. Doran Co., 1918), 84, 87.

(47) *Ibid.*, 91–95.

(48) Charles W. Eliot to Woodrow Wilson, March 27, 1917, in Link, ed., *The Papers of Woodrow Wilson*, v. 41, 480.

(49) Wilson, “Foreword,” in Allen and Fosdick, *Keeping Our Fighters Fit for War and After*, no page number.

(50) Allen and Fosdick, *Keeping Our Fighters Fit for War and After*, 7. 同様の表現は頻出。 Paul B. Johnson, “Social Hygiene and the War,” *Social Hygiene* 4, no. 1 (1918): 91; Zinsser, “Social Hygiene and the War I: Fighting Venereal Diseases: A Public Trust,” 498–501; “War Problems Shifting,” *New York Times*, January 29, 1918.

(51) Wilson, “Foreword,” in Allen and Fosdick, *Keeping Our Fighters Fit for War and After*, no page number.

(52) Allen and Fosdick, *Keeping Our Fighters Fit for War and After*, 195.

(53) *Ibid.*, 207.

(54) *Ibid.*, 16–17.

(55) *Ibid.*, 7.

(56) Commission on Training Camp Activities, *Commission on Training Camp Activities*, 4.

(57) War Dept. Commission on Training Camp Activities, *Clean Communities*, 4.

(58) *Ibid.*, 7.

(59) Allen and Fosdick, *Keeping Our Fighters Fit for War and After*, 7.

(60) Brandt, *No Magic Bullet: A Social History of Venereal Disease in the United States since 1880*, 110.

(61) Luker, "Sex, Social Hygiene and the Double-Edged Sword of Social Reform," 611–12, 619.

(62) David J. Pivar, *Purity and Hygiene: Women, Prostitution, and the "American Plan," 1900–1930*（Westport, Conn.: Greenwood Press, 2002）; William Alexander Coote, *A Vision and Its Fulfillment. Being the History of the Origin of the Work of the National Vigilance Association for the Suppression of the White Slave Traffic*（London: National Vigilance Association, 1910）.

(63) Surgeon General W. C. Gorgas, "Venereal Diseases and the War," *Social Hygiene* 4, no. 1（1918）: 3–8; Donald Hooker, "In Defense of Radicalism," *Social Hygiene* 3, no. 2（1917）: 157-63; Edward L. Keyes, "Morals and Venereal Disease," *Social Hygiene* 2, no. 1（1916）:50–54. Also see Brandt, *No Magic Bullet: A Social History of Venereal Disease in the United States since 1880*, 112–15.

(64) Brandt, *No Magic Bullet: A Social History of Venereal Disease in the United States since 1880*, 77–78.　医師たちの優位を論じるブラントやピヴァー自身の記述がこうした狭義の医科学の範疇におさまりきらない事象にふれざるをえないのが興味深い。

(65) Allen and Fosdick, *Keeping Our Fighters Fit for War and After*, chap. XI; Zinsser, "Social Hygiene and the War I: Fighting Venereal Diseases: A Public Trust," 507.

(66) Raymond B. Fosdick, *Chronicle of a Generation: An Autobiography*, 1st ed.（New York: Harper & Bros., 1958）, 146.

(67) "Barring Sex Disease from the American Army," *The New York Times Magazine*, October 20, 1917.　あるいは、一九一七年から一九一八年はじめにかけての『社会衛生』誌も。Bascom Johnson, "Next Steps," *Social Hygiene* 4, no. 1

(1918): 9.

(68) Zinsser, "Social Hygiene and the War I: Fighting Venereal Diseases: A Public Trust," 497.

(69) George J. Anderson, "Making the Camps Safe for the Army," *Annals of the American Academy of Political and Social Science* 79 (1918): 144.

(70) "Notes on the History of the Social Hygiene Division. Commission on Training Camp Activities. Part I: Work in the Army and Navy," folder 131:3, box 131, American Social Health Association Records, SWHA, University of Minnesota.

(71) Fosdick, *Chronicle of a Generation: An Autobiography*, 148.

(72) *Minutes of Meeting, War Department Commission on Training Camp Activities*, February 21, 1918, 63; October 22, 1918, 155, entry 403, RG 165, National Archives II.

(73) *Minutes of Meeting, War Department Commission on Training Camp Activities*, October 22, 1918, 194–222, entry 403, RG 165, National Archives II.

(74) Johnson, "Next Steps," 14.

(75) *Ibid.*, 9.

(76) Brandt, *No Magic Ballet : A Social History of Venereal Diseases in the United States since 1880*, 61–63, 84–85, 112; *Pivar, Purity and Hygiene*, 209–212.

(77) "Notes on the History of the Social Hygiene Division. Commission on Training Camp Activities. Part II: Section on Men's Work", folder 131:3, box 131, American Social Health Association Records, SWHA, University of Minnesota, 6.

(78) William H. Zinsser, "Working with Men Outside the Camps," *Annals of the American Academy of Political and Social Science* 79 (1918): 200.

(79) "American Red Cross Fund Near $3,000,000," *New York Times*, February 11, 1917; "New Red Cross Service," *New York Times*, April 9, 1917; "Wilson Praises Y.M.C.A.: Tells John R. Mott Of Interest In Army And Navy Work," *New York Times*, May 10, 1917; "Millions Raised for Y.M.C.A. War Relief Work," *New York Times*, June 17, 1917; "South's Women Eager to Help in Winning War," *New York Times*, July 29, 1917; "Amusements for Men on Our Transports: Women's

Organization Will Provide Tobacco, Books and Games," *New York Times*, August 26, 1917; "Y.W.C.A. War Work to Cost $4,000,000; Women to Extend Their Activities in Soldiers' Camps," *New York Times*, October 10, 1917.

(80) "War Problems Shifting," *New York Times*, January 29, 1918.

(81) "Part III of the Notes on the History of the Social Hygiene Division. Section on Women's Work," folder 131:3, box 131, American Social Health Association Records, SWHA, University of Minnesota. 本書ではあつかう余力がないが、この史料でも黒人医の存在にとくに言及あり。黒人にとっての基地厚生委員会の意味についてはブリストーを参照。

(82) Katharine Bement Davis, "Social Hygiene and the War II: Women's Part in Social Hygiene," *Social Hygiene* 4 (1918): 15–20.

(83) Davis, "Social Hygiene and the War II: Women's Part in Social Hygiene," 26–28.

(84) ルカーはブラントやピヴァーを参照しつつフェミニストたちが影響力を持たなかったとみている。しかし、その判断基準が性的二重規範が解消されたかどうかの一点に絞って、ルカーはこの間の政治文化闘争を見落としている。Luker, "Sex, Social Hygiene and the Double-Edged Sword of Social Reform," 633, note 80.

(85) アディトンはこのときケースワーカーにも社会改革運動家にも「彼（he）」という男性詞をあてて、女性との対比を強調している。

(86) Henrietta S. Additon, "Work among Delinquent Women and Girls," *Annals of the American Academy of Political and Social Science* 79 (September 1918): 157–58.

(87) "Report to the Executive Committee of the National War Work Council of the Young Men's Christian Association of the United States on the War Work in France and England," November 25, 1917, National War Work Council, Minutes and Documents 1917 folder, box 1, YMCA Armed Services Department: An Inventory of Its World War I Records, Kautz Family YMCA Archives (hereafter cited as YMCA WWI Records, YMCA Archives), University of Minnesota, 4.

(88) "Conference of Army Work of Young Men's Christian Association," April 10, 1917, National War Work Council, Minutes and Documents 1917 folder, box 1, YMCA WWI Records, YMCA Archives, University of Minnesota, 4.

(89) *Ibid*., 5, 3; "Important Announcement regarding Association War Work" April 14, 1917, National War Work Council,

Minutes and Documents 1917 folder, box 1, YMCA WWI Records, YMCA Archives, University of Minnesota, 1–2.

（90） Bruno Lasker, “In the Rookies’ Playtime,” *Survey* 38（May 12, 1917）: 138. See similar cases, for instance, in Arthur Huntington Gleason, “Red triangle in France,” *Survey* 40（July 6, 1918）: 387–92; Elizabeth Boies, “The Girls on the Border and What They Did for the Militia,” *Social Hygiene* 3, no. 2（1917）: 221–28; “Social Problems of the War and the Churches,” *Survey* 40（May 25, 1918）: 229.

（91） “U.S. Army Morals and Recreations,” *New York Times*, August 4, 1918; “Fosdick Praised Red Cross,” *New York Times*, July 22, 1918.

（92） John R. Hall to Raymond B. Fosdick, February 26, 1919, #178, box 1, Fosdick papers; Geo. E. Vincent to Raymond B. Fosdick, March 4, 1919, #182, box 1, Fosdick papers; “What Y.M.C.A. has done,” *New York Times*, February 2, 1919; “Replies to Dr. E. M. Stires,” *New York Times*, February 5, 1919; “Dr. Mott Answers Critics of Y.M.C.A.” *New York Times*, February 9, 1919. フォスディックも時にはその変貌ぶりを認めざるを得ない。基地厚生活動委員会が市民性や民主制のために重要だったという指摘（418, 423）。ＹＭＣＡがその具体的エージェントだったという認めと、しかしそれは合理的計画によって支えられていたという強調（423）。“Fit for Fighting –And After,” 1919, folder 131:2, box 131, American Social Hygiene Association records, SWHA, University of Minnesota.

（93） Edward Thomas Devine, “Social Forces in War Time,” *Survey* 38（June 30, 1917）: 290.

（94） “Making Cities Safe for Soldiers,” *Survey* 38（July 28, 1917）: 376–77.

（95） Arthur Piper Kellogg, “National Conference of Social Work” *Survey* 38（June 16, 1917）: 253–58. Also see “Organized Social Work and the War,” *Survey* 38（May 19, 1917）: 170–71.

（96） “Wilson Praises Y.M.C.A.; Tells John R. Mott of Interest in Army and Navy Work,” *New York Times*, May 10, 1917.

（97） “Efficiency for the army chaplains,” *Survey* 38（May 12, 1917）: 147. Also see John Atkinson Hobson, “World Safe for Democracy,” *Survey* 40（June 29, 1918）: 366–67.

（98） Charles Abram Ellwood, “Social Facts and Scientific Social Work,” *Survey* 40（June 8, 1918）: 285–87.

（99） J. P. Lichtenberger, “Foreword,” *Annals of the American Academy of Political and Social Science* 79（1918）: viii.

(100) *Ibid.*, ix.

(101) *Ibid.*, vii.

(102) Mary Van Kleeck, "Case Work and Social Reform," *Annals of the American Academy of Political and Social Science* 77 (1918): 9–12; Frank D. Watson, "Foreword," *Annals of the American Academy of Political and Social Science* 77 (1918): vii–ix.

(103) Fosdick, "The War and Navy Departments Commissions on Training Camp Activities," 142. フォスディックに続く寄稿で売買春と酒部門のアンダーソンは、一九一八年春に、そこまでは売春宿と酒場の封じ込め（"destructive aspects"）に傾注してきた法執行部門が "more constructive services" に乗り出したのが転機だとアンダーソンは描く。そこで生まれたのが、Section on Vice and Liquor Control と並んで Section on Women and Girls, Section on Reformatories and Detention Houses. 女性への規律強化と評価される両局だが、ここでは「建設的な」、アメリカ社会つくりかえの事業として位置づけられる。 Anderson, "Making the Camps Safe for the Army."

## ■第六章

（1） Raymond B. Fosdick to Newton D. Baker, December 6, 1918, 44141, entry 393, RG 165, National Archives II.

（2） John P. Myers to Malcolm L. McBride, November 8, 1918, 42414, entry 393, RG 165, National Archives II; Malcolm L. McBride to Raymond B. Fosdick, December 20, 1918, 48331, entry 393, RG 165, National Archives II.

（3） Jason S. Joy to Frederick P. Keppel, January 28, 1919, 50625, entry 393, RG 165, National Archives II; "Memorandum to Lieutenant Colonel Snow," September 24, 1918, 39390, box 104, entry 393, RG 165, National Archives II; Jane Deeter Rippin to John P. Myers, "Memorandum for Mr. John P. Myers," October 24, 1918, 40987, entry 393, RG 165, National Archives II.

（4） Memo to Dr. Keppel, 39517, box 105, entry 393, RG 165, National Archives II; Memorandum for Fosdick, October 18, 1918, 40919, box 110, entry 393, RG 165, National Archives II.

（5） District Director, 7th District, Commission on Training Camp Activities, "Resume of work accomplished for the week ending May 24, 1919," 44993, file 7, box. 128, entry 393, RG165, National Archives II.

(6) United States. Commission on Training Camp Activities, *Standard Forms of Laws for the Repression of Prostitution, the Control of Venereal Diseases, the Establishment and Management of Reformatories for Women and Girls, and Suggestions for a Law Relating to Feeble-Minded Persons* (Washington:Government Printing Office, 1919).

(7) Nancy K. Bristow, *Making Men Moral: Social Engineering During the Great War* (New York: New York University Press, 1996), 187.

(8) *Ibid.*, 183–84, 192–98.

(9) Allan M. Brandt, *No Magic Bullet: A Social History of Venereal Disease in the United States since 1880*, Expanded ed. (New York: Oxford University Press, 1987), 123; Bristow, *Making Men Moral*, 187–89; T. A. Storey, "The Work of the United States Interdepartmental Social Hygiene Board," *Social Hygiene* 5, no. 4 (1919) 441–60.

(10) Bristow, *Making Men Moral*, 189.

(11) *Ibid.*

(12) Brandt, *No Magic Bullet: A Social History of Venereal Disease in the United States since 1880* ; David J. Pivar, *Purity and Hygiene: Women, Prostitution, and the "American Plan," 1900–1930* (Westport, Conn.: Greenwood Press, 2002).

(13) ピヴァーは医科学の優勢を説くが、その現われだとピヴァーが位置づける省庁横断社会衛生部はブリストーによればもはや勢いを失っていた。たしかにフェミニストらがアメリカン・プランを直接攻撃しないのだが、かれらがその事業を逆用することにピヴァーは気付いていない。そしてピヴァー自身が、社会衛生運動の行く末を uncertain と言うのだ。Pivar, *Purity and Hygiene: Women, Prostitution, and the "American Plan," 1900–1930*, 223–25.

(14) *Ibid.*, 73.

(15) *Ibid.*, 210.

(16) Raymond B. Fosdick to Newton D. Baker, April 16, 1919, #193, box 1, Raymond B. Fosdick papers, 1917–1957, Mudd Library (hereafter cited as Fosdick papers), Princeton University.

(17) W. Wilson to Raymond B. Fosdick, September 13, 1918, 48870, box 143, entry 393, RG 165, National Archives II;

Howard S. Braucher to Raymond B. Fosdick, August 5, 1919, #610, box 2, Fosdick papers, Princeton University.

（18） "Memorandum on Present Situation of the Commission on Training Camp Activities with the Difficulties and Dangers Attending its Future Development," late 1918?, 44124, entry 393, RG 165, National Archives II.

（19） ブリストーらの研究もまた、基地厚生委員会の首脳部が事業の成果を自負し、その継続を熱望していたのを知ってはいる。それにもかかわらず、そのことを研究の俎上にはあげない。

（20） W. Prentice Sanger to Raymond B. Fosdick, November 7, 1918, 41993, entry 393, RG 165, National Archives II.

（21） "Memorandum for Mr. Fosdick," November 19, 1918, 42926, entry 393, RG 165, National Archives II.

（22） *Minutes of Meeting, War Department Commission on Training Camp Activities*, December 20, 1918, 241, entry 403, RG 165, National Archives II.

（23） "G. H. Q. Bulletin No. 54 on the Venereal Problem," *Social Hygiene* 5, no. 3 (1919): 301–09.

（24） William Zinnser to Raymond B. Fosdick, November 19, 1918, 42968, entry 393, RG 165, National Archives II.

（25） 停戦直後の地方自治体首長宛の手紙で。A letter from Newton D. Baker, November 14, 1918, 42564, entry 393, RG 165, National Archives II.

（26） 下院軍事委員会に存続必要性を明言。Newton D. Baker to Military Affairs Committee, House of Representatives, January. 27, 1919, 45491, entry 393, RG 165, National Archives II.

（27） Newton D. Baker to Malcolm L. McBride, December 7, 1918, 50047, entry 393, RG 165, National Archives II.

（28） To Newton D. Baker, June 18, 1919, 50875, entry 393, RG 165, National Archives II.

（29） Raymond B. Fosdick to Abraham Flexner, February 24, 1919, #176, box 1, Fosdick papers, Princeton University.

（30） Malcolm L. McBride to Hanmer, January 2, 1919, 44289, entry 393, RG 165, National Archives II; Malcolm L. McBride to Newton D. Baker, December 6, 1918, 45491, entry 393, RG 165, National Archives II.

（31） "Memorandum on Present Situation of the Commission on Training Camp Activities with the Difficulties and Dangers Attending its Future Development," late 1918?, 44124, entry 393, RG 165, National Archives II.

（32） Memo to Dr. Keppel, 39517, box 105, entry 393, RG 165, National Archives II; Memorandum for Fosdick, October 18,

1918. 40919, box 110, entry 393, RG 165, National Archives II.

(33) Raymond B. Fosdick to Newton D. Baker, November 22, 1918, 50055, entry 393, RG 165, National Archives II.

(34) Raymond B. Fosdick to William J. Mulligan, March 14, 1919, #186, box 1, Fosdick papers, Princeton University; Raymond B. Fosdick to Rev. Bishop Muldoon, March 18, 1919, #188, box 1, Fosdick papers; Raymond B. Fosdick to Newton D. Baker, April 20, 1919, #196, box 1, Fosdick papers; Raymond B. Fosdick to Frederick P. Keppel, February 15, 1919, #155, box 1, Fosdick papers; Memorandum for the Adjutant General, October [n.d.], 1919, 9800a–45, entry 393, RG 165, National Archives II.

(35) Raymond B. Fosdick to Allied Organizations, November 11, 1918, 44142, entry 393, RG 165, National Archives II.

(36) Raymond B. Fosdick, late 1918?, 48869, entry 393, RG 165, National Archives II.

(37) John P. Myers to Raymond B. Fosdick, November 9, 1918, 43541, entry 393, RG 165, National Archives II.

(38) Frederick P. Keppel to Munson, January 29, 1919, 50625, entry 393, RG 165, National Archives II.

(39) Raymond B. Fosdick, "Memorandum on Morale in the AEF," February 1, 1919, 49865, entry 393, RG 165, National Archives II.

(40) Raymond B. Fosdick to Allied Organizations, November 11, 1918, 44142, entry 393, RG 165, National Archives II.

(41) From Newton D. Baker, September 24, 1919, 52190, entry 393, RG 165, National Archives II.　ボストンの教会関係者への書簡。

(42) Hayes to Newton D. Baker, August 18, 1919, 52966, entry 393, RG 165, National Archives II. ジェイソン・ジョイとも相談して、民間団体からの業務移譲日を早めに通知して職探しなどを促しつつ円滑な移行を進言。ただし、完全移譲は困難で最低限必要な人材をそのまま維持したいと。また、現員を十一月まで維持せよと指示したという証言に以下をみよ。Newton D. Baker to Frederick P. Keppel, June 10, 1919, 49857, entry 393, RG 165, National Archives II; Newton D. Baker to Frederick P. Keppel, June 19, 1919, 50512, entry 393, RG 165, National Archives II; Foote to Woods, July 26, 1919, 50931, entry 393, RG 165, National Archives II.　呼応する書簡や指示書として、Henrietta S. Additon to Miss Wisherd, June 17, 1919, 50298; August 11, 1919, 52966; September 4, 1919, 52966; August 29, 1919, 51572; Jason S. Joy to Rees, September

13, 1919, 52320, entry 393, RG 165, National Archives II.

（43） WCCS to Jason S. Joy, September 2, 1919, 51968, entry 393, RG 165, National Archives II.

（44） From Department Morale Officer to Chief, Morale Branch, War Plans Division, General Staff, Washington, October 8, 1919, subject CTCA-WCCS folder, entry 376, RG 165, National Archives II.

（45） M. J. Exner, "Social Hygiene and the War," *Social Hygiene* 5, no. 2（April 1919）: 277–97.

（46） Henrietta S. Additon to Raymond B. Fosdick, May 29, 1919, 49556, entry 393, RG 165, National Archives II, 903. カッコ内、筆者。

（47） *Ibid.*

（48） Fosdick to Jason S. Joy, May 29, 1919, 49258, box 145, entry 393, RG 165, National Archives II.

（49） Henrietta S. Additon to E. P. Lathrop, May 29, 1919, 48471 [49471?], box. 146, entry 393, RG 165, National Archives II; 50412, box 152 [no date], entry 393, RG 165, National Archives II.

（50）（Battle Creek Sanitarium）to Raymond B. Fosdick, November 15, 1918, 42390, entry 393, RG 165, National Archives II.

（51） H. S. Braucher to Raymond B. Fosdick, November 21, 1918, 42789, entry 393, RG 165, National Archives II.

（52） Subject CTCA-WCCS folder, entry 376, RG 165, National Archives II.

（53） November 21, 1918, 42813, entry 393, RG 165, National Archives II.

（54） "A History and a Forecast," *Social Hygiene* 5, no. 4（1919）: 557.

（55） Jane Deeter Rippin, "Social Hygiene and the War: Work with Women and Girls," *Social Hygiene* 5, no. 1（1919）: 125–36.

（56） *Ibid.* こうしたプレゼンテーションの分析に有用な論考として、Alexandra Minna Stern, "Buildings, Boundaries, and Blood: Medicalization and Nation-Building on the U.S.-Mexico Border, 1910–1930," *Hispanic American Historical Review* 79, no. 1（1999）:41–81.

（57） Martha P. Falconer, "The Part of the Reformatory Institution in the Elimination of Prostitution," *Social Hygiene* 5, no. 1（1919）: 1–9; Allison T. French, "The Need for Industrial Homes for Women," *Social Hygiene* 5, no. 1（1919）: 11–13; Rachelle S. Yarros, "Experience of a Lecturer," *Social Hygiene* 5, no. 2（1919）: 205–22. Also see "A History and a Forecast," *Social*

*Hygiene* 5, no. 4 (1919): 553–66.

(58) M. J. Exner, "Social Hygiene and the War," *Social Hygiene* 5, no.2 (1919): 277–97.

(59) Edith Houghton Hooker, "The Case against Prophylaxis," *Social Hygiene* 5, no.2 (1919): 163–84.

(60) Dawley, *Changing the World*; Clarke A. Chambers, *Paul U. Kellogg and the Survey; Voices for Social Welfare and Social Justice* (Minneapolis: University of Minnesota Press, 1971), chap. 5.

(61) George Moses Price, "After-War Public Health Problems," *Survey* 41 (December 21, 1918): 369–74.

(62) *Ibid.*

(63) *Ibid.*; B. Glueck, "Morale-making: A Vocation," *Survey* 42, (May 10, 1919): 240–41.

(64) Gertrude Seymour, "Health of Soldier and Civilian: Some Aspects of the American Health Movement in War-Time," *Survey* 40 (May 11, 1918): 158; Gertrude Seymour, "Demobilization and Social Agencies," *Survey* 41 (December 7, 1918): 306.

(65) Julia C. Lathrop, "Presidential Address: Child Welfare Standards a Test of Democracy," *Proceedings of the National Conference of Charities and Correction* (1919): 5.

(66) "Standards of living in relation to Venereal Diseases," *Proceedings of the National Conference of Charities and Correction* (1919): 208–24.

(67) "The War Thus Comes to an End," *Woman Citizen* 3, no. 16 (November 16, 1918).

(68) *Woman Citizen* 3, no. 26 (November 23, 1918). Also see news clips on *Woman Citizen* 3, no. 29 (December 14, 1918); Paul Otlet, "Foundations of World Society," *Survey* 41 (February 1, 1919): 598–99.

(69) See "What the League of Women Voters Is," *Woman Citizen* 3, no. 46 (April 12, 1919): 958, 978; "Injunction and Abatement Act," *Woman Citizen* 4, no. 27 ( January 24, 1920):753.

(70) Alice Stone Blackwell, "The Legislature and the Social Evil," *Woman Citizen* 3, no. 33 (January 18, 1919): 687–88.

(71) Alice Stone Blackwell, "Dr. Yarros on Social Hygiene," *Woman Citizen* 3, no. 49 (May 3, 1919): 1051; M. J. Exner, "Social Hygiene and the War," *Social Hygiene* 5, no. 2 (1919): 277–97.

（72） "A History and a Forecast," *Social Hygiene* 5, no. 4 (1919): 553–66.

（73） Newton D. Baker, "Welfare Work for the Army," October 18, 1919, 53098, box 167, entry 393, RG 165, National Archivers II.

（74） C. C. Pierce, "The Public Health Service Campaign against Venereal Diseases," *Social Hygiene* 5, no. 4 (1919): 427.

（75） Ibid., 435, 438. Also see Wilbur A. Sawyer, "Venereal Disease Control in The Military Forces," *American Journal of Public Health*, IX, no. 5 (May 1919): 337–45.

（76） Paul Popenoe, "Law Enforcement : A Plan for Organized Action," *Social Hygiene* 5, no. 3 (1919): 355, 365–66.

（77） *Ibid.*, 361.

（78） Kenneth M. Gould, "Progress, 1920–21," *Social Hygiene* 7, no. 3 (1921): 317–18.

## ■終章

（1） Jonathan Zimmerman, *Distilling Democracy: Alcohol Education in America's Public Schools, 1880–1925* (Lawrence: University Press of Kansas, 1999).

（2） Lizabeth Cohen, *A Consumers' Republic: The Politics of Mass Consumption in Postwar America* (New York: Knopf : Distributed by Random House, 2003); Gary Gerstle, "The Protean Character of American Liberalism," *American Historical Review* 99, no. 4 (1994): 1043–73; Alice Kessler-Harris, *In Pursuit of Equity: Women, Men, and the Quest for Economic Citizenship in 20th-Century America* (New York: Oxford University Press, 2001); Linda Gordon, *Pitied but Not Entitled: Single Mothers and the History of Welfare, 1890–1935* (New York: Free Press, 1994); Gwendolyn Mink, *The Wages of Motherhood: Inequality in the Welfare State, 1917–1942* (Ithaca, NY: Cornell University Press, 1995); Alice O'Connor, *Poverty Knowledge: Social Science, Social Policy, and the Poor in Twentieth-Century U.S. History* (Princeton: Princeton University Press, 2001).

# あとがき

この小著を書きあげるのに長いながい時間がかかった。

もとより怠惰と非力のゆえではある。ただしもう一点付け加えるなら、この執筆の過程は自らの歴史研究の方法と意味についてあらためて向きあう日々であった。自分の業への不遜な自信が砕け、代わりの何かが芽生えていく遅々とした歩み。一冊の本がここにようやく生まれるということは、その芽吹いたものがいくばくかの根を張り、幹らしきものを備えたということだろうか。供すべき花や実をつけたかどうかは、読者のみなさんの判断を仰ぐより他ない。

歴史を書くのはおそろしい。来し方をふりかえって今を理解し、未来へと思いをめぐらすと言えば聞こえは良い。しかしそれはときに、今へと到る道だけを「事実」として裏書きし、それ以外の可能性を封じて現状の追認に堕ちていく。過ぎ去った時を描く人畜無害な歴史家像だけを抱きしめるわけにはいかない。歴史家は共犯者にもなりうるし、「事実」という岩盤を提供する責には従犯以上の重みがある。

このおそろしさに気づく者なら、歴史研究をもって批判的に今を捉え返し、現状を打開したいと願うだろう。しかしその歴史家が歩むのは細く険しい道だ。

改革の夢!? そんな下心の危うさは本書の読者には言うまでもない。あらかじめ定めた目標に即して史料をつまみ食いするなら、実証には耐えない。それは歴史修正主義者のやり口と変わるところがない。ところが、実証という科学への帰依もまた危うさをはらんでいる。ある種の記録は書き残されないかもしれない。大量に書かれ後世に残される史料群は、それ自体が磁場の中にある。また本書でも見たのは、「科学」が政治的な思惑をしのばせる場面とともに、脱政治化の試みそれ自体が社会への関与を阻むという政治的な帰結でもあった。さらに言えば、個別事例に取り組む本書のような歴史学にとって、諸事例から全体像をいかに紡ぐのかという課題もある。ひとつひとつの事実が自ずと語り出すだろうという楽観は、借りてきた大きな物語への追従に終わりかねない。どこまでも史料に即して論証を重ねる以外にどんな策もなく、なおかつ狭義の実証に囚われずに世界像を提示し直すという至難の業だ。

それくらいは承知の上だと私は思っていたに違いない。ところが、突き破れると見込んだ先行研究の陣地は思いのほか堅く、史料の森は深い。論文での局地戦ではなんとかやれたつもりが、一冊に組み上げようとするとあらが目立つ。角度を違えて読もうとする史料は、ときに頑強な抵抗をみせる。その解き方は無理筋だと確かに教えてくれるときと、ある一定の読みだけへと誘い込むときとを、私はいったい判別できているのか。欠けている史料群の影も感じる。存在しないのは史実なのか、史料なのか、それとも見つけ出せないだけなのか。実証度の確かさを思いまどって、史料に振り回され始めるのだ。

木を見て森を見ずの箴言では足りない。実証家気取りで史料という木だけを追い回したばかりか、その木を世界の現われとしてあつかってしくじったのだ。史料は貴重な痕跡だが、過去そのままを自然と再現できるようには存在しない。文書館という森に張り巡らされた小径はそれ自体が罠や砦でもあり、そこに収まった史料はある意味で人工物だ。史料の森を単一の完結した生態系だと信じる代わりに、人が踏破しつくすことのできない樹海に浮かぶ里山や庭と見るべきだろう。里山や庭の位置を見定め、よく見るならその間やまわりにも続く路や林にも足を運びたい。接近を拒む地形があることを知らねばならない。水脈や風路とその移り変わりに留意したい。

そのときようやく、史料が発する声の大小や多寡に注釈をつけることができるのだ。一九一〇年代の社会衛生運動や基地厚生活動委員会関連史料をおさめる図書館や文書館という庭は活気づいているが、「長い十九世紀」という川や風もまた流れ吹く。近代化の奔流は押しとどめようもないという大音声を測り直してはどうか。科学の台頭は必然で、それ以外は消えるべくして消えると語る多くの史料を、いくらか小さな声と対比してみてはどうか。こう反問する余地がようやく得られると思うのだ。

遠回りを経てこう見直すと、史料や文書館はそれ自体が出来事であり、行為のようだ。樹海を走る幾筋もの水や風や人がたまさかぶつかった痕跡である。それは背景をなす構造の表出であるとともに、その構造に変化をもたらす働きかけや反応や交渉の場でもある。その場のありようや展開には必然的と言いうるような文脈とリズムがあるけれども、複数のそれらが出会ってときに思いがけない帰結をも生む。「科学」という基盤に変質をもたらす社会衛生運動は、二十世紀アメリカの政治文化の根幹部分に虫喰いを穿っていく進行形の出来事だ。基地厚生活動委員会の終わりという「事実」はひとつの決着であるとともに、やせた科学を押し上げて不安定さを孕ませ、次への蠢動を用意していく。

個別事例に注目する本書のような歴史学は、他でもないこの現場に身を置かねばならない。その地形や時間の重層性・複数性とともに変化の動態を捉え、さらなる変動可能性を射程に入れるのだ。見えてくるのは、社会科学的な大きな理論がしばしば想定する法則や一方向的で直線的な変化ではない。構造と出来事や行為との相互作用であり、それは思いがけない変化や働きかけに対して開けている。

これはもしや希望ではないだろうか。過去の事実を特定しようとあがいてつかんだのは、その「過去」や「事実」の重層性や未決定性や潜在する変化の芽だ。願望や主義主張とは異なる、徹底した実証の上に立つ歴史学的な希望だと思いきって言ってみよう。すでに完了したかに思えた「歴史」が可動性・可変性を取り戻すとき、現状以外にどんなあり方もないのだと嘯く諦念に、否と言い返す足場が生まれては来ないだろうか。

長いながい逡巡と執筆と出版の過程を支えてくださった方々に謝辞を捧げたい。

財団法人アメリカ研究振興会の出版助成なしには本書が世に出ることはなかった。審査コメントに背中を押されて、最終稿では一編のモノグラフとしては幾分踏みこんだ議論を展開しようと決心がついた。勇み足の責はもちろん筆者にある。幾度となく海外史料調査を支えてくれた科学研究費補助金の恩恵にも預かった。

刊行を引き受けてくれたナカニシヤ出版にも感謝したい。原稿の一部と企画書とを何社かに読んで頂いて、一番おもしろがってくれたのが前担当の津久井輝夫さんだった。自信しか持ち合わせない若輩者に賭けて頂いたことが、そのわずかばかりの自信すらが崩れる執筆過程を支えてくれた。心配と負担をかけ続けた現担当の石崎雄高さんには、実に忍耐強くおつきあい頂いた。津久井さんの退職前に仕上げられなかったのが悔やまれるけれども、企画時の勢いのままならこの本ははるかに未熟なものだったろうとも思う。

お世話になった恩師、先輩方、同僚たち、友人たちの名前を挙げ尽くすことは到底できそうにない。東京大学大学院総合文化研究科の寛容な雰囲気がなければ、生硬なことを言う困った院生（今もたいして向上していないかもしれない）が生き延びることはなかった。遠藤泰生先生をはじめとする教授陣、諸先輩方が、寸鉄を刺しながらにやりと笑ってくれたおかげで研究が始まった。カリフォルニア大学サンタクルーズ校大学院歴史学研究科のアリス・ヤン先生らの叱咤激励が、この探究の基盤となった博士論文を後押しした。ゲール・ハーシャッター先生には、どこまでも真摯に歴史学的でありながら異種格闘技をも厭わない戦い方を教えてもらった。学部時代から恩恵を与え続けてくれた一橋大学社会学部のコミュニティを含め、常にこれほど自由闊達な環境で育つことができたのは奇跡のようだ。横浜国立大学で苦楽をともにした同志たちからの支援や刺激は広範にわたる。うち続く「改革」の波で会議は多いけれども、風通しの良い環境でのびのびと過ごさせてもらっている。首都圏にいて呼びやすいというだけで多くの学会・研究会の企画運営に加えて頂いたのは僥倖だった。最前線に立つ研究者が備えるべきが何かを、本や論文からだけではうかがい知れないかたちで体感したように思う。あまりに多くを得た。本書原稿やその元になった論文や報告に意見頂いたたくさんの方々にも御礼申し上げたい。執筆の終盤でほぼ全容にコメントを下さったのは加藤千香子さん、貴堂嘉之さん、村田勝幸さん、兼子歩さんだった。どれほど勇気づけられたことか。

横浜国立大学教育人間科学部の学生たちにもひと言。きみらに出会わなければ、教師としても研究者としても私はまったく別の人間になっただろう。ゼミをはじめとする場で諸君がみせてくれる熱意やしなやかさは、この世界がまだまだ終わってはいないのを確信させてくれている。この世界のために、きみらとともに私もなにか貢献したいと強く願う。

最後に、松原優佳とふたりの子どもたちに愛を。父と、昨年逝った母とに敬意を。

二〇一三年七月　横浜にて

松原宏之

## 【初出一覧】

序　章　書き下ろし。

第一章　一部を、「ジェンダー・階級・エスニシティ間関係の再編過程――20世紀初頭の米国における売春反対運動」『思想』八八九号（一九九八年）八六－一〇五頁より再録。

第二章　「社会の護持と改編――二〇世紀初頭アメリカの性衛生学者モローをめぐって」服藤早苗・三成美保編『権力と身体』（明石書店、二〇一一年）六一－七八頁を大幅に加筆改稿。

第三章　「ソーシャルワークと公共性、1890年代から1910年代――National Conference of Charities and Corrections議事録を手がかりに」『公共文化の胎動：建国後の合衆国における植民地社会諸規範の継承と断絶に関する研究』科研費基盤研究（A）課題番号19202022（研究代表者 遠藤泰生）（二〇一一年）を大幅に加筆改稿。一部を、「社会の護持と改編――二〇世紀初頭アメリカの性衛生学者モローをめぐって」服藤早苗・三成美保編『権力と身体』（前出）より再録。

第四章　書き下ろし。

第五章　「第一次世界大戦期アメリカ軍の性病管理とアメリカ国民意識」樋口映美・中條献編『歴史のなかの「アメリカ」――国民化をめぐる語りと創造』（彩流社、二〇〇六年）九三－一一〇頁を大幅に加筆改稿。一部を、"Sometime Allies, Sometime Competitors: Men and Women in the Commission on Training Camp Activities,1917-1919." The Proceedings of the American Historical Association 121st Annual Meeting（2007）: #10485より、日本語訳の上で再録。

第六章　書き下ろし。

終　章　書き下ろし。

Viner, Russel. "Abraham Jacobi and the Origins of Scientific Pediatrics in America." In *Formative Years: Children's Health in the United States, 1880-2000*, edited by Alexandra Stern and Howard Markel. Ann Arbor: University of Michigan Press, 2002.

Walkowitz, Judith R. *City of Dreadful Delight: Narratives of Sexual Danger in Late-Victorian London*. Chicago: University of Chicago Press, 1992.

———. *Prostitution and Victorian Society: Women, Class, and the State*. Cambridge; New York: Cambridge University Press, 1980.

Wheatley, Steven Charles. *The Politics of Philanthropy: Abraham Flexner and Medical Education*. Madison, Wis.: University of Wisconsin Press, 1988.

Wiebe, Robert H. *The Search for Order, 1877-1920*. New York: Hill and Wang, 1967.

Wilentz, Sean. *Chants Democratic: New York City & the Rise of the American Working Class, 1788-1850*. New York: Oxford University Press, 1984.

———. *The Rise of American Democracy: Jefferson to Lincoln*. 1st ed. New York: Norton, 2005.

Williams, Raymond. "Base and Superstructure in Marxist Cultural Theory." *New Left Review* 82, no. November-December (1973): 3–16.

Willrich, Michael. *City of Courts: Socializing Justice in Progressive Era Chicago*. Cambridge; New York: Cambridge University Press, 2003.

Wolf, Jacqueline H. *Don't Kill Your Baby: Public Health and the Decline of Breastfeeding in the Nineteenth and Twentieth Centuries*. Columbus: Ohio State University Press, 2001.

安丸良夫「表象の意味するもの」歴史学研究会編『歴史学における方法的展開——現代歴史学の成果と課題　1980-2000年』青木書店，2002.

Yochelson, Bonnie, and Daniel J. Czitrom. *Rediscovering Jacob Riis: Exposure Journalism and Photography in Turn-of-the-Century New York*. New York: New Press : Distributed by W.W. Norton, 2007.

吉見俊哉『カルチュラル・ターン，文化の政治学へ』人文書院，2003.

Zunz, Olivier. *Why the American Century?* Chicago: University of Chicago Press, 1998.

阪上孝『近代的統治の誕生——人口・世論・家族』岩波書店，1999.
酒井直樹『死産される日本語・日本人——「日本」の歴史－地政的配置』新曜社，1996.
佐藤卓己『歴史学』岩波書店，2009.
Schaffer, Ronald. *America in the Great War: The Rise of the War Welfare State*. New York: Oxford University Press, 1991.
シービンガー，ロンダ『植物と帝国——抹殺された中絶薬とジェンダー』小川眞里子・弓削尚子訳，工作社，2007［2004］.
ジョーン・W．スコット『増補新版　ジェンダーと歴史学』荻野美穂訳，平凡社，2004［1999］.
Skocpol, Theda. *Protecting Soldiers and Mothers: The Political Origins of Social Policy in the United States*. Cambridge, Mass.: Belknap Press of Harvard University Press, 1992.
————. *Social Policy in the United States: Future Possibilities in Historical Perspective, Princeton Studies in American Politics*. Princeton: Princeton University Press, 1995.
Skowronek, Stephen. *Building a New American State: The Expansion of National Administrative Capacities, 1877-1920*. Cambridge Cambridgeshire; New York: Cambridge University Press, 1982.
Smith, Mark C. *Social Science in the Crucible: The American Debate over Objectivity and Purpose, 1918-1941*. Durham, N.C.: Duke University Press, 1994.
スミス，ヴァージニア『清潔の歴史——美・健康・衛生』鈴木実佳訳，東洋書林，2010［2007］.
Stern, Alexandra, and Howard Markel, eds. *Formative Years: Children's Health in the United States, 1880-2000*. Ann Arbor: University of Michigan Press, 2002.
Stern, Alexandra Minna. "Buildings, Boundaries, and Blood: Medicalization and Nation-Building on the U.S.-Mexico Border, 1910-1930." *Hispanic American Historical Review* 79, no. 1 (1999): 41–81.
Stivers, Camilla. *Bureau Men, Settlement Women: Constructing Public Administration in the Progressive Era*. Lawrence, KS: University Press of Kansas, 2000.
田中拓道『貧困と共和国——社会的連帯の誕生』人文書院，2006.
冨山一郎『暴力の予感——伊波普猷における危機の問題』岩波書店，2002.
Tyrrell, Ian R. *Woman's World Woman's Empire: The Woman's Christian Temperance Union in International Perspective, 1880-1930*. Chapel Hill: University of North Carolina Press, 1991.

Muncy, Robyn. *Creating a Female Dominion in American Reform, 1890-1935*. New York: Oxford University Press, 1991.
小田中直樹『歴史学ってなんだ？』PHP 新書 , 2004.
Odem, Mary E. *Delinquent Daughters: Protecting and Policing Adolescent Female Sexuality in the United States, 1885-1920*. Chapel Hill: University of North Carolina Press, 1995.
小野直子「アメリカ合衆国における出産の病院化と産科学の台頭」『富山大学人文学部紀要』37（2002）: 37–57.
Pivar, David J. *Purity and Hygiene: Women, Prostitution, and the "American Plan," 1900-1930*. Westport, Conn.: Greenwood Press, 2002.
プランツ，リチャード『ニューヨーク都市居住の社会史』酒井詠子訳，鹿島出版会，2005 [1990].
Reisch, Michael, and Janice Andrews. *The Road Not Taken: A History of Radical Social Work in the United States*. Philadelphia: Brunner-Routledge, 2001.
Rodgers, Daniel T. "An Age of Social Politics." In *Rethinking American History in a Global Age*, edited by Thomas Bender. Berkeley: University of California Press, 2002.
———. *Atlantic Crossings: Social Politics in a Progressive Age*. Cambridge, Mass.: Belknap Press of Harvard University Press, 1998.
Rosen, George. *A History of Public Health*. Expanded ed. Baltimore: Johns Hopkins University Press, 1993.
Rosen, Ruth. *The Lost Sisterhood: Prostitution in America, 1900-1918*. Baltimore: Johns Hopkins University Press, 1982.
Rosenberg, Charles E. *The Care of Strangers: The Rise of America's Hospital System*. New York: Basic Books, 1987.
Rosner, David, and Museum of the City of New York. *Hives of Sickness: Public Health and Epidemics in New York City*. New Brunswick, N.J.: Published for the Museum of the City of New York by Rutgers University Press, 1995.
Ross, Dorothy. *The Origins of American Social Science*. Cambridge; New York: Cambridge University Press, 1991.
Ryan, Mary P. *Cradle of the Middle Class: The Family in Oneida County, New York, 1790-1865*, Cambridge, Eng. ; New York: Cambridge University Press, 1981.
サイード，エドワード『オリエンタリズム』今沢紀子訳，平凡社，1993［1978］.
———『文化と帝国主義』大橋洋一訳，みすず書房，1998［1993］.
齋藤晃「歴史，テクスト，ブリコラージュ」森明子編『歴史叙述の現在——歴史学と人類学の対話』人文書院，2002.

United States, 1907-1917." *Journal of Social History* 35, no. 1 (2001): 5–41.
貴堂嘉之「移民国家アメリカの「国民」管理の技法と「生－権力」」古矢旬・山田史郎編『暴力と権力』ミネルヴァ書房，2007.
紀平英作『歴史としての「アメリカの世紀」——自由・権力・統合』岩波書店，2010.
Klaus, Alisa. *Every Child a Lion: The Origins of Maternal and Infant Health Policy in the United States and France, 1890-1920*. Ithaca: Cornell University Press, 1993.
クラウト，アラン・M.『沈黙の旅人たち』中島健訳，青土社，1997 [1994].
Lears, T. J. Jackson. *No Place of Grace: Antimodernism and the Transformation of American Culture, 1880-1920*. Chicago: University of Chicago Press, 1981.
——— *Rebirth of a Nation: The Making of Modern America, 1877-1920*. 1st ed. New York: HarperCollins, 2009.
Levine, Philippa. *Prostitution, Race, and Politics: Policing Veneral Disease in the British Empire*. New York: Routledge, 2003.
Luker, Kristin. "Sex, Social Hygiene and the Double-Edged Sword of Social Reform." Theory and Sociology 27 (1998): 601–34.
Lupton, Deborah. *The Imperative of Health: Public Health and the Regulated Body*. London; Thousand Oaks, Calif.: Sage Publications, 1995.
Mandell, Nikki. "Allies or Antagonists? Philanthropic Reformers and Business Reformers in the Progressive Era." *The Journal of the Gilded Age and Progressive Era* 11, no. 1 (2012): 71–117.
松原宏之「ジェンダー・階級・エスニシティ間関係の再編過程——20世紀初頭の米国における売春反対運動」『思想』889 (1998): 86–105.
———「政治文化の秩序を賭けて——サンフランシスコ市営売春婦診療所論争のゆくえ」歴史学研究会編『性と権力関係の歴史』青木書店，2004.
松本悠子『創られるアメリカ国民と「他者」——「アメリカ化」時代のシティズンシップ』東京大学出版会，2007.
Meckel, Richard A. *Save the Babies: American Public Health Reform and the Prevention of Infant Mortality, 1850-1929*. Ann Arbor: University of Michigan Press, 1998.
Michel, Sonya, and Seth Koven. *Mothers of a New World: Maternalist Politics and the Origins of Welfare States*. New York, N.Y.: Routledge, 1993.
見市雅俊編著『青い恐怖　白い街——コレラ流行と近代ヨーロッパ』平凡社，1990.
More, Ellen Singer. *Restoring the Balance: Women Physicians and the Profession of Medicine, 1850-1995*. Cambridge, Mass.: Harvard University Press, 1999.

ギアツ，クリフォード『ヌガラ――19世紀バリの劇場国家』小泉潤二訳，みすず書房，1990 [1980].
――――『文化の解釈学』吉田禎吾・柳川啓一・中牧弘亮・坂橋作美訳，岩波書店，1987 [1973].
Gerstle, Gary. "The Protean Character of American Liberalism." *American Historical Review* 99, no. 4 (1994): 1043–73.
Gilfoyle, Timothy J. *City of Eros: New York City, Prostitution, and the Commercialization of Sex, 1790-1920*. 1st ed. New York: W.W. Norton, 1992.
ギンズブルグ，カルロ『歴史を逆なでに読む』上村忠男訳，みすず書房，2003.
グリーンブラット，スティーブン『驚異と占有――新世界の驚き』荒木正純訳，みすず書房，1994 [1991].
Grittner, Frederick K. *White Slavery: Myth, Ideology, and American Law, Distinguished Studies in American Legal and Constitutional History*. New York: Garland Pub., 1990.
Hammonds, Evelynn Maxine. *Childhood's Deadly Scourge : The Campaign a Control Diphtheria in New York City, 1880-1930*. Baltimore, Md.: Johns Hopkins University Press, 1999.
長谷川まゆ帆「ヘイドン・ホワイトと歴史家たち――時間の中にある歴史叙述」『思想』1036 (2010): 161–87.
長谷川博子「歴史のエクリチュール――『女の場』をめぐって」小林康夫・船曳建夫編『知の論理』東京大学出版会，1995.
Haskell, Thomas L. *The Emergence of Professional Social Science: The American Social Science Association and the Nineteenth-Century Crisis of Authority*. Urbana: University of Illinois Press, 1977.
平体由美「20世紀転換期ニューヨーク市公衆衛生行政――細菌・他者・行政組織」杉田米行編『日米の社会保障とその背景』大学教育出版会，2010.
Hobson, Barbara Meil. *Uneasy Virtue: The Politics of Prostitution and the American Reform Tradition*. New York: Basic Books, 1987.
宝月理恵『近代日本における衛生の展開と受容』東信堂，2010.
ホイ，スーエレン『清潔文化の誕生』椎名美智訳，紀伊國屋書店，1999 [1995].
ハント，リン『フランス革命の政治文化』松浦義弘訳，平凡社，1989 [1984].
市野川容孝『社会』岩波書店，2006.
Jensen, Kimberly. *Mobilizing Minerva: American Women in the First World War*. Urbana: University of Illinois Press, 2008.
川越修『社会国家の生成――20世紀社会とナチズム』岩波書店，2004.
Keire, Mara L. "The Vice Trust: A Reinterpretation of the White Slavery Scare in the

*States since 1880*. Expanded ed. New York: Oxford University Press, 1987.
Briggs, Laura. *Reproducing Empire: Race, Sex, Science, and U.S. Imperialism in Puerto Rico*. Berkeley: University of California Press, 2002.
Bristow, Nancy K. *Making Men Moral: Social Engineering During the Great War*. New York: New York University Press, 1996.
Burnham, John C. "The Progressive Era Revolution in American Attitudes toward Sex." *The Journal of American History* 59, no. 4 (1973): 885–908.
Capozzola, Christopher Joseph Nicodemus. *Uncle Sam Wants You: World War I and the Making of the Modern American Citizen*. Oxford; New York: Oxford University Press, 2008.
Chambers, Clarke A. *Paul U. Kellogg and the Survey; Voices for Social Welfare and Social Justice*. Minneapolis: University of Minnesota Press, 1971.
Connelly, Mark Thomas. *The Response to Prostitution in the Progressive Era*. Chapel Hill: University of North Carolina Press, 1980.
Curry, Lynne. *Modern Mothers in the Heartland: Gender, Health, and Progress in Illinois, 1900-1930*. Columbus: Ohio State University Press, 1999.
D'Emilio, John, and Estelle B. Freedman. *Intimate Matters: A History of Sexuality in America*. 1st ed. New York: Harper & Row, 1988.
Dawley, Alan. *Changing the World: American Progressives in War and Revolution*. Princeton, N.J.: Princeton University Press, 2003.
Diffee, Christopher. "Sex and the City: The White Slavery Scare and Social Governance in the Progressive Era." *American Quarterly* 57, no. 2 (2005): 411–38.
ドンズロ，ジャック『家族に介入する社会――近代家族と国家の管理装置』宇波彰訳，新曜社，1991［1980］.
Duffy, John. *The Sanitarians: A History of American Public Health*. Urbana: University of Illinois Press, 1990.
Dumenil, Lynn. "Women's Reform Organizations and Wartime Mobilization in World War I-Era Los Angeles." *The Journal of the Gilded Age and Progressive Era* 10, no. 2 (2011): 213–45.
Feldman, Egel. "Prostitution, the Alien Woman and the Progressive Imagination, 1910-1915." *American Quarterly* 19, no. 2 (1967): 192–206.
Flanagan, Maureen A. *America Reformed: Progressives and Progressivisms, 1890s-1920s*. New York: Oxford University Press, 2007.
フーコー，ミシェル『監獄の誕生――監視と処罰』田村俶訳，新潮社，1977.
――――『知への意志（性の歴史１）』渡辺守章訳，新潮社，1986［1978］.

———. *Standard Forms of Laws for the Repression of Prostitution, the Control of Venereal Diseases, the Establishment and Management of Reformatories for Women and Girls, and Suggestions for a Law Relating to Feeble-Minded Persons*. Washington: Government Printing Office, 1919.

United States. Immigration Commission (1907-1910), and William Paul Dillingham. *Reports of the Immigration Commission*. Washington: Government Printing Office, 1911.

Waterman, Willoughby Cyrus. *Prostitution and Its Repression in New York City, 1900-1931*. New York: Columbia University Press, 1932. Reprint, New York: AMS Press, 1968.

Watson, Frank D. "Foreword." *Annals of the American Academy of Political and Social Science* 77 (1918): vii–ix.

Weyl, Walter Edward. *The New Democracy: An Essay on Certain Political and Economic Tendencies in the United States*. New York: The Macmillan Company, 1912.

Whitin, Frederick H. "Obstacles to Vice Repression." *Social Hygiene* 2, no. 2 (1916): 145–63.

Wilson, Woodrow. "Foreword." In *Keeping Our Fighters Fit for War and After*, edited by Edward Frank Allen and Raymond Blaine Fosdick. New York: The Century Co., 1918.

*Women's Share in a National Service*. The War Department, Commission on Training Camp Activites, Social Hygiene Division, Section on Women's Work, 1918.

Wood, Thomas D., Dr. "War's Emphasis on Health Education." *New York Times*, April 14, 1918.

Woolston, Howard Brown. *Prostitution in the United States*. New York: The Century Co., 1921.

Zinsser, William H. "Social Hygiene and the War I: Fighting Venereal Diseases: A Public Trust." *Social Hygiene* 4, no. 4 (1918): 497–524.

———. "Working with Men Outside the Camps." *Annals of the American Academy of Political and Social Science* 79 (1918): 194–203.

## ■主要研究書・論文

Bonnell, Victoria E., and Lynn Avery Hunt, eds. *Beyond the Cultural Turn : New Directions in the Study of Society and Culture*. Berkeley: University of California Press, 1999.

Brandt, Allan M. *No Magic Bullet: A Social History of Venereal Disease in the United*

Pierce, C. C. "The Public Health Service Campaign against Venereal Diseases." *Social Hygiene* 5, no. 4 (1919): 415–40.

Popenoe, Paul. "Law Enforcement–a Plan for Organized Action." *Social Hygiene* 5, no. 3 (1919): 355–67.

Reynolds, James B. "Recent Progress in Social Hygiene in Europe." *Social Hygiene* 1, no. 2 (1914): 165–82.

Richmond, Mary E. "Medical and Social Co-Operation." *Proceedings of the National Conference of Charities and Correction* (1912): 359–63.

Rockefeller, John D., Jr. "Introduction." In *Commercialized Prostitution in New York City*, edited by George J. Kneeland and Katharine Bement Davis. New York: Century, 1913.

Rosenstirn, Julius. *Our Nation's Health Endangered by Poisonous Infection through the Social Malady: The Protective Work of the Municipal Clinic of San Francisco and Its Fight for Existence*. San Francisco: Printed by The Town Talk Press, 1913.

Shillady, John R. "Report of the Sub-Committee on Certain Important Social Diseases." *Proceedings of the National Conference of Charities and Correction* (1912): 317-22.

Storey, T. A. "The Work of the United States Interdepartmental Social Hygiene Board." *Social Hygiene* 5, no. 4 (1919): 441–60.

Sumner, Walter T. "Some Aspects of Progress in Sex Problems." *Proceedings of the National Conference of Charities and Correction* (1912): 271–75.

Syracuse Moral Survey Committee. *The Social Evil in Syracuse, Being the Report of an Investigation of the Moral Condition of the City*. Syracuse, N.Y., 1913.

Turner, George Kibbe. "The City of Chicago: A Study of the Great Immoralities." *McClure's Magazine* 28 (1907): 575–92.

————. "The Daughters of the Poor: A Plain Story of the Development of New York City as a Leading Center of the White Slave Trade of the World, under Tammany Hall." *McClure's Magazine* 34 (1909): 45–61.

Ulrich, Mabel S., Dr. *The Girl's Part*: The War Department, Commission on Training Camp Activites, Social Hygiene Division, Section on Women's Work, 1918.

United States Congress. Senate. Committee on Immigration. *White-Slave Traffic Report*. Washington,: Government Printing Office, 1910.

United States. Commission on Training Camp Activities. *Documents Regarding Alcoholic Liquors and Prostitution in the Neighborhood of Military Camps and Naval Stations*. Washington, 1918.

Minneapolis, The Vice Commission of. *Report of the Vice Commission of Minneapolis to His Honor, James C. Haynes, Mayor*. Minneapolis: Press of H. M. Hall, 1911.

Miner, Maude E. *Slavery of Prostitution a Plea for Emancipation*. New York: Macmillan, 1916.

Morrow, Prince A. "Catechism on Blindness." *Charities and the Commons* 20 (1908): 518–20.

———. *The Control of Syphilis and Venereal Diseases*. Boston: D. C. Heath & Company, 1907. Reprint from *The Boston Medical and Surgical Journal* 156, no. 6 (February 7, 1907): 169–74.

———. *Education within the Medical Profession*, 1905. Reprint from *The Medical News*, v. 86, no. 25 (June 24, 1905): 1153–56.

———. *Professional Discretion. The Medical Secret*, 1903. Reprint from *The Medical News*, May 30 and June 6, 1903.

———. "Prophylaxis of Social Diseases." *The American Journal of Sociology* 13, no. 1 (1907): 20–33.

———. "Publicity as a Factor in Venereal Prophylaxis, Chicago: Press of the American Medical Association." Paper presented at the Fifty-seventh Annual Session, the American Medical Association, June 1906.

———. "Results of the Work Accomplished by the Society of Sanitary and Moral Prophylaxis." Paper presented at the American Society of Sanitary and Moral Prophylaxis 1910.

———. *Sanitary and Moral Prophylaxis*. Boston: The Old Corner Book Store, 1906. Reprint from *the Boston Medical and Surgical Journal* 154, no. 24: 674–77 (June 14, 1906).

———. *Social Diseases and Marriage: Social Prophylaxis*. New York and Philadelphia: Lea Brothers & Co., 1904.

———. *The Society of Sanitary and Moral Prophylaxis: Its Objects and Aims*, 1905.

Morrow, Prince A., and American Society of Sanitary and Moral Prophylaxis. *The Boy Problem, Educational Pamphlet No. 4*. New York: Grafton Press, 1909.

Mott, John R. "The War Work of the Young Men's Christian Associations of the United States." *Annals of the American Academy of Political and Social Science* 79 (1918): 204–08.

Philadelphia, Vice Commission of. *A Report on Existing Conditions with Recommendation to the Honorable Rudolph Blankenburg, Mayor of Philadelphia*. Philadelphia, 1913.

*Social Hygiene* 1, no. 4 (1915): 589–609.
———. "Next Steps." *Social Hygiene* 4, no. 1 (1918): 9–23.
Johnson, Paul B. "Social Hygiene and the War." *Social Hygiene* 4, no. 1 (1918): 91–106.
Jones, George L. "Some Sex Problems Encountered by Social Workers." *Proceedings of the National Conference of Charities and Correction* (1912): 300–03.
Keyes, Edward L. "Can the Law Protect Matrimony from Disease." *Social Hygiene* 1, no. 1 (1914): 9–14.
———. "Morals and Venereal Disease." *Social Hygiene* 2, no. 1 (1915): 50–54.
———. "Society of Sanitary and Moral Prophlaxis: Report of Progress." *Journal of the Society of Sanitary and Moral Prophlaxis* 5, no. 1 (1914): 4–8.
Kleeck, Mary Van. "Case Work and Social Reform." *Annals of the American Academy of Political and Social Science* 77 (1918): 9–12.
Kneeland, George J., and Katharine Bement Davis. *Commercialized Prostitution in New York City*. New York: Century, 1913.
Lathrop, Julia C. "Presidential Address: Child Welare Standards a Test of Democracy." *Proceedings of the National Conference of Charities and Correction, 1919* (1919): 5–9.
Lee, Joseph. "War Camp Community Service." *Annals of the American Academy of Political and Social Science* 79 (1918): 189–94.
Lichtenberger, J. P. "Foreword." *Annals of the American Academy of Political and Social Science* 79 (1918): vii–ix.
Lies, Eugene T. "Minneapolis Vice Commission's Report." *Survey* 26, no. 20 (1911): 694–95.
Lippmann, Walter. *Drift and Mastery: An Attempt to Diagnose the Current Unrest*. New York: M. Kennerley, 1914.
Louisville, The Vice Commission. *Report of the Vice Commission, Louisville, Kentucky. Survey of Existing Conditions with Recommendations to the Hon. John H. Buschemeyer, Mayor*. Louisville: Printed by Smith & Dugan, 1915.
Massachusetts Commission for the Investigation of the White Slave Traffic, So Called. *Report of the Commission for the Investigation of the White Slave Traffic, So Called*. Boston, 1914.
McClure, S. S. "The Tammanyizing of a Civilization." *McClure's Magazine* 34 (1909 November): 117–28.
Miller, James Alexander. "Relation of Medical and Social Work, Report of the Committee." *Proceedings of the National Conference of Charities and Correction* (1912): 308–17.

Davis, Michael M., Jr. "Social Aspects of a Medical Institution." *Proceedings of the National Conference of Charities and Correction* (1912): 363–69.

Eliot, Charles W. "The American Social Hygiene Association." *Social Hygiene* 1, no. 1 (1914): 1–5.

Eliot, Thomas D. "Social Hygiene at the Panama-Pacific International Exposition." *Social Hygiene* 1, no. 3 (1915): 397–414.

Exner, M. J. "Prostitution in Its Relation to the Army on the Mexican Border" *Social Hygiene* 3, no. 2 (1917): 205–20.

Falconer, Martha P. "Social Hygiene Program: Report of the Committee." *Proceedings of the National Conference of Charities and Correction* (1915) : 241–52.

Flexner, Abraham. "Is Social Work a Profession?" *Proceedings of the National Conference of Charities and Correction* (1915): 576–90.

———. "Next Steps in Dealing with Prostitution." *Social Hygiene* 1, no. 4 (1915): 529–38.

———. "Next Steps in Dealing with Prostitution." *Proceedings of the National Conference of Charities and Correction* (1915): 253–60.

———. *Prostitution in Europe*. New York: Century, 1914.

———. "The Regulation of Prostitution in Europe." *Social Hygiene* 1, no. 1 (1914): 15–28.

Fosdick, Raymond B. *Chronicle of a Generation: An Autobiography*. 1st ed. New York: Harper & Bros., 1958.

———. "The War and Navy Departments Commissions on Training Camp Activities." *Annals of the American Academy of Political and Social Science* 79 (1918): 130–42.

Griscom, John H. *The Sanitary Condition of the Laboring Population of New York. With Suggestions for Its Improvement. A Discourse (with Additions) Delivered on the 30th December, 1844, at the Repository of the American Institute*. New York: Harper & brothers, 1845.

Hichborn, Franklin. "California's Fight for a Red Light Abatement Law." *Social Hygiene* 1, no. 1 (1914): 6–8.

Hooker, Donald. "In Defense of Radicalism." *Social Hygiene* 3, no. 2 (1917): 157–63.

Johnson, Bascom. "The Injunction and Abatement Law." *Social Hygiene* 1, no. 2 (1915): 231–56.

———. *Law Enforcement in Social Hygiene*, 192–?

———. "Moral Conditions in San Francisco and at the Panama-Pacific Exposition."

*Women Citizen*

■主要一次史料

Addams, Jane. "The President's Address: Charity and Social Justice." *Proceedings of the National Conference of Charities and Correction* (1910): 1–18.

———. *Democracy and Social Ethics*. New York: Macmillan Co., 1902.

Allen, Edward Frank, and Raymond B. Fosdick. *Keeping Our Fighters Fit for War and After*. New York: The Century Co., 1918.

Anderson, George J. "Making the Camps Safe for the Army." *Annals of the American Academy of Political and Social Science* 79 (1918): 143–51.

Baker, Newton D. "Welfare Work for the Army." October 18, 1919. 53098, box 167, entry 393, RG 165.

Baker, Newton Diehl. *Frontiers of Freedom*. New York: George H. Doran Co., 1918.

Bell, Ernest Albert. *Fighting the Traffic in Young Girls; or, War on the White Slave Trade; a Complete and Detailed Account of the Shameless Traffic in Young Girls*. Chicago?, 1910.

Birtwell, Charles W. "The Current Movement for Sex Education and Hygiene." *Proceedings of the National Conference of Charities and Correction* (1912): 261–67.

Bridgeport, Conn. Vice Commission. *The Report and Recommendation of the Bridgeport Vice Commission*: Bridgeport, 1916.

Cabot, Richard C. "Educational Aspects of Medical-Social Work." *Proceedings of the National Conference of Charities and Correction* (1912): 351–59.

Chapman, Woodallen. *The Nation's Call to Young Women*. The War Department, Commission on Training Camp Activites, Social Hygiene Division, Section on Women's Work, 1918.

———. *Your Country Needs You: A Talk with Girls*. The War Department, Commission on Training Camp Activites, Social Hygiene Division, Section on Women's Work, 1918.

Chicago, The Vice Commission of. *The Social Evil in Chicago: A Study of Existing Conditions with Recommendations*. Chicago: Gunthorp-Warren, 1911.

Clarke, Walter. "Social Hygiene and the War." *Social Hygiene* 4, no. 2 (1918): 259–306.

Commission on Training Camp Activities. *Clean Communities Camps Fighters: Working Plan of the Social Hygiene Division, War Department Commission on Training Camp Activities*. Washington, New York: War Department, Commission on Training Camp Activities, 1917?

# 文献一覧


■マニュスクリプト

National Archives Ⅱ（College Park, Maryland）

Records of the Commission on Training Camp Activities, RG165.

New York Public Library

Committee of Fourteen Records, 1905-1932.

Princeton University

Raymond B. Fosdick papers, 1917-1957, Mudd Library.

Rockefeller Archival Center

Series Bureau of Social Hygiene, RG 2, Rockefeller Boards, Rockefeller Family Archives.

Series Social Hygiene, RG 2, Medical Interests, Rockefeller Family Archives.

Series Friends and Relations, RG 2, Friends and Services, Rockefeller Family Archives.

Series YMCA, RG 2, Welfare Youth Files, Rockefeller Family Archives.

University of Minnesota

American Social Health Association Records, Social Welfare History Archives.

YMCA Armed Services Department: An Inventory of Its World War I Records, Kautz Family YMCA Archives.

■新聞・雑誌・機関誌

*Annals of the American Academy of Political and Social Science*

*Charities and Commons*

*Journal of the Society of Sanitary and Moral Prophlaxis*

*McClure's Magazine*

*New York Times*

*Proceedings of the National Conference of Charities and Corrections*

*Social Diseases*

*Social Hygiene*

*Survey*

*Vigilance*

## ラ・ワ　行

## タ　行



## ナ　行



## ハ　行



## マ　行



## ヤ　行

## サ　行

### ラ・ワ 行



# 事項索引

### ア 行



### カ 行

## タ・ナ 行



## ハ 行



## マ・ヤ 行

# 人名索引

ア　行

アダムズ, ジェーン(Jane Addams)　26, 49, 50, 87, 92, 95, 97, 101, 110, 119, 221, 224
アディトン, ヘンリエッタ(Henrietta S. Additon)　174, 199
ウィービー, ロバート(Robert H. Wiebe)　6, 15, 19
ウィルソン, ウッドロー(Woodrow Wilson)　5, 26, 115, 143, 160, 191, 208
ウェイル, ウォルター(Walter E. Weyl)　5, 6
ウェルチ, ウィリアム(William Welch)　135
ウォルド, リリアン(Lillian Wald)　181
エイガー(John G. Agar)　168
エクスナー(M. J. Exner)　204
エリオット, チャールズ(Charles W. Eliot)　26, 49, 60, 64, 112, 119, 123, 138, 147, 149, 159
エリオット, トーマス(Thomas D. Eliot)　131

カ　行

ガースル, ゲーリー(Gary Gerstle)　234
ギアツ, クリフォード(Clifford Geertz)　12
キーズ, エドワード(Edward L. Keyes)　81, 119, 124, 127, 132, 136, 170
ギボンズ, ジェームズ(James Gibbons)　49
キャボット, リチャード(Richard C. Cabot)　106, 135
グリッツナー(Frederick K. Grittner)　37
グリーン, ジェローム(Jerome D. Greene)　119, 123, 170
ケッペル(Frederick P. Keppel)　168
ケリー, フローレンス(Florence Kelley)　88
ケロッグ, アーサー・P.(Arthur Piper Kellogg)　177
ケロッグ, ウィル(Will K. Kellogg)　200
ケロッグ, ポール(Paul U. Kellogg)　180
コネリー, マーク(Mark Thomas Connelly)　31, 46

サ　行

サイード, エドワード(Edward W. Said)　12
サムナー, ウォルター・T.(Walter T. Sumner)　47, 49, 104
ジェニー, O. E.(O. E. Janney)　117, 123, 134
ジェンクス, ジェレミア(Jeremiah Jenks)　36
シムズ, エドウィン(Edwin W. Sims)　35, 47
シャタック, レミュアル(Lemuel Shattuck)　67
シャッター, マリオン(Marion D, Shutter)　48
ジョージ, ヘンリー(Henry George)　4
ジョーダン, デイビッド・スター(David Starr Jordan)　49
ジョンソン, バスコム(Bascom Johnson)　147, 169
ジンサー(William H. Zinsser)　167, 170, 192
スコッチポル, シーダ(Theda Skocpol)　86
スター, エレン・ゲイツ(Ellen Gates Starr)　88
スノー, ウィリアム(William Snow)　123, 133, 138, 147, 170
スペンサー, アナ(Anna G. Spencer)　124, 134
スミス, ステファン(Stephan Smith)　80

■著者略歴

松原宏之（まつばら・ひろゆき）

1971年　大阪府に生まれる。

1994年　一橋大学社会学部卒業。

1997年　東京大学大学院総合文化研究科修士号取得（学術）。

2005年　カリフォルニア大学サンタクルーズ校歴史学研究科博士号取得（Ph.D）。

現　在　横浜国立大学大学院都市イノベーション研究院准教授。（専攻／歴史学，アメリカ史）。

著　書　『権力と身体』〔共著〕（明石書店，2011年），『歴史のなかの「アメリカ」』〔共著〕（彩流社，2006年），『性と権力関係の歴史』〔共著〕（青木書店，2004年），他。



虫喰う近代

――一九一〇年代社会衛生運動とアメリカの政治文化――

2013年9月30日　初版第1刷発行

2015年1月9日　初版第2刷発行

著　者　松　原　宏　之

発行者　中　西　健　夫

発行所　株式会社　ナカニシヤ出版

〒606-8161　京都市左京区一乗寺木ノ本町15

TEL　(075)723-0111

FAX　(075)723-0095

http://www.nakanishiya.co.jp/





印刷・製本／亜細亜印刷

＊乱丁本・落丁本はお取り替え致します。

ISBN978-4-7795-0767-0　Printed in Japan

## 「近代」を支える思想
―市民社会・世界史・ナショナリズム―

植村邦彦

ヨーロッパにおいて成立し、現在の私たちをも捉えている「近代」という時代を支える三つの思想、市民社会、世界史、ナショナリズムの歴史的成立過程を踏まえつつ、社会思想史の立場から「近代」とは何かを改めて問い直す。

三五〇〇円＋税

## 明治五年「学制」
―通説の再検討―

竹中暉雄

日本の近代教育はここから始まった。文明開化の時代に近代日本最初の公教育制度を規定した「学制」を、その根底にある教育理念から、制定時の政治・財政的背景、外国人による評価まで、実証的・総合的に研究する。

六〇〇〇円＋税

## 貞奴物語
―禁じられた演劇―

森田雅子

明治期に欧米で活躍し、世界において日本を代表するステレオタイプとなった「女優」貞奴。その人生と、彼女を取り巻いた社会や政治の動向を通し、演劇の社会的意義を問い、現代日本の演劇に欠けたものに迫る画期的評伝。

三二〇〇円＋税

## イエスと空海
―不二の世界―

ペテロ・バーケルマンス

カトリック神父にして、研究と修行を重ね真言密教をも学んだ著者が、二つの宗教を対比しつつ、両者の教理とその共通性を中心に分かりやすく日本語で語った労作。各章末には付記として著者の貴重な宗教・修行の体験談も載せた。

四八〇〇円＋税

表示は二〇一五年一月現在の価格です。